28 days

28 days
by GABRIELLE Lichterman

Copyright © 2005 by Gabrielle Lichterman.
Published by arrangement with Adams Media
All rights reserved.

Korean Translation Copyright © 2006 by DoDream Publishing Co.
Korean edition is published by arrangement with Adams Media
through Imprima Korea Agency

이 책의 한국어판 저작권은 Imprima Korea Agency를 통해
Adams Media와의 독점 계약으로 도서출판 두드림에 있으며,
신저작권법에 따라 한국 내에서 보호를 받는 저작물이므로 무단전재와 복제를 금합니다.

가브리엘리 리히터만 지음
이수연 옮김 · 이영 삽화

Contents

✹	추천하는 글	8
✹	들어가며	15
✹	이 책의 활용법	20

day 1	생리가 찾아왔어요	24
day 2	신나는 질주 시작!	40
day 3	자신감의 회복	50
day 4	생리 오두막 밖으로	58
day 5	의견을 말하자	66
day 6	좌뇌로 전환	76
day 7	그냥 즐겨라	90
day 8	왕관 수여식	100
day 9	막강 파워	110
day 10	슈퍼스타!	118
day 11	입방아에 오르는 날	128
day 12	재미와 모험을 원해!	138
day 13	최강 호르몬	150
day 14	반환점을 돌다	166

차례

day 15	달의 뒷면	186
day 16	본연의 모습으로	196
day 17	현실 속으로	208
day 18	예비 생리전증후군에서 해방	218
day 19	미뤄두었던 문제를 해결하자	228
day 20	우뇌로 전환	238
day 21	느긋한 나른함	246
day 22	폭풍 전야	256
day 23	생리전증후군으로 침잠	266
day 24	우울, 또 우울	284
day 25	예측할 수 없는 감정	294
day 26	파란만장 섹시녀	306
day 27	나만의 오두막	316
day 28	내 호르몬은 어디로?	324

✱ 미주 ⋯⋯ 334
✱ 역자후기 ⋯⋯ 354

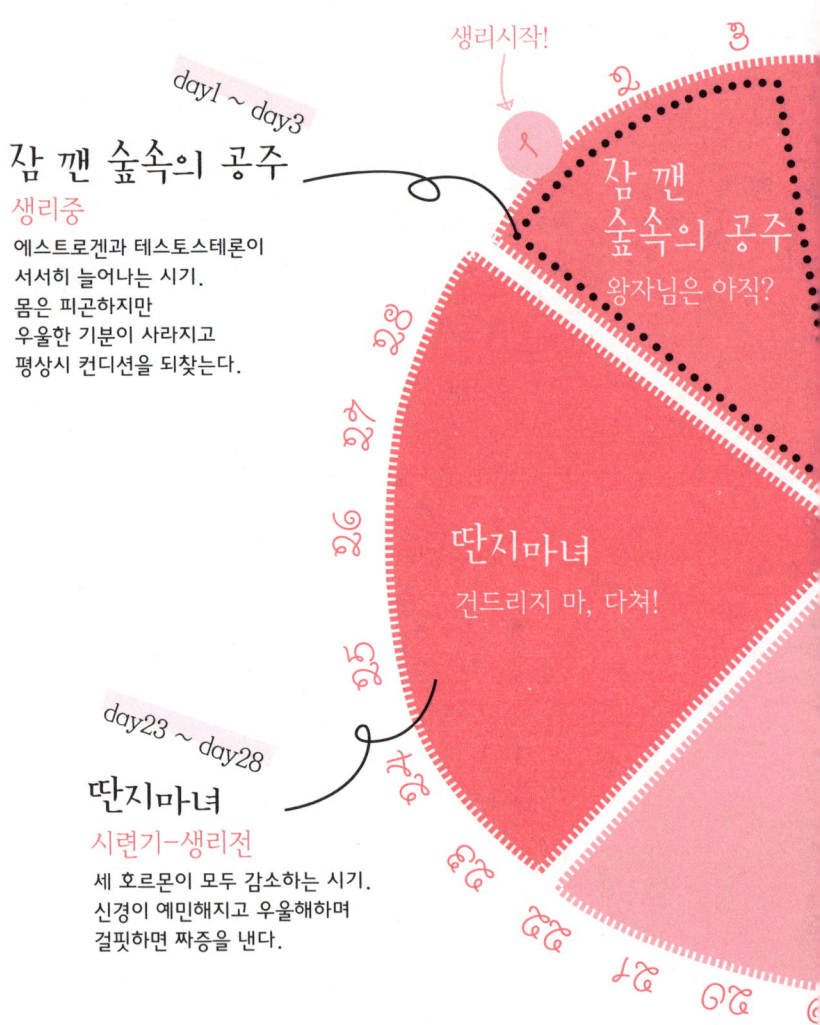

잠 깬 숲속의 공주
생리중

에스트로겐과 테스토스테론이
서서히 늘어나는 시기.
몸은 피곤하지만
우울한 기분이 사라지고
평상시 컨디션을 되찾는다.

day1 ~ day3

생리시작!

잠 깬 숲속의 공주
왕자님은 아직?

딴지마녀
건드리지 마, 다쳐!

day23 ~ day28

딴지마녀
시련기-생리전

세 호르몬이 모두 감소하는 시기.
신경이 예민해지고 우울해하며
걸핏하면 짜증을 낸다.

✦ 한눈에 보는 생리주기!

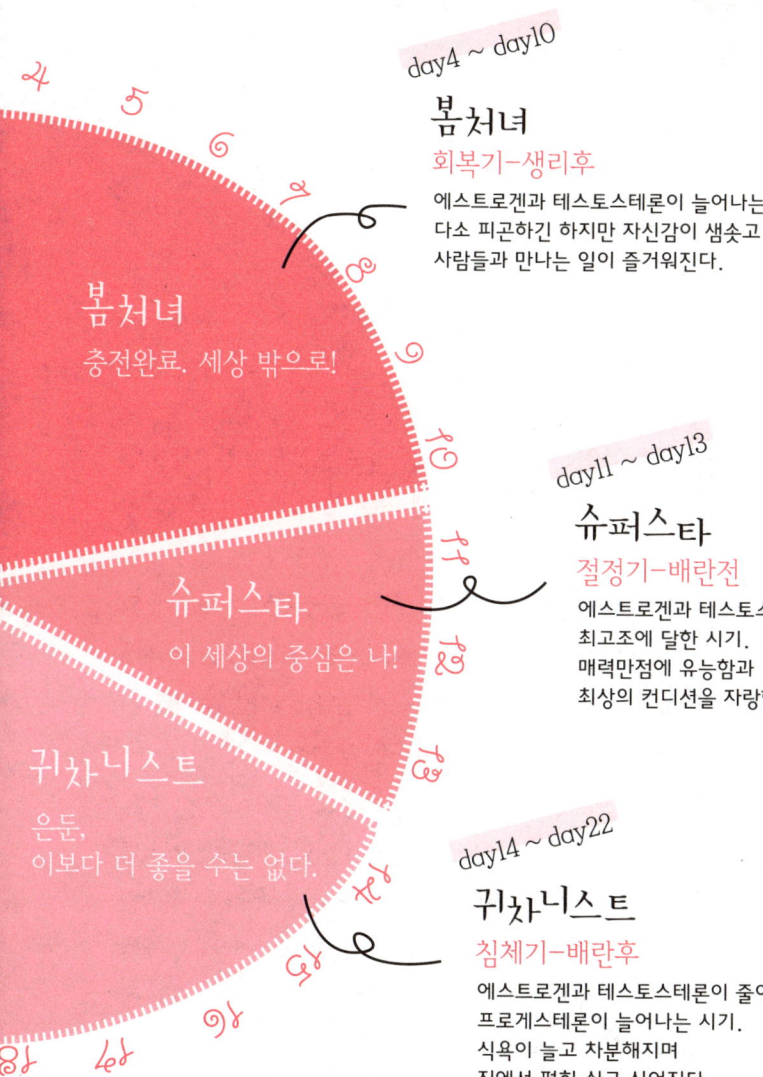

day4 ~ day10
봄처녀
회복기-생리후
에스트로겐과 테스토스테론이 늘어나는 시기.
다소 피곤하긴 하지만 자신감이 샘솟고 똑똑해지며
사람들과 만나는 일이 즐거워진다.

봄처녀
충전완료, 세상 밖으로!

day11 ~ day13
슈퍼스타
절정기-배란전
에스트로겐과 테스토스테론이
최고조에 달한 시기.
매력만점에 유능함과
최상의 컨디션을 자랑한다.

슈퍼스타
이 세상의 중심은 나!

귀차니스트
은둔,
이보다 더 좋을 수는 없다.

day14 ~ day22
귀차니스트
침체기-배란후
에스트로겐과 테스토스테론이 줄어들고
프로게스테론이 늘어나는 시기.
식욕이 늘고 차분해지며
집에서 편히 쉬고 싶어진다.

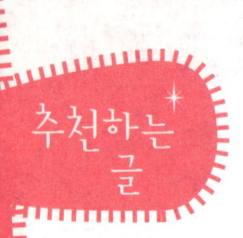
추천하는 글

foreword

우리 몸의 모든 부위는 따로 놀지 않고 서로 밀접하게 연결되어 있다. 눈물이 나올 때 코까지 훌쩍이게 되는 건 눈과 코가 연결되어 있어 눈물이 코로 흘러나오기 때문이다. 그뿐이랴. 맛있는 음식 냄새를 맡게 되면 그 음식을 먹기도 전에 벌써 두뇌의 지시에 의해 위액이 분비되기 시작하며, 수분이 부족하면 갈증을 느끼게 되어 시원하게 목을 축여줄 음료를 찾게 된다. 이처럼 우리가 의식하지 않아도 몸이 알아서 하는 일들은 무수히 많다.

몸이 이렇게 복잡하게 연결되어 있는 것은 인간뿐 아니라 모든 생명체가 똑같다. 그러나 인간은 지구의 어떤 생명체보다도 더 복잡한 기관을 가지고 있는데, 그것이 바로 뇌다. 우리 몸이 생명을 유지할 수 있는 것은, 바로 뇌가 몸을 감시하고 판단해서 재빨리 적절한 지시를 내리기 때문이다. 의식할 수는 없지만, 뇌는 몸에서 일어나는 모든 현상들을 통제한다.

거꾸로 신경세포가 외부의 자극을 뇌에게 전달하기도 한다. 가령 손가락을 장미 가시에 찔리게 되면, 손가락 끝부분에 분포되어 있는 통증을 느끼는 감각세포가 즉시 뇌에게 신호를 보낼 것이다. 두뇌는 곧바로 팔, 손, 손가락에 있는 근육들에게 신호를 보내서 가시로부터 최대한 멀리 떨어지도록 지시한다. 동시에 다른 신경 경로를 통해 신호를 보내 "아야!" 하고 소리치도록 만들 것이다. 길어야 수백만 분의 1초면 완료되는 이런 일들이 한 시간에 수백만 번씩 발생한다. 덕분에 우리는 구두 바닥 어디에 껌이 붙었는지, 짠돌이 남편이 외출하면서 난방 온도를 몇 도나 낮췄는지 알 수 있는 것이다.

그런데 뇌가 이용하는 전혀 다른 도구가 있다. 그것은 바로 호르몬hormones이다. 호르몬이라고 하면 보디빌더, 생리전증후군 PreMenstrual Syndrome(생리를 시작하기 전 기간, 특히 4~10일 전에 여러 가지 다양한 신체적·정신적 증상들이 나타나는 것), 사춘기 등을 떠올리게 된다. 하지만 호르몬은 성적인 변화가 일어날 때에만 분비되는 화학물질이 아니다.

학문적으로 호르몬은 한 기관에서 분비되어 혈관을 통해 다른 기관으로 이동하여 어떤 화학작용을 일으키는 물질이다. 비유를 하자면 호르몬은 초소형 메신저라고 할 수 있다. 예를 들어 인슐린insulin은 췌장에서 분비되는데, 식사를 하면 대동맥으로 흘러 들어가 '말단 기관'(간, 근육, 지방세포)에 작용하여 혈당치를 조절한다. 인간의 신체는 인슐린 외에도 신진대사를 조절하는 티록신thyroxine(갑상선에서 분비되는 호르몬)부터 뼈를 튼튼하게 하는 칼시토닌calcitonin(갑상선 부근에서 분비되는 호르몬)까지 많은 호르몬을 만들어낸다. 우리 몸에는 호르몬이 넘쳐나고, 호르몬은 우리의 생활을 지배한다.

최근까지만 해도 의학은 호르몬이 인간의 행동에 미치는 영향에 대해 관심을 기울이지 않았다. 대부분의 신경정신약리학자는 세로토닌serotonin이나 도파민dopamine 같은 두뇌 화학물질이 행동에 영향을 준다는 사실을 인정한다. 하지만 이런 화학물질들은 두뇌에 있는 신경세포에서 만들어져 다른 신경세포로 전달되기 때문에 호르몬이라고 할 수 없다. 지난 10년 동안 뇌과학자들은 호르몬이 뇌의 사고과정에서 얼마나 중요한 역할을 하는지 연구해왔는데, 그 결과 여러 가지 사실들이 밝혀졌다. 송과선 pineal gland에서 합성되는 호르몬인 멜라토닌melatonin은 계절성 우울증을 조절하고 불면증을 치료할 수 있으며, 티록신 호르몬은 항우울증 약물의 효과를 높여준다. 남녀의 성 기관에서 분비되는 테스토스테론testosterone은 활력을 높여주고, 뇌하수체에서 분비되는 옥시토신oxytocin은 안정감을 준다. 심지어는 진균 감염을 치료하기 위해 개발된 케토코나졸Ketoconazole 같은 일부 약물도 코티솔cortisol(부신 피질에서 생기는 스테로이드 호르몬의 일종-옮긴이) 분비를 도와 기분을 좋게 한다는 사실이

드러났다.

현재 전 세계의 수많은 과학자들이 남자와 여자의 차이를 과학적으로 설명하고자 뇌를 연구하고 있다. 아직까지 대중심리학자들의 주장대로 남녀가 서로 다른 행성에서 왔다는 것을 증명하지는 못했지만(존 그레이의 《화성에서 온 남자 금성에서 온 여자》에 빗댄 표현-편집자), 그 대신 한 세기 전에 등장한 지크문트 프로이트Sigmund Freud의 가설 "생물학적 요소가 운명을 결정한다"는 것은 입증했다. 그리고 그 운명을 좌우하는 생물학적 요소가 바로 호르몬이다.

임신 후 3~6개월 동안 태아의 DNA에는 여러 가지 중요한 호르몬들을 생성하는 코드가 새겨지는데, 이 호르몬들은 뇌와 몸의 형성에 큰 영향을 미친다. 모체는 태아의 DNA 코드에서 XY 염색체를 발견하면 '사내아이'로 판단하여 테스토스테론을, XX 염색체를 발견하면 '여자아이'로 판단하여 여성호르몬을 대량으로 만들어낸다. 섹시한 여자가 등장하는 광고에 남자들의 눈길이 모이고, 사람들의 기분을 여자들이 더 잘 맞춰주는 것은 어머니 자궁 속에서 영향을 받았던 호르몬들 덕분이다.

호르몬은 태아의 신체 구조에 영향을 주고, 뇌가 호르몬에 반응하는 방식을 결정한다. 예를 들어 뇌엽 사이의 의사소통을 담당하는 대뇌 피질(뇌량腦梁)은 여자가 더 발달되어 있고, 분노 센터인 편도선은 남자가 훨씬 크다. 남자보다 여자의 뇌에서 더 많이 분비되는 옥시토신 때문에 여자는 친밀한 관계에 목말라한다. 반면에 남자의 테스토스테론(공격성과 성 충동을 유도하는 호르몬) 수치는 여자에 비해 무려 스무 배 이상이나 된다. 이처럼 호르몬은 뇌에 작용하여 인간의 거의 모든 행동에 영향을 준다.

하지만 호르몬이 작용하기 위해서는 호르몬을 감지하여 반응하는 수용체가 존재해야 하는데, 호르몬에 반응하는 수용체는 태아기에만 만들어진다. 따라서 사춘기 소년에게 에스트로겐estrogen을 주입해도 여자아이처럼 가슴이 커지지 않으며, 여성 보디빌더가 남성 스테로이드제를 복용하여 남성적인 모습이 될 수는 있다 해도 여자로서의 특성을 잃어버리는 것은 아니다. 여자에게는 에스트로겐과 프로게스테론progesterone에 반응하는 수용체가 많고, 남자에게는 테스토스테론과 바소프레신vasopressin(신경성 뇌하수체 호르몬의 일종-옮긴이)에 반응하는 수용체가 많다.

호르몬의 영향으로 여자의 몸 안에서 매일같이 일어나는 변화에 대해서는 이미 오래 전에 상당히 많은 것들이 밝혀졌다. 내가 의과대학을 다니던 시절 산부인과 수업의 상당 부분은 에스트로겐 수치가 상승하면 난소의 난포가 어떻게 변화하는지, 프로게스테론이 어떻게 자궁내막세포를 증식시키는지, 이 두 호르몬이 감소하면 체액, 유방조직의 밀도, 자궁내막이 어떻게 변화하는지 알려주는 도표를 중심으로 이루어졌다. 이런 지식을 이용하면 여자의 몸 상태를 살펴서 생리주기의 어느 시점에 있는지 아는 것은 어려운 일이 아니다.

그로부터 20년이 지나는 동안 현대 의학은 생리주기 동안 여자의 뇌에서 어떤 일들이 일어나는지 정확하게 알아냈는데, 그 결과는 아주 놀라운 것이다. 가임기간 동안 여자들의 호르몬 주기는 대부분 일정하게 유지되며 에스트로겐, 테스토스테론, 프로게스테론의 분비량이 규칙적인 패턴을 그린다. 이들 호르몬은 교대로 뇌세포에 드나들면서 일련의 감정, 생각, 욕망들을 일으킨다. 생리주기 초기에 일어나는 임신 충동 때문에 남자를 분별하는 판단력이 잠시 흐려질 수도 있어서, 테스토스테론의 영향을 과소평가하면 충동적으로 사귄 남자 때문에 두고두고 후회할 일이 생길지도 모른다. 반면에 결혼한 여자는 생리주기의 후반부에 남편과 갈등을 겪을 가능성이 높다. 프로게스테론의 수치가 높아지면 언어능력과 기운이 약해져서 자신감이 줄어드는데, 남편이 이러한 변화를 이해하지 못하고 문제점을 지적하면 아내는 남편이 자신을 사랑하지 않는다고 생각한다. 이런 일들은 여자의 내부 리듬을 이해하면 얼마든지 피할 수 있다.

호르몬을 28일 주기로 집에 드나드는 손님으로 생각해보자. 예를 들어 이모와 삼촌이 함께 방문하는 날은 지루할 것이고, 사촌동생이 찾아오는 날은 재미있으리라는 것을 예측할 수 있다. 그리고 잘 다투는 이모와 사촌이 함께 오는 날에는 조심해야 한다는 것도. 뇌에 영향을 미치는 호르몬도 마찬가지다. 오늘 어떤 호르몬이 찾아오고 어떤 일이 일어날지 예상할 수 있다면 하루를 현명하게 사는 데 도움이 될 것이다. 저자는 이 책에서 각 호르몬이 어떤 역할을 하는지, 그것이 많으면 혹은 부족하면 어떤 영향을 주는지 친절하게 설명해준다. 결국 프로이트의 통찰은 더 확대되었다. "생물학을 이해하면 운명도 바꿀 수 있다."

그러니 이제 우리 자신에 대해서 공부해보자. 《28 Days》는 여러 세대에 걸쳐 축적된 지혜와 21세기 첨단 과학이 결합하여 완성된 선물이다. 이 책을 통해 여체의 신비로움을 발견하고 그동안 이해할 수 없었던 여자의 마음에 대한 미스터리를 풀 수 있으리라 믿는다. 더 나아가 자신의 능력을 최대한 발휘할 수 있는 방법을 찾아낼 수도 있다. 오늘 당장 시작해보자. 이 책은 모든 여자가 살아가면서 계속 사용하게 될 놀라운 도구이다.

의학박사 스코트 홀츠만
Scott Haltzman
브라운대학 정신의학·인간행동학 조교수

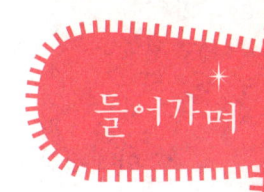

호르몬을 이해하면 좋다!

에스트로겐, 테스토스테론, 프로게스테론은 여성의 3대 호르몬이다.[1] 이 호르몬들은 세상에 여자가 처음 등장했을 때부터 존재해왔지만, 최근에 와서야 비로소 활발하게 연구되고 있기 때문에 생소하게 느껴질 것이다.

호르몬에 관해서 가장 널리 알려진 연구는 대부분 폐경, 폐경 준비기, 폐경 후기, 호르몬 대체요법에 대한 것인데, 이것들은 호르몬을 '잃어가고 있는' 여자들을 위한 것이다.

하지만 당신 같은 여자 — 생리를 하며 많은 양의 에스트로겐, 테스토스테론, 프로게스테론을 만들어내는 여자는? 과학자들은 호르몬이 '당신'의 몸과 정신에 어떤 영향을 미치는지에 대해서는 관심이 없단 말인가?

아니, 그들도 관심이 많다. 실제로 최근에 이 세 가지 호르몬이 생리를 하는 여자에게 미치는 영향을 분석한 연구가 수백 건이나 진행되었다. 그 결과 에스트로겐, 테스토스테론, 프로게스테론은 여자의 모든 것(기분, 기억력, 언어능력, 집중력, 학습능력, 이상적으로 느끼는 남자의 타입, 성욕, 오르가슴의 강도, 돈 씀씀이, 활력…… 정말 모든 것)에 엄청난 영향을 미친다는 사실이 밝혀졌다.

하지만 가장 중요한 발견은 생리주기 동안 각 호르몬의 수치가 조금씩 올라가거나 내려가서 그 조합이 매일 달라진다는 사실이다. 이렇게 변하는 호르몬의 영향으로 어떤 날에는 너무 기분이 좋아 활동적이 되었다가 다른 날에는 그 누구보다 우울해지고, 어떤 날에는 개그맨처럼 술술 이야기가 나오다가도 다른 날에는 영구처럼 말을 더듬게 된다는 것이다. 그뿐인가? 오늘은 다부진 턱에 섹시하게 수염이 난 남자에게 끌리는데 다음 주에는 수염한 가닥 나지 않은 예쁘장한 꽃미남을 좋아하게 된다는 것.

호르몬이 이렇게 큰 영향력을 발휘할 수 있는 이유는 호르몬이 초강력 분자potent molecules이기 때문이다. 호르몬은 겨우 10억 분의 1그램만으로도 그 효과를 낼 수 있다. 이런 호르몬들의 수치가 생리주기 내내 변화하기 때문에 호르몬이 일으키는 강력한 효과도 매일 바뀐다.

물론 호르몬의 변화가 사람의 성격이나 행동 자체를 바꾼다는 것은 아니다. 큰 영향을 미칠 뿐이다. 그렇다면 호르몬이 우리 생활에 어떤 영향을 미치는지 정확히 알 수만 있다면 좀 더 지혜

롭게 살 수 있지 않을까?

어떻게 그게 가능하냐고? 호르몬 효과 중에는 그것을 알아도 어떻게 할 수 없는 것도 있지만, 인지하여 조절할 수 있는 것도 있고(1일에는 충동구매를 할 가능성이 높고, 14일에는 애인 몰래 바람을 피울 가능성이 있다) 적절히 대처할 수 있는 것도 있다(기억력이 나빠지는 28일에는 꼭 메모를 하고, 차분해지는 22일에는 애인의 청혼 같은 이벤트에 감동할 수 있도록 마음의 준비를 한다). 이 밖에도 일정을 계획할 때 알아두면 도움이 되는 여러 가지 호르몬 효과들이 많다. 가령 휴가는 기분이 좋아져서 새로운 경험을 마음껏 받아들일 수 있는 4~13일 사이에 가는 게 좋고, 연봉협상은 자신감이 높아지고 두뇌활동이 활발해지는 10일에 시도하는 것이 성공할 확률이 높다.

그런데 한 가지 착각하지 말아야 할 것이 있다. 에스트로겐, 테스토스테론, 프로게스테론은 예측 가능한 영향을 주긴 하지만 모든 여자에게 똑같은 결과가 나타나는 것은 아니다. 너무나 당연한 얘기겠지만 이 세 호르몬의 영향은 개인의 특성에 따라 다르게 나타난다. 예를 들어 11일에 차가운 바람을 조심해야 한다는 이야기를 들으면 잽싸게 번쩍거리는 고고부츠를 신고 클럽으로 달려가 신나게 춤을 추는 여자도 있을 것이고, 브이넥 스웨터를 챙겨 입는 정도로 만족하는 여자도 있을 것이다. 언어능력, 기억력, 사고력이 절정에 이르는 13일에 과학 분야의 놀라운 발견을 하는 여자도 있겠지만, 좋아서 죽고 못사는 연예인을 기쁘게 하려고 장문의 편지를 쓰는 여자도 있는 것이다. 모든 것은 상대적이다.

생리주기상의 특정한 날에는 여자들의 기억력이 저하되거나 사고력이 약간 둔해진다고 말하면, 페미니스트들은 벌컥 화를 낼지도 모르겠다. 오해는 하지 말기 바란다. 호르몬의 영향이 크다고 해도 IQ 점수가 100점이나 더 올라가거나 내려갈 정도는 아니다. 에스트로겐과 테스토스테론 수치가 낮을 때는 뇌의 활동이 평균 정도이고, 에스트로겐과 테스토스테론 수치가 높아지면 뇌가 최대한 능력을 발휘할 수 있다는 것으로 이해하기 바란다.

사실 생리주기 중 어떤 날이든 여자는 남자보다 뛰어나다. 물론 수학, 미로 찾기, 공간감각에 있어서는 남자가 여자보다 우월한 경우가 많다.[2] 하지만 그 밖의 모든 분야에서는 여자가 남자보다 훨씬 우수하다. 보통 지능검사에서 여자가 남자보다 3% 정도 더 높은 점수를 얻는다.[3] 게다가 여자는 뇌의 회백질gray matter(계산, 의사소통과 관련된 부위)이 남자보다 더 크고, 좌뇌와 우뇌 사이의 정보 교환을 훨씬 더 잘 하며, 말도 더 조리 있게 하고, 외국어를 쉽게 배우는 데다가 기억력도 더 뛰어나다.[4] 여자가 남자보다 더 잘하는 것은 이 외에도 무수히 많지만, 굳이 일일이 나열할 필요는 없을 것 같다.[5]

여자가 호르몬의 영향을 받는다는 걸 인정하기가 억울하다고? 하지만 여자만 호르몬의 지배 아래 있는 건 아니다. 남자들도 에스트로겐, 프로게스테론, 테스토스테론을 분비하며, 그 영향을 받는다.[6] 여자의 경우 호르몬은 28일 주기로 변화하지만, 남자는 매일 호르몬 수치의 최고와 최저를 경험한다.[7] 그렇다면 변덕이 죽 끓듯 하는 것은 어느 쪽일까…….

호르몬이 우리 생활에 미치는 영향이 이렇게 엄청나다면 지금까지 우리는 왜 이런 사실들을 모르고 지내왔을까? 많은 의사와 과학자들이 호르몬에 대해 연구하여 새로운 정보들을 끊임없이 제공해주었지만, 그것들이 통합되지 않고 여기저기 흩어져 있었기 때문이다. 구슬이 서말이라도 꿰어야 보배가 되는 것 아닌가.

《28 Days》는 호르몬에 대한 수백 개의 연구 결과들을 분석하고 정리하여 생리주기에 따라 날짜별로 몸과 마음의 상태를 예측하고 대응할 수 있도록 만들어진, 최초의 생리 실용서이다. 오늘 하루, 이번 주, 혹은 다음 한 달을 계획하고 살아가는 데 큰 도움이 되리라 믿는다.

가브리엘리 리히터만
Day 11, New York

이 책의 활용법

How to Use?

✱ 꼭 1일부터 읽어야 하나요?
아뇨. 상관없습니다. '오늘'을 찾아 그 부분부터 읽으세요!

✱ 오늘이 몇 번째 날인지 어떻게 알 수 있나요?
지난 번에 생리를 시작했던 날부터 세어서 오늘이 며칠째인지 계산해 보세요. 그게 바로 당신의 '오늘'입니다! 그러니까 오늘 생리가 시작되었다면 오늘이 1일입니다.

✱ 생리주기가 28일보다 길거나 짧으면 어떻게 하나요?
생리주기가 28일인 사람도 있지만 더 긴 경우도 더 짧은 경우도 있지요. 또 매달 생리주기가 달라지기도 합니다. 하지만 걱정하지 마세요. 이 책을 자신의 생리주기에 맞추어 읽는 방법은 다음과 같습니다.

✻ 전반부 — 1일부터 배란일 전날까지
생리를 시작한 날 1일을 읽으세요. 다음 날 2일, 그다음 날에는 3일. 이런 식으로 배란일까지 계속합니다. 배란일을 확인하는 방법은 뒤에서 설명합니다.

✻ 배란일 — 14일
배란일에는 14일을 읽으세요. 생리를 시작하여 열네 번째 날이 되기 전에 배란이 되면 건너뛰어 바로 14일을 읽고, 열네 번째 날이 지나도 배란이 되지 않으면 배란이 될 때까지 13일을 반복하여 읽으면 됩니다. 배란하는 날이 몇 번째 날이든, 그 날이 바로 14일입니다.

✻ 후반부 — 15일부터 28일까지
하루에 한 챕터씩 읽으세요. 생리주기에 변화가 오더라도 생리주기의 후반부는 거의 열나흘 정도로 일정합니다. 만약 생리가 시작되지 않으면 계속 28일에 해당합니다.

✱ 배란을 억제하는 피임약을 먹었을 때는 어떻게 하나요?

경구용 피임약을 복용했다면 다음 번 생리 첫 날에 1일을 읽으세요. 그리고 하루에 한 챕터씩 읽으면 됩니다. 1일은 피임약을 먹기 시작한 첫 날이 아니라 실제로 생리를 시작하는 첫 날이라는 것, 잊지 마세요.

시스널Seanonale 같은 91일 주기의 피임약을 이용하는 경우에는 생리가 시작된 첫 날부터 1일을 읽기 시작해서 하루에 한 챕터씩 7일까지 읽으세요. 그리고 여덟 번째 날부터는

나흘마다 한 챕터씩 읽는 것입니다. 이렇게 하면 91일 주기에 맞게 됩니다. 7+(21×4)=91

✶ 배란일을 어떻게 알 수 있나요?

다음과 같은 증상을 느끼거나 발견하면 배란일이라고 생각할 수 있습니다.

- 질액이 달걀 흰자처럼 미끈거린다.
- 난소 부근이 묵직하게 느껴진다.
- 갑자기 성욕이 증가한다.

좀 더 확실한 방법으로 다음과 같은 두 가지 방법이 있습니다.

▶ 배란일 하루 전에 알아내는 방법

타액에 들어 있는 염분의 양을 측정해서 배란일을 확인할 수 있는 '휴대용 배란 측정기'를 활용하세요. 에스트로겐 수치가 최고치에 이르면 침에 섞여 있는 염분도 최고치에 오릅니다. 그건 배란일 하루 전이라는 뜻입니다. 반복해서 사용할 수 있는 이 측정기는 약국이나 온라인에서 3~5만 원에 구입할 수 있습니다.

▶ 배란일 하루 뒤에 알아내는 방법

매일 '기초 체온'을 측정하세요. 아침에 눈을 뜨자마자 움직이기 전에 체온을 측정합니다. 기초 체온이 0.4~0.5도 정도 올라가면 배란일 다음 날인 거지요. 몸의 아주 미묘한 체온 변화까지 감지할 수 있는 '기초·부인 체온계basal thermometer'를 이용해야 하는데, 약국에서 2~5천 원 정도에 구입할 수 있습니다.

✦ 28일 주기의 호르몬 차트

에스트로겐, 테스토스테론, 프로게스테론의 분비량은 생리 주기 동안 계속 오르내리며 변화합니다. 그 변화들을 이해하기 쉽게 그린 것이 아래의 도표입니다.

테스토스테론에 대해서는 그것이 분비되는 양과 몸이 테스토스테론에 반응하는 정도를 구분하여 표시하였습니다. 몸이 테스토스테론에 반응하는 정도에 대해서는 아직 충분한 연구가 이루어지지 않았기 때문에 아래 차트에 표시된 '테스토스테론(반응)' 곡선은 호르몬들의 상관관계를 참조하여 추정한 것입니다.

피임약을 복용하면 이 곡선들의 최고점은 낮아지고 최저점은 높아지게 됩니다.

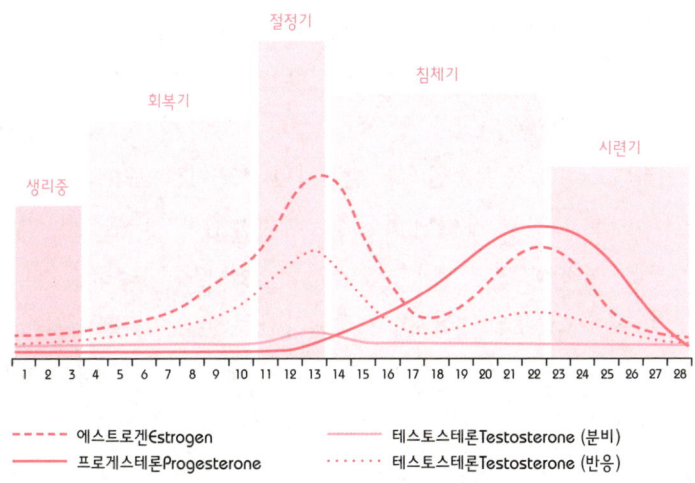

Day 1

생리주기가 찾아왔어요. 친구들을 데리고!

기분 Mood

이제 텔레비전 광고를 봐도 코가 맹맹해지며 눈물이 나오지 않는다. 기분이 이랬다 저랬다 널뛰는 것도 멈췄다. 이게 뭘 의미하는 현상이냐고? 생리전증후군이 끝났다는 공식선언이지!

생리가 시작되면 지난 주 내내 머릿속에 드리워져 있던 먹구름이 순식간에 사라진다. 우울한 기분과 눈물이 사라지고, 다른 때라면 신경 껐을 사소한 일에 발끈하던 것도 이젠 안녕.

아니, 그런데 왜 아닌 밤에 홍두깨처럼 갑자기 바뀌셨나, 변덕쟁이 아가씨? 그건 지난 며칠 동안 폭락했던 에스트로겐[1] 수치가 마침내 오늘부터 높아지기 시작했기 때문이다. 여자를 행복하게 하는 것들 중에서 단 한 가지만 골라야 한다면 그건 물론 다이아몬드다. 하지만 한 가지 더 고를 수 있다면 그것은 바로 증가하는

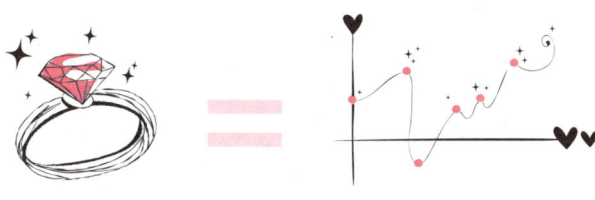

에스트로겐 그래프

에스트로겐이다.

  일단 에스트로겐이 높아지기 시작하면, 생리전증후군[2]을 유발했던 에스트로겐 금단증상이 사라지게 된다. 술에 취한 다음 날 마시는 해장술의 효과처럼, 에스트로겐이 약간만 늘어나도 호르몬 부작용이 사라진다.

  에스트로겐의 또 다른 매력포인트는 이 호르몬이 늘어날수록 기분이 마구마구 좋아진다는 점이다.[3] 에스트로겐 덕분에 생리주기 전반기(1일부터 13일까지)에는 재미있는 일을 하고 싶은 욕망과 긍정적인 생각, 외향성 등이 흘러넘친다.

  에스트로겐은 이것만으로는 부족하다는 듯 테스토스테론의 수치도 높인다.[4] 테스토스테론도 증가하면 하여튼 뭔가 좋은 일이 생길 것 같다고? 왜 아니겠는가. 테스토스테론이 증가하면 토익·토플·텝스를 모조리 섭렵하고, 킹카와 댄스플로어를 누빌 수 있을 것 같은 자신감에 넘치게 된다. 또한 생리주기 전반기의 또 다른 특징인 자신감과 경쟁심을 더욱 자극한다.

  기분 좋은 느낌? 자신감? 생리전증후군이여 안녕? 에스트로겐과 테스토스테론 앞에 불가능이란 없다?

하지만 아직은 승리의 샴페인을 터뜨리지 말도록. 행복감을 낳는 이 두 호르몬이 정상을 향한 엘리베이터에 오른 건 사실이지만, 아직은 겨우 1층에 도달했을 뿐이니까. 게다가 오늘은 많은 것을 견뎌야 한다. 생리통·복통·요통·두통 등등. 그뿐인가, 꿀꿀함의 극치에 다다른 나머지 고통 없이 살 수 있는 날이 다시 오지 못할 것 같은 기분에 사로잡혀 불안해질 것이다.

하지만 안심해도 좋다. 에스트로겐과 테스토스테론 수치가 좀 더 높아지는 3일이 되면, 전쟁이 끝난 후 눈에 띄는 탄피처럼 사방에 널린 빈 진통제 병을 바라보면서 그동안 무슨 일이 있었나, 하고 고개를 갸웃거리게 될 테니까.

그때까지는 달콤한 음식과 리모컨을 끼고 집에서 뒹구는 게 제일 행복하다. 언제라도 달려가 진통제를 사다줄 남자가 대기하고 있다면 더욱 좋고.

오늘은 무슨 프로그램을 볼까?

1일부터 5일까지는 왠지 시트콤이나 코믹 영화, 오락 프로그램에 끌린다. 드라마나 신파 영화, 뉴스, 그 밖에 진지한 프로는 오늘 절대 금지. 여자들은 생리통을 잊기 위해 재미있는 텔레비전 프로그램을 찾는다고 한다.[5] 에이, 하지만 〈프렌즈〉 재방송은 가뭄에 콩 나듯 하니 내 마음대로 볼 수 있는 게 아니잖아.

지적능력 Mind

두 가지 사실에 귀를 쫑긋해보자. 첫 번째는 에스트로겐과 테스토스테론 수치가 높아질수록 뇌는 더욱더 잘 돌아간다는 사실. 그리고 두 번째는 오늘 두 호르몬이 모두 상승하기는 하지만 밑바닥에서 막 벗어나기 시작했을 뿐이라는 것. 결국 아직은 뇌기능이 바닥수준이라는 뜻이다. 그러나 너무 실망하지 말자. 창조적인 우뇌가 최고조에 올라 있으니까. 뇌기능 저하로 인해 실수를 좀 저지르더라도 그 뒷처리는 기발하게 할 수 있을 것이다.

사고력

집중할 수 있는 시간이 줄어든다. 팝콘 한번 튀겨 먹으려면 사용설명서를 열 번도 넘게 읽어야 한다. 냉동식품 코너에 서서 어떤 상표의 물건을 살지 몰라 20분 넘게 고민한다.[6] 하루 종일 머리가 텅 빈 것 같다고? 물론 그렇겠지. 하지만 걱정하지 말기를. 앞으로 며칠 동안 에스트로겐과 테스토스테론이 상승하면 다시 집중력이 높아지고, 명확하게 생각할 수 있으며, 10억분의 1초만에 결정을 내릴 수 있을 것이다.[7] 그때까지는 오늘 아무리 자신이 세상에 둘도 없는 바보처럼 느껴져도 거울을 보며 "너 바보 맞지?" 하거나 스스로 머리를 쥐어박지 말길 바란다. 아무리 그래도 컨디션이 최고조에 이른 대다수 남자들보다는 지적능력이 더 뛰어나다는 사실을 위안으로 삼자.[8]

기억력

언제부터 손에 들고 있는 열쇠를 잃어버렸다고 열심히 찾아다녔을까? 어제와 오늘 에스트로겐과 테스토스테론이 최저치에 있을 때부터 — 바로 그때부터다. 물론 기억해야 할 일을 수첩에 적을 수도 있다. 하지만 수첩을 보아야 한다는 사실조차 깜빡 했을 때에는 그게 다 무슨 소용이람? 그저 잠깐 겪는 노인성 치매라고 생각하는 게 속 편하다.

언어능력

아, 에스트로겐 수치가 높았던 시절 — 그때엔 수능시험에나 나올 만큼 어려운 단어가 입에서 술술 쏟아져 나왔건만. 한데 지금은? 옆에서 어학연수 온 외국인이냐고 놀릴 정도다. 그나마 다행이라면 그리 심하게 말을 더듬는 건 아니라는 정도? 하지만 걱정하지 말자. 에스트로겐 수치가 낮을 때는 차분해지고 말을 조심해서 하기 때문에 어눌한 말솜씨를 눈치 챌 사람은 그리 많지 않으니까.[9]

오늘 활발한 두뇌는?

🎧 **우뇌** 겉으로는 너무 지쳐서 커피 저을 힘도 없어 보인다. 하지만 안에서 보면, 머리는 다람쥐 쳇바퀴만큼이나 빠르게 돌아간다! 그건 20일부터 호르몬이 우뇌에게 통제권을 넘겨주었기 때

문이다. 즉 자유분방한 피비(시트콤 〈프렌즈〉의 등장인물-옮긴이)에서 냉정한 좌뇌형 모니카(역시 〈프렌즈〉의 등장인물-옮긴이)에게 권한이 넘어갔다고 보면 된다. 이 시기에는 아이디어가 샘솟듯 한도 끝도 없이 철철 넘쳐나고, 골치 아픈 문제도 순식간에 해결할 수 있다.

우뇌 시기에는 내면에 관심을 돌리고 인생의 많은 문제에 대해 곰곰이 생각하게 된다. 자신이 올바른 길을 가고 있는지 의문을 품었다가도, 바로 다음 순간 연두색이 정말 자신과 어울리는지 궁금해하기도 한다.

또한 글쓰기에도 능해져서 블로그에 글 쓰는 일 정도는 쉽게 해치운다. 그리고 잘 정돈된 공간보다는 산더미같이 쌓인 파일 속에서 일하는 게 훨씬 편안하게 느껴진다. 옆자리 동료가 제발 청소 좀 하라고 압박을 넣어도 "우뇌가 그렇게 생겨먹은 걸 어떻게 해"라며 천하태평이다.

사랑 Romance
커플이라면……
애인에게 집으로 돌아와도 괜찮다고 말하자. 그는 함정이라고 생각할 것이 뻔하다. 하지만 이번에는 함정이 아니다. 이유인즉 생리가 시작된지 몇 시간만 지나면 애인이 못 견딜 정도로 사랑스럽게 느껴질 테니까.

왜 마음이 바뀐 것일까? 그건 바로 생리통 덕분. 생리통은 옥시토신 호르몬 때문에 일어나는데, 이 화학물질은 생리통을 일으키는 한편 애인에게 느끼는 애정도 더욱 돈독히 굳혀준다. 그야말로 놀랄 '노'자가 아닌가?

여성이 가장 싫어하는 호르몬이 가장 확실한 큐피드라니! 아마 그건 모든 상처와 눈물에 대한 숙명적 보상이리라. 혹은 이 달 말경 다시 한 번 2세를 만들기 위해 남자를 집에 돌아오도록 구슬리는 유전적 본능일지도 모른다. 이유가 무엇이든, 아래쪽에 통증을 느낄 때마다 그걸 애인과 더욱 가까워지게 하는 큐피드의 화살로 생각하기를.

나? 옥시토신!

싱글이라면……

오늘 어떤 남자가 당신에게 작업을 걸어 성공했다면 그 일등공신은 당연히 옥시토신이다. 이 호르몬은 생리통을 일으키기도 하지만, 반면에 신뢰감도 높여준다.[10] 그 결과? 남자의 말이 아무리 미덥지 않아도 곧이곧대로 믿을 확률이 높다. 예를 들어 그 남자가 자신을 재벌3세라고 하거나 왼쪽 손가락의 반지 자국을 잘못 뿌린 헤어스프레이 자국이라고 한대도 말이다.

섹스 Sex

자궁의 울혈 그리고 오늘 상승하기 시작한 에스트로겐과 테스토스테론. 뭔가 의미심장한 미소를 날리고 있는 것 같지 않은가? 비록 이 두 호르몬의 상승수치는 아주 미미하지만, 그것만으로도 성욕이 높아지고 요가수업 같은 건 빠져도 될 만큼 완벽한 오르가슴을 느낄 수 있을 테니까 말이다.

어떻게 그럴 수 있단 말인가? 우선 테스토스테론은 '오르가슴 아니면 죽음을 달라' 같은 기분을 들게 한다. 그래서 다른 사람에게 관심을 기울여야 할 상황에서조차 테스토스테론 때문에 머릿속은 음란한 생각으로 가득하다.[11] 게다가 이 호르몬은 유두와 클리토리스를 민감하게 하기 때문에 평소보다 더욱 강렬한 오르가슴을 느끼게 한다.[12]

그렇다면 에스트로겐은 어떤 역할을 할까? 작지만 너무나 중요한 역할, '애액분비'라는 역할을 수행한다.[13] 남자의 발기에 해당하는 여자의 애액분비는 흥분의 정도를 나타내는 지표다. 발기부전증 환자와는 섹스할 수 없는 것처럼, 애액이 없다면 섹스가 얼마나 고통스럽겠는가.

여자들은 대개 생리가 끝날 때까지는 섹스를 거부하기 마련인데, 이 시기에 도리어 성욕이 높다니 아이러니하다고? 인류의 진화와 이 이상한 성욕증가는 모종의 관계가 있을지도 모른다. 과학자들은 생리중에 오르가슴을 느끼면 건강상 몇 가지 이익을 얻게 된다는 사실을 밝혀냈다. 오르가슴은 생리혈을 배출하고 자궁근육의 긴장을 늦추어 생리통을 완화시키며[14], 자궁내막증 발생위험을 감소시킨다는 것.[15] 더욱이 오르가슴은 기분을 좋게 하고 고통을 감소시키는, 즉 뇌를 행복하게 해주는 화학물질들(세로토닌·도파민·엔도르핀 등)을 만들어낸다.[16]

그러니 1일의 여인이여, 성급하게 단정짓지 말지어다.

생리로 인한 통증, 여드름, 퉁퉁 부은 몸에도 불구하고 오늘 섹스나 자위에 대한 욕망에 순순히 따르면 오르가슴에 쉽게 오를 수 있을 뿐 아니라 엄청난 희열도 느낄 수 있다고 하니 말이다.

생리중 깨끗한 섹스를 원한다고?

성욕이 높아졌으니 얼마나 좋은가. 그런 데다 생리중에 오르가슴을 경험하면 건강에도 그럴 수 없이 좋다고 한다. 하지만 혹시 있을지도 모를 임신가능성은 피하고 싶겠지. 거기다 또 뭐? 고급 침대시트를 버리는 건 질색이라고?

그렇다면 생리대와 탐폰의 대안으로 시판되기 시작한 인스테드 소프트컵Instead Softcup을 고려해 보는 게 어떨까? 질 좌약처럼 생긴 인스테드 소프트컵은 자궁경부에 꼭 맞아서 혈액을 깔끔하게 흡수하기 때문에 혈흔을 남기지 않고도 섹스를 할 수 있다. 게다가 애인은 눈치도 못 채고! 인스테드 소프트컵은 대형약국과 www.softcup.com에서 구입할 수 있다(한국에서는 아직 판매하고 있지 않다—편집자 주).

돈 Money

테스토스테론 수치가 상승하면 충동적인 행동을 하기 쉽다.[17] 에스트로겐 수치까지 높아지면 대책없는 낙천주의자가 되어 액수에 상관없이 '지를' 수 있다는 기분이 들지도 모른다. 그러니 재벌2세처럼 돈을 펑펑 쓰거나, 다이아몬드장식 왕관이나 헬로키티 토스터처럼 별 쓸모도 없는 물건까지 사들이지 않도록 조심할 것.

하지만 씀씀이가 헤픈 에스트로겐과 테스토스테론은 비싼 물건만 노리지 않는다. 상점계산대 앞에 놓여 있는 사탕, 잡지, 소형 손전등 같은 물건들을 처음엔 살 계획이 없었지만 이상하게도 오늘은 꼭 사야 할 것 같은 생각이 드는 것이다. 파산 선고는 피하고 싶다고? 그렇다면 냉장고 야채보관실처럼 손길이 잘 닿지 않는 곳에 신용카드를 숨겨놓자.

일 Career

일? 웃기시네! 의자를 박차고 일어나 시트콤 재방송을 보고 싶다는 유혹이 훨씬 심해진다.

하지만 생리를 하는 연령대 여자들(전체 여성의 4분의 3)이 대개 그렇듯, 힘들고 지친 몸을 이끌고 회사에 출근한 사람이라면 회의석상에서 신선하고 획기적인 아이디어로 스타가 될 가능성도 있다.[18] 오늘은 창조적인 우뇌가 왕성하게 활동하기 때문에,

획기적인 해결방법을 제시하거나 새로운 계획이나 신선한 관점이 필요한 사람에게 큰 도움을 줄 수 있다.

　기획안을 제시하거나 프레젠테이션을 해야 하는가? 그렇다면 에스트로겐과 테스토스테론이 많아서 유창하게 말할 수 있는 6일부터 10일 사이에 스케줄을 잡기 바란다. 그때까지 미룰 수 없다고? 그렇다면 글로 쓰자. 에스트로겐 수치가 낮아서 말문은 자꾸 막히겠지만 우뇌 덕분에 글은 술술 쓸 수 있다. 그러니 머릿속에 떠오르는 재기발랄한 생각을 모두 적어놓도록 하자. 하루 혹은 한 시간만 지나도 잊어버릴 수 있으니까. 그토록 좋은 아이디어를 수없이 만들어내게 하는 은인, 바로 그 낮은 에스트로겐과 테스토스테론 덕분에 기억력이 형편없기 때문이다.

기운 Energy

에스트로겐과 테스토스테론은 활력과 정력을 주는 호르몬이다. 이들은 오늘 상승하기 시작했지만, 아직 둘 다 그 수치가 매우 낮다. 그래서 하루종일 힘이 없고 나른하며, 낮잠이나 자고 싶다는 생각이 굴뚝처럼 들 것이다.

　사실 에스트로겐과 테스토스테론이 낮다는 이유만으로 이렇게 눈도 뜨기 힘든 것은 아니다. 생리혈도 죄를 묻자면 만만치 않다. 기운을 주는 적혈구의 무기질인 철분을 빼앗아가기 때문이다. 생리혈은 '단역'이니까 그리 중요한 게 아니라고? 그렇지 않다. 생리 때문이든, 다리 털을 면도하다가 베었든, 피를 흘리면 몸은 기운이 빠진다고 느낀다.[19] 정말 큰 상처는 두말할 필요도 없이 더 심하게 기운이 빠진다.

낮에 좀 더 기운을 차리고 싶다고? 그렇다면 커피를 포기해야 한다. 카페인을 섭취하면 순간적으로는 기운이 솟겠지만, 남아 있는 철분이 바닥날 뿐만 아니라 카페인의 흥분이 사라지고 나면 더 피곤해진다.[20] 그 대신 철분보충제나 육류, 달걀, 채소, 철분을 함유한 시리얼 등 철분이 풍부한 음식을 먹자(그래, 콘플레이크가 딱이라니까!).

먹을거리 Diet

에스트로겐과 테스토스테론 수치가 낮을 때에는 와플, 초코칩 쿠키, 치즈버거, 감자튀김, 달콤한 밀크셰이크처럼 달콤하거나 기름진 음식들이 먹고 싶어진다.[21]

기쁜 소식 하나 알려줄까? 그 모든 맛난 지방과 탄수화물, 소금, 설탕을 섭취한다고 해서 죄책감을 느낄 필요는 없다. 프로게스테론이 줄어들면서 지난 2주 동안보다는 12% 적게 먹고,[22] 아울러 생리주기 후반부에 일어났던 끝없는 식탐도 사라질 테니까.[23] 그런데 왜 아직도 이런 음식들에게 끌리는 것일까? 중독이기 때문이다. 그렇다. 패스트푸드는 일종의 중독이다.[24] 하지만 오늘부터 13일까지는 프로게스테론이 적기 때문에 이런 고칼로리 음식중독을 끊을 수 있는 기회이기도 하다.

건강 Health

에스트로겐과 테스토스테론 호르몬이 증가한 분량은 아주 소량이지만, 건강에 미치는 영향은 매우 크다.

※ 프로게스테론이 줄어들고 에스트로겐이 증가하면서 가슴이 조금 단단해지고, 생리주기 후반부에 경험했던 붓기와 변비가 끝난다.[25]

※ 면역체계는 오늘부터 5일까지 약해진다. 13일보다 30% 더 알레르기 반응을 일으키기 쉽다. 또한 여드름과 박테리아 감염, 두드러기, 헤르페스, 과민성대장증후군, 편도선염, 궤양에 걸릴 가능성이 높아진다. 하지만 나쁜 소식만 있는 것은 아니다. 이 시기에는 감기와 독감에 걸릴 확률이 낮다.[26]

※ 담배를 끊으려면 오늘부터 13일 사이에 시작하는 것이 성공 확률이 높다. 에스트로겐이 증가하기 때문에 14일부터 28일까지보다는 니코틴 금단증상이 덜하기 때문이다.[27]

※ 오늘부터 5일까지는 좀 더 자주 이를 닦고 치실을 사용하자. 생리중에는 침 속의 포도당 함유량이 세 배에서 아홉 배 가량 증가하는데, 그러면 입 속에 치은염과 충치를 유발하는 박테리아도 증가한다.[28]

- ❋ 천식 주의: 천식의 75%가 생리 혹은 그 직전에 일어난다.[29]
- ❋ 편두통 주의: 오늘부터 3일까지는 편두통이 일어날 가능성이 높다.[30] 그러므로 편두통을 일으키는 카페인, 감귤, 소금, 방부제가 들어간 음식을 피하는 것이 좋다.[31]

조심! 에스트로겐과 테스토스테론 수치가 낮아지면 운동신경이 둔해지고[32] 반응시간도 느려진다.[33] 요가학원에 다닌다면 오늘 하루쯤은 빠지고 싶은 생각이 들 것이다. 균형감각을 유지해주는 에스트로겐과 테스토스테론 수치가 낮아서 수업받기가 힘들 테니까. 날렵한 운동신경이 필요한 볼륨댄스도 마찬가지다.

하지만 좋은 소식도 있다. 에스트로겐 수치가 오늘처럼 낮은 날에는 거리와 방향감각이 최고조에 이른다.[34] 따라서 교묘한 말로 다른 사람 눈에서 눈물을 쏙 빼놓는 짓은 못해도, 지미 추Jimmy Choo 하이힐을 벗어 던져 10미터나 떨어져 있는 상대방을 정확하게 맞출 수는 있을 것이다.

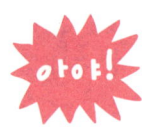 에스트로겐 호르몬이 적으면 고통에 대한 민감한 감각을 무디게 해주는 뇌신경 전달물질 엔도르핀 역시 부족해진다. 그래서 오늘은 가벼운 접촉에도 통증을 느낀다.[35] 평소보다 훨씬 민감해져서 매끄러운 실크바지가 수세미로 만든 것처럼 느껴지고, 푹신했던 베개에는 잠든 사이에 누군가 화강암을 넣은 것 같다. 그러니 하이힐은 어떻겠는가? 그저 전생에 지은 업보 때문이려니 하는 수밖에.

생리전증후군 예방은 1일부터!

과학자들의 연구결과에 따르면, 한 달 내내 매일 종합비타민을 복용하면 생리전증후군의 고통을 엄청나게 줄일 수 있다고 한다.[36]

고통스러운 생리통 예방하기

생리통이 시작되기 전에 브루펜(이부프로펜 ibuprofen: 항염증제)을 먹자. 그러면 고통스러운 생리통을 유발하는 프로스타글란딘 prostaglandin (생리통과 염증을 일으키는 호르몬 물질) 생성이 줄어든다. 그 결과? 통증이 훨씬 가벼워지거나 생리통을 아예 예방할 수 있다![37]

Day 2

신나는 질주 시작!

기분 Mood

태양은 더 밝게 타오르고 새는 더욱 달콤하게 노래한다. 그리고 비위에 맞지 않던 두유도 먹을 만하게 느껴진다. 혹시 내가 마시는 차에 누가 몰래 우울증 치료제라도 넣은 게 아닐까? 물론 아니다. 단지 에스트로겐과 테스토스테론 분비가 늘어난 덕분에 두 눈에 장밋빛 선글라스가 씌워져서 세상이 아름다워 보일 뿐이니까. 물론 이것도 취향에 따라서는 반가운 일이 아닐 수도 있지만.

그러나 오해하지 말자. 당신은 성인군자가 아니다. 나중에 먹으려고 남겨둔 마시멜로가 없어졌다거나 주차장에 세워둔 자동차의 범퍼가 긁힌 것을 발견하면 화가 나는 것은 당연하다. 그래도 늘어난 에스트로겐과 테스토스테론 덕분에 그런 일을 금방 잊어버리고 평소처럼 즐거운 기분으로 돌아갈 수 있다.

그런데 한 가지 조심해야 할 점이 있다. 누가 봐도 뻔한 위험을 무시하려는 경향이 나타난다는 것. 예를 들면? 몇 번의 다툼 후에 앙숙이 된 웨이터의 음흉한 눈빛을 보고서도 음식에 콧물을 넣었을 리는 절대로 없을 거라고 생각한다든지(물론 그렇지는 않겠지만 수상한 방울이 있다면 주의깊게 살펴보자), 인터넷 카페에서 알게 된 신원미상의 남자가 보낸 달콤한 쪽지에 혹해서 그가 쓴 허접한 글들을 애써 외면한다든지…….

세상이 너무나 아름다워 보이고 호르몬 덕분에 힘이 솟아서 무작정 어디론가 달려가고 싶은 생각이 들 것이다. 남자친구가 없다면 클럽에 가서 밤새도록 낯선(운이 좋다면 배에 王자가 새겨진) 남자들과 춤을 출 수도 있겠고, 남자친구가 있다면 커플석이 있는 분위기 좋은 카페에서 새로 산 립스틱을 맘껏 자랑해도 멋질 듯하다.

하지만 이 모든 것들은 아직 상상 속의 모습일 뿐이다. 기운을 회복하고 있긴 하지만 이제 밑바닥에서 조금 올라온 정도다. 아직도 남아 있는 통증을 생각하면 MAC의 빨간색 립스틱을 바르느니 집에서 비디오나 보면서 팝콘을 우적우적 씹어먹는 게 훨씬 행복할 것이다.

지적능력 Mind

에스트로겐과 테스토스테론이 증가하기 때문에 뇌기능도 좋아진다. 하지만 오늘 이 두 호르몬은 아주 조금 더 늘어날 뿐이다. 따라서 머리가 좋아져봤자 그 효과는 보잘 것 없다.

사고력

달콤한 크리스피Krispy 도넛 한 접시. 탈의실에서 옷을 갈아입는데 그 옆을 지나가는 썬탠한 근육질 남자. 키보드 글쇠 사이에 흘린 패스트리pastry 부스러기. 이런 것들이 시도 때도 없이 갑자기 생각나는 바람에 도저히 일에 집중할 수가 없다.

그리고 오늘은 새로운 뭔가를 배우겠다고 나서면 곤란하다. 예를 들어 스텝에어로빅이나 수지침 같은 걸 배운다면 어떻게 될까? 한번에 배운다는 것은 절대 불가능하고 여러 번 연습해야 할 것이다. 하지만 아무리 노력해도 결과가 신통치 않아서 집으로 돌아가 코미디 프로라도 보면서 스트레스를 풀어야 할 가능성이 높다.

지금은 자신이 원하는 것이 무엇인지 잘 알 수 없는 상태이기 때문에 어떤 것이든 결정을 내리는 일은 피하는 것이 좋다. 따라서 차를 사는 것처럼 큰 일을 결정해야 한다면 계약서에 사인을 하지 말고 일단 6일까지 미루자. 6일이 되면 에스트로겐과 테스토스테론이 충분히 공급되므로 훨씬 더 쉽게 올바른 결정을 할 수 있을 것이다. 그 사이에 초조해진 영업사원은 더 좋은 조건을 제시할지도 모른다.

기억력
하루 종일 찾던 열쇠를 냉장고 속에서 발견할 정도다. 애인의 이름을 다른 남자의 이름과 착각해 불러도 아무 문제 없다면 데이트를 해도 좋다.

언어능력
오늘 당신은 조용히 있는 게 편하고 좋을 테지만 친구들이 신나게 수다를 떨어도 빙그레 웃어주자. 어차피 4일이 되면 다시 평소와 같은 수다쟁이로 컴백할 테니까.

오늘 활발한 두뇌는?
🧠 **우뇌** 우뇌의 창조적인 힘을 이용하여 골치 아픈 문제를 효과적으로 해결할 수 있다. 직장상사가 비용을 절감할 수 있는 아

이디어를 내놓으라며 으르렁거린다고? 그러면 값비싼 포스트잇 Post-Its을 재생용지와 씹다 만 껌으로 만든 껌잇Gum-Its으로 대체하자는 아이디어를 제시해보자. 신문배달원이 넣지 말라는 신문을 계속해서 넣는다고? 그러면 쥐 잡는 끈끈이를 대문 앞에 카펫처럼 깔아보자.

우뇌가 활발할 때는 작문실력도 늘어난다. 따라서 그 재주를 활용해보는 것도 바람직하다. 가령 재생용지와 껌으로 만든 독창적인 메모지 껌잇에 당신의 비용 절감안을 적어 상사의 프라다 PRADA 가죽가방에 붙여보자. 혹은 대문에 '신문을 한 번만 더 넣으면 평생 나를 먹여 살리겠다는 뜻으로 알겠음'이라고 커다랗게 써 붙여보자.

우뇌는 숙고하는 것을 좋아하기 때문에 오늘 당신은 사소한 일을 마치 인생의 중대사인 양 생각하는 걸 즐긴다. 하지만 초콜릿케이크를 먹을까 말까 하는 일 따위에 시간을 낭비하는 건 피하도록 하자.

사랑 Romance
커플이라면……

그가 공구세트의 기름때를 지운답시고 값비싼 살구씨 페이스스크럽을 다 써버려도, 멋진 저녁을 사준다고 해서 기대했더니 고작 치킨 한 마리가 전부였다 해도 에스트로겐이 증가하는 오늘은 다 용서가 된다. 눈에 콩깍지가 씌었기 때문에 온통 그의 장점과 당신을 행복하게 해주는 행동만 보이는 것이다. 예를 들어 당신이 선물한 분홍색 폴로셔츠를 여자옷 같다고 생각하면서도 자주 입고 나온다든지, 당신이 눈물만 살짝 비쳐도 무조건 항복한다든지 하면 말이다.

이 장밋빛 기분을 소중히 여기되, 그의 잘못을 용서하지는 말도록. 잘못은 잘못이니 확실하게 해결해야 한다. 그렇지 않으면 23일이 슬슬 다가올 무렵, 다시금 그의 단점이 눈에 들어오기 시작하면서 그와 그가 애지중지하는 공구를 집 밖으로 던져버리고 싶어질 테니까.

싱글이라면……

애인을 찾을 수 있다는 희망에 마음이 부푼다. 만나는 건 시간문제일 뿐이다. 천생연분을 찾을 기대감에 들떠 이상형을 따져보느라 머릿속이 바쁘다. 근육남이 좋을까, 꽃미남이 좋을까? 귀여운 연하가 나을까, 세련미 넘치는 연상이 나을까? 이상형의 조건들을 종이에 적어 코팅해서 늘 갖고 다니는 센스! 주머니가 없다고? 그러면 문신이라도 새기자. 그만큼 중요하다는 얘기다. 다른 때라면 거들떠보지도 않을 남자한테 접근하라고 호르몬이 부추기는 13, 14, 15일이 되면 그 이유를 알게 될 것이다.

섹스 Sex

테스토스테론 수치가 높아지면서 성욕이 증가하고, 유두와 클리토리스가 민감해지며, 에로틱한 공상에 빠져 지루한 업무를 잠시 잊기도 한다. 그러니 그를 침대로 끌어들이는 것은 당연지사. '인스테드 소프트컵'을 쓸 계획이 아니라면 세탁을 해야 할 테지만.

자위를 하겠다고? 그럼 내일은 손목을 찜질하지 않고는 못 배기리라. 어느 쪽이든 테스토스테론이 부추긴 욕망에 홀딱 넘어가면, 오르가슴에 쉽게 도달하고 가슴이 터질 만큼 강렬하다는 것을 알게 될 것이다.

엄청난 성 충동을 느끼고 싶다고?

좋아하는 술을 마음껏 마시자! 오랜 세월 동안 호색한들이 열망해온 바 그대로 여자는 술을 마시면 침대에 뛰어들 가능성이 높다는 사실이 드러났다. 하지만 그건 남자들이 생각하는 그런 이유 때문이 아니다. 남자들이여, 여자가 술을 마시면 마실수록 자신을 멋지게 볼 것이라는 망상을 버릴지어다. 술을 마실수록 상대가 점점 예뻐 보이는 '맥주안경beer goggles' 효과는 남자에게만 일어나는 현상이다.[1]

그렇다면 술은 어떻게 여자를 움직이는 것일까? 술은 테스토스테론 분비량을 높이고, 그 테스토스테론은 당신의 성욕을 증가시킨다.[2] 그런데 여자는 술을 마실수록 흥분하지만 남자는 맥을 못춘다.

돈 Money

긍정적인 기분이 고조된 나머지 아무리 큰 액수라도 선뜻 지불할 만큼 많은 돈을 벌 수 있다고 확신한다(적어도 오늘만큼은). 심지어 동물보호단체나 자선기금, 장애인협회에 기부금을 척척 낼 정도로 돈이 많다는 기분까지 든다.

테스토스테론이 증가하면 충동구매가 늘어난다. 아직은 논리적인 좌뇌 시기로 접어들지 않은 관계로 가격 따위는 눈에 들어오지 않기 때문이다. 그래서 눈길이 끌리는 것을 발견하면 무조건 카드를 내밀게 된다.

일 Career

아마 당신은 직업에 불만이 많을 것이다. 박봉에, 책상은 코딱지만하고, 연말에 받는 선물은 아무짝에도 쓸모가 없다. 하지만 에스트로겐과 테스토스테론이 증가하면 그동안 보지 못했던 긍정적인 면을 발견할 수 있다. 어쨌든 지금은 사표를 제출하기보다는 상사에게 아첨을 떨 때다.

오늘 우뇌의 돋보이는 재능, 그 창조적인 생각을 한껏 자랑하는 것보다 더 좋은 일이 있을까? 새로운 파일분류법을 개발해보면 어떨까? 아웃소싱으로 대량 해고를 하거나 커피자판기를 처분하지 않고도 비용을 엄청나게 절감할 수 있는 새로운 방법을 찾아보거나.

승진을 보장할 만한 아이디어가 떠오르면 즉시 글로 쓰자. 에스트로겐이 낮으면 말실수하기가 쉽기 때문에, 우뇌 시기에는 말을 하기보다 글로 쓰는 것이 더욱 설득력 있다.

기운 Energy

에스트로겐과 테스토스테론이 많이 늘어서 처음으로 활력을 느낀다. 하지만 어럽쇼? 아침에 눈을 떴을 때는 장거리마라톤을 뛸 수 있을 것처럼 기운이 샘솟더니, 오후가 되자 어째 시들시들하다. 그럼 그 활력은 뭐지? 설마 가짜? 안타깝게도 그렇다.

그러니 얼마 되지도 않는 기운을 당장 할 필요가 없는 일(냉장고 청소나 텔레마케터와의 전화 실랑이질)에 소모하지 말고 천천히, 나중에 하자. 며칠만 지나면 썩은 반찬을 처리하고 텔레마케터한테 값을 깎을 수 있을 만큼 힘이 넘칠 테니까.

오늘 밤에는 에스트로겐에게 살짝 고맙다는 말을 건네보는 것이 어떨까? 증가하는 에스트로겐이 엔도르핀 분비를 늘려준 덕분에 지난 주 내내 그렇게 잠을 깨웠던 냄새, 소리, 통증에 둔감해져서 깊고 편안히 잠들 수 있으니 말이다.

먹을거리 Diet

에스트로겐과 테스토스테론이 증가하면서 스낵·케이크·도넛 등과 같은 단순당류 식품에 대한 욕구가 줄어들고 건강식이 좋아진다.

　하지만 두 호르몬의 분비량은 아직 적은 편이다. 따라서 처음 가는 식당이나 이국적인 요리 혹은 그의 깜짝 요리보다는 평소에 먹던 친숙한 음식을 선택하는 게 좋다.

Day 3

자신감의 회복

기분 Mood

에스트로겐과 테스토스테론이 꾸준히 증가해 자신감이 한 단계 상승! 자신감 넘치는 목소리로 말하고, 좀 더 당당해진 걸음으로 씩씩하게 걷는다. 그러니 사람들이 모두 돌아보는 것도 무리는 아니다. 또한 생리를 하기 전에 생겼던 여드름이 깨끗이 사라지고 붓기도 빠져서 다시 딱 달라붙는 청바지를 입을 수 있다.

하지만 자신감이 단순히 매력적인 외모만 주는 것은 아니다. 악마와 싸우고, 탈모증을 치료하고, 투시를 할 수 있는 능력까지도 생긴다. 정말? 아니. 하지만 13일까지는 무엇이든 할 수 있다는 적극적인 자세를 보이며 무슨 부탁을 받아도 흔쾌히 받아들이고 싶은 기분이 든다. 이럴 때 일생일대의 기회를 만들어 꽉 붙잡지 않으면 언제 붙잡겠는가? 예를 들면 엘리베이터에서 우연히 회장님을 만났을 때 새로운 프로젝트를 제안하는 것이다(물론 승진과 빵빵한 보너스를 받을 만한 참신한 것이어야 함). 그런 쪽에 관심이 없다면 좋아하는 인기그룹의 매니저를 설득해 로드매니저로 일해보든가(그들이 있는 대기실에 들어가는 것은 일도 아닐 테니).

인간관계 지수는 중간 정도. 에스트로겐과 테스토스테론이 증가하면서 기분이 좋아지고 기운도 솟는다. 마음 같아서는 친구들과 밤새 놀고 싶지만 아직 그 정도는 아니다. 익숙하고 편안한 곳이 더 좋기 때문에 집에 들어앉아 텔레비전을 보면서 피자나 먹는 게 최고다. 그렇다고 한 가지만 선택하라는 법 있나? 친구들을 집으로 초대하자. 고맙게도 친구들이 디저트를 가져오지 않을까?

지적능력 Mind

에스트로겐과 테스토스테론이 증가하면서 뇌기능도 꾸준히 향상된다. 지금은 그 능력을 자랑하기에 더없이 좋은 시간이다. 당장 써먹어보기를!

사고력

새로운 정보를 쉽게 흡수하고 조금은 빨리 결정을 내린다. 더욱이 며칠 전보다 집중력이 늘어난 상태다. 회사에서 수다쟁이 여직원이 최근에 있었던 은밀한 연애담을 몇 배로 뻥튀기해 떠들어 대도 전혀 개의치 않는 집중력을 자랑할 수 있다.

기억력

오늘은 기억력이 괜찮은 편이다. 물론 가끔 몇 가지 일이나 누군가의 이름을 잊어버릴 수도 있다. 완벽한 사람만 있다면 기억력을 도와주는 보조도구 같은 게 필요 없겠지. 혹시 그런 실수를 하게 되면 속 끓이지 말고 모카프라페나 홀짝거려보자.

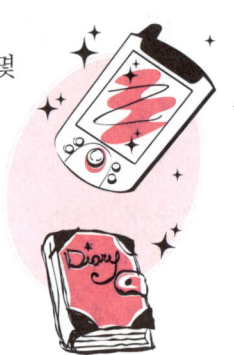

언어능력

기회가 있을 때 휴대폰 배터리를 충전해두자. 침묵의 시간은 끝나고 다시 수다를 떨고 싶어 입이 근질거릴 테니까. 하지만 아직은 완전히 회복된 게 아니니 자제하라. 가끔 말도 더듬고 엉뚱한 발언 탓에 오해를 살지도 모른다. 가령 "스타벅스에서 만나요"를 "스타박스에서 만나요"로 말한다거나 "스트레이트 파마 해주세요"를 "스트라이크 파마 해주세요"라고 해서 뻘쭘해질 수 있다.

오늘 활발한 두뇌는?

🎧 **우뇌** 창조적인 천재여, 영원하라! 최소한 논리적인 좌뇌가 우

위를 차지하는 6일까지만이라도. 아직 상상력이 최고조에 있을 때 새로운 아이디어를 마음껏 떠올리자. '반짝이 머리 염색약'이나 '도박으로 빈털터리된 사람을 위한 지갑' 같은 것 말이다.

자기 반성과 직관력도 아직 건재하다. 그러니 어떤 문제에 대해 고민하다가 해결책을 발견하면 당장 밀어붙이자. 아무렴 엉터리 점쟁이 말보다야 낫지 않겠는가.

사랑 Romance

커플이라면······

테스토스테론이 증가하면 애인과의 관계 그리고 자신이 선택한 남자에 대해 자신감이 생긴다. 그래서 다른 사람이 뭐라 하든 끝까지 애인을 옹호하려 든다. 그는 백수가 아니라 도를 닦고 있는 중이고, 돈이 없어 차를 못사는 게 아니라 환경을 보호하기 위해 참는 것이며, 짠돌이가 아니라 진짜진짜 큰 반지를 사기 위해 절약하는 것이라는 등······ 어쩌고 저쩌고. 어쨌든 결론은 그거다. 최소한 그가 그렇게 형편없는 사람은 아니라는 것!

싱글이라면······

특별한 남자를 찾아나서고 싶은 기분은 드는데 아직 준비가 안 된 상태다. 3일간 내리 출혈중이니 당연히 그럴 수밖에. 그래도 외모에 대한 자신감이 생겨서 애인찾기 사이트에 접속, 하드락을 좋아하는 회계사나 패셔너블한 감각의 인텔리와 사진을 교환할 지도 모른다.

섹스 Sex

테스토스테론이 높아지면서 성욕이 늘어나고, 유두와 클리토리스가 더욱 예민해진다. 그러니 자, 추리닝은 옷장 구석에 구겨넣고, 볼륨업 브래지어를 꺼내 입은 다음 애인에게 사랑할 준비가 되었다는 신호를 보내자. 아니면 최소한 욕정을 해소하고 싶다는 신호라도. 테스토스테론 덕분에 옆집아줌마가 질투할 만큼 엄청난 오르가슴에 쉽게 도달할 수 있을 것이다.

엄청난 성 충동을 느끼고 싶다고?

연구에 따르면 카페인은 에스트로겐 분비를 높여주는 효과가 있다고 한다.[1] 에스트로겐이 증가하면 성욕을 부추기는 테스토스테론도 증가할 테니 녹차 혹은 카푸치노 아니면 카페인이 함유된 다른 음료나 과자를 먹자.

돈 Money

가격표 따위엔 신경을 쓰지 않게 만드는 테스토스테론이 증가하면서 사방에 돈을 마구 뿌려도 무방할 만큼 부자가 된 것 같은 기분이 든다. 그리고 쓸모는 없지만 꼭 가져야겠다는 생각을 불어넣는 에스트로겐 때문에 값비싼 물건(최고급 마사지 회원권이나 보석 박힌 시계 같은 것)에 더욱 눈이 간다. 하지만 장차 어려울 때를 대비해 지갑에 비상금을 남겨두려면 명품점 앞은 그냥 지나치자.

일 Career

에스트로겐과 테스토스테론은 지금 당신과 함께 신바람이 난 상태다. 왜 아니겠는가? 머릿속은 창조적인 아이디어로 가득한 데다 두뇌능력도 분 단위로 향상되고 있는데. 업무능력에 더욱 자신감을 갖게 하는 에스트로겐과 테스토스테론 덕분에 당신은 중요한 사실을 깨닫는다. 바로 자신이 회사의 중요한 재산이라는 사실!(생각해보면 새삼스러울 것도 없지 뭐)

그래서 지금이라도 상사의 사무실에 당당히 걸어 들어가 연봉인상과 승진을 요구하고 싶을지도 모른다. 하지만 그 전에 생각해보자. 언어능력, 판단력, 기억력이 좋아지는 날이 언제라더라? 6일! 그때가 되면 왜 연봉을 더 받고 승진해야 하는지 좀 더 설득력 있게 주장할 수 있으니 지금은 잠시 참자.

그 전에 실력을 인정받고 싶다면 방법이 아주 없는 것도 아니다. 에스트로겐의 능력을 활용하여 동료(반드시 인내심이 깊은 사람이어야 한다)로부터 칭찬을 이끌어내거나, 한창 무르익은 작문실력을 발휘해 당신이 없으면 회사가 당장 망할 거라고 친구들에게 허풍을 떨어보자.

기운 Energy

오늘은 아침에 기운을 차리려고 모닝커피를 마시지 않아도 된다. 하루 종일 활기차고 유쾌하게 수다를 떨 수 있도록 만드는 에스트로겐과 테스토스테론 덕분이다. 기운이 넘치는 오늘, 밤에 화끈한 데이트를 할 예정이라면 얼마든지 오케이. 단, 너무 피곤해서 야근하지 못하겠다고 상사를 설득하려면 땀 꽤나 흘려야 할 듯하다.

호르몬에 민감한 사람이라면 이 솟구치는 힘을 주체하기 힘들 것이다. 초조하고 가슴이 두근거리거나 맥박이 빨라지는 것을 느낄지도 모른다. 안절부절 못거나, 손톱을 물어뜯거나, 담배를 입에 무는 등 신경질적인 습관이 평소보다 자주 나타날 수 있다. 카페인과 설탕같이 자극적인 것은 이러한 증상을 악화시킨다. 따라서 이런 버릇이 자주 나타나는 게 싫다면, 아예 그런 음식을 피하자. 정 남들 앞에서 초조하고 불안해보이고 싶다면 커피숍 점원한테 에스프레소를 꽉꽉 눌러달라고 하도록.

먹을거리 Diet

테스토스테론이 증가하면서 색다른 요리를 먹어보고 싶다는 생각이 간절해진다. 그렇다고 전갈튀김에 도전해볼 정도는 아니지만 처음 보는 태국식 샐러드나 인도카레 정도라면 시도해볼 만하지 않을까?

Day 4

생리 오두막 밖으로

기분 Mood

여행가방에 진통제, 발열패드, 그리고 아로마테라피 초를 집어넣고 생리 오두막에서 나갈 준비를 하자!

사실은 내일까지도 약간의 출혈이 계속 될 예정이므로 공식적으로 생리가 끝난 건 아니다. 하지만 더 이상 생리통 때문에 괴로워하거나 과자봉지 하나 뜯을 기운 없이 시들시들하지는 않을 것이다. 천연적인 것이든 피임약을 먹어 생긴 것이든 오늘은 에스트로겐과 테스토스테론이 크게 증가하게 되어 27일부터 즐거웠던 은둔생활을 더 이상 원하지 않게 된다.[1]

이제 당신은 도를 닦고 하산하는 도사처럼 동면에서 벗어날 때가 된 것이다. 온몸으로 느껴지는 여유로움, 자신감, 활력 때문에 재미있는 일을 찾아 돌아다니고 싶고, 사람들의 관심도 한 몸에 받고 싶다고? 자, 그럼 여자만이 누릴 수 있는 특권을 십분 발휘하여 파티에 온몸을 내던져보자!

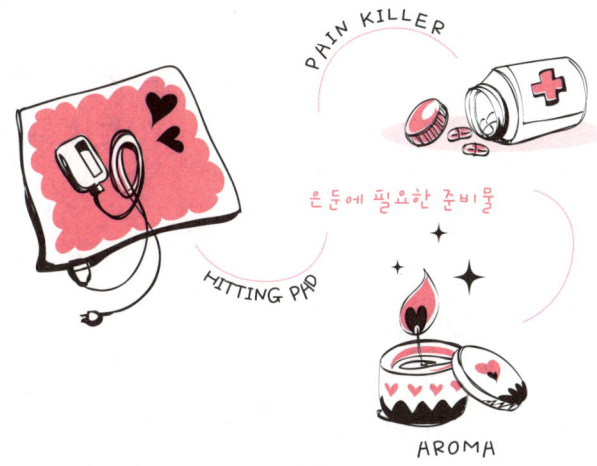

은둔에 필요한 준비물

지적능력 Mind

에스트로겐과 테스토스테론의 흐름을 거스를 수는 없다. 이 두 호르몬이 증가하면서 두뇌능력은 절정에 달한다. 신용카드 한도액도 이렇게 늘어날 수만 있다면 얼마나 좋을까?

사고력

에스트로겐과 테스토스테론이 증가하면서 생각이 빨라지고, 새로운 정보를 쉽게 흡수하며, 결정도 조금 더 빨리 내릴 수 있다.

전화벨이나 재채기처럼 사소한 소리에도 집중력이 흐트러졌던 모습은 간 곳이 없다. 이제는 집중력의 여왕이라고나 할까? 물론 느닷없이 사무실에 코끼리가 들어서거나 누가 케이크라도 가져오면 잠시 한눈을 팔긴 하겠지만.

그런데 상사가 이렇게 뛰어나게 향상된 능력을 눈치 채고 업무를 잔뜩 맡기면 어쩐다? 그게 두렵다면 말을 조금씩 더듬거리거나 컴퓨터 화면에 테트리스 게임을 띄워놓자.

기억력

오늘 하루에 처리해야 할 일이 108가지라고? 그 목록을 들여다보지 않고도 최소한 반 정도는 기억할 수 있을 만큼 기억력이 좋다. 내일은 한 술 더 뜰 것이다. 기억력이 더욱 좋아져서 그 일들을 대부분 처리하지 않아도 되는 멋진 이유들이 새록새록 떠오르리라.

언어능력

수다를 떨고 싶다는 충동이 들 때 말솜씨가 유창해지고 말실수가 적어진다는 건 얼마나 편리한 일인지. 호르몬이 지갑에도 똑같은 마술을 부릴 수는 없을까? 즉 지름신이 강림할 때 지갑에 돈이 마구마구 넘친다면? 하긴, 그렇게 된다면 결국 공금횡령죄로 감옥에 들어갈지도 모르겠다.

오늘 활발한 두뇌는?

우뇌 창조적인 기분이 들고 사람들과 어울리고 싶다고? 그렇다면 사교계획에 대한 온갖 공상을 실천에 옮기고 싶어지는 것이 당연지사. 원한다면 평범한 저녁식사나 술자리를 화끈한 광란의 파티로 바꿀 수도 있겠지만 자제하는 것이 바람직하다. 알코올 재활시설에 입원하고 싶지는 않을 테니까.

19일부터 줄곧 자기 생각에만 빠져 있었지만 이제 에스트로겐과 테스토스테론 수치가 상승하면서 주위 사람들에 대한 관심이 늘어난다. 예를 들어 당최 정체를 알 수 없는 옆집사람을 국제 스파이가 아닐까, 의심하는 식이다. 사실은 대인기피증이 있는 사람일 확률이 높지만.

아울러 오늘은 육감이 예리한 마지막 날이기도 하다. 하지만 어머니이신 대자연으로부터 완전히 버림받는 불상사는 일어나지 않을 테니 걱정일랑 하지 말자. 앞으로 며칠 동안은 나머지 오감이 예리해져서 직관력을 보충해주기에 충분하다. 그래서 판매원이 좀 의심스러운 말을 하면 — 프로즌요구르트의 열량이 겨우 2칼로리에 완전 무지방이라느니 — 그의 목소리 톤이나 눈빛을 보고 혹은 다른 요구르트와 가격을 비교해 사실여부를 파악할 수 있다.

사랑 Romance
커플이라면......

얘기하기를 좋아하고 낙천적이고 모든 일에 현실적인 당신. 솔직히 최고의 데이트 상대가 아닌가? 그러니 애인의 처분만 기다리고 있지 말고 테스토스테론이 선물하는 대담함을 활용하자. 맛있는 마티니를 서비스로 제공하는 고급 레스토랑을 직접 예약하거나, 해조팩과 전신마사지를 해주는 1일 커플 온천체험을 신청하거나, 프라다 매장으로 커플룩을 사러가자.

헛된 공상이라고? 아니다. 즐기고 싶다면 그가 당신의 계획을 따르도록 만들어야 한다.

싱글이라면......

넘치는 에스트로겐과 테스토스테론은 당신을 집 밖으로 내몰아 댄스클럽에 가거나, 남녀혼성 요가학원에 등록하거나, 하다못해 전당대회에라도 참여하여 남자를 찾게 만든다. 콘서트 티켓, 파티 초대장, 커플용 여행 안내책자, 그 밖에 무엇이든 어디론가 갈 수 있는 것을 들고 있는 남자에게 관심이 갈 것이다.

섹스 Sex

섹스 생각이 마음속에서 떠나지 않는다고? 성적 판타지가 머릿속에 꽉 차 있으니까 그럴 수밖에. 하지만 이 달콤한 공상은 남자와 침대에 뛰어들도록 만드려는 비열한 테스토스테론의 계략일 뿐이라는 사실, 알고 있는지? 물론 테스토스테론은 적절한 보상을 준비하고 있다. 유두와 클리토리스의 민감도를 높이고, 쉽게 절정에 이르게 하며, 일단 절정에 도달하면 강렬한 오르가슴을 느낄 수 있게 해준다.

엄청난 성 충동을 느끼고 싶다고?

경쟁요소가 있는 행사에 참석하자! 경쟁에 참여하는 것만으로도 테스토스테론이 24%까지 증가하기 때문이다.[2] 어떤 경쟁이라도 상관없다. 축구·농구·볼링·아이스스케이팅·마라톤, 심지어 빵 굽기 콘테스트에라도.

돈 Money

오늘 집 밖으로 나가기만 하면, 에스트로겐과 테스토스테론 때문에 돈을 쓰고야 만다. 영화, 레스토랑, 스파, 백화점, 경마 어떤 것이든 간에.

일 Career

출장을 가야 한다는 얘기가 들려오면 잽싸게 짐을 챙겨둔다. 여행을 떠날 일이 없다면 최소한 사무실이 아닌 재미난 곳에서 점심을 먹자고 친구들을 불러모으고 싶어질 것이다.

평소 함께 수다를 떨던 직장동료와 밖에서 커피라도 한잔 한다면 창조성이 높았던 지난 며칠 동안 떠올렸던 획기적인 아이디어를 자랑하고 싶어질 게 뻔하다. 만약 그 아이디어가 탁월하다면 사무실에 돌아가자마자 상사에게 제안해보라고 권할지도 모른다. 그러면 자신감을 북돋아준 동료에게 고맙다고 말하되, 그 실행만은 가장 설득력 있게 제안할 수 있을 만큼 언어능력, 판단력, 기억력이 높아지는 6일까지 미루도록 하자.

기운 Energy

호르몬에 민감한 정도에 따라 다르겠지만, 컨디션이 좋으면 활력을 느끼고 컨디션이 나쁘면 불안한 수준일 것이다. 하지만 오늘은 에스트로겐과 테스토스테론이 증가한 날이다. 야근을 하고도 퇴근 후에 친구들과 술 한잔 마시며 사람들이 지겨워할 만큼 노래할 정도는 되니 걱정 말도록.

먹을거리 Diet

에스트로겐은 아직도 편안한 음식을 좋아하도록 만들지만, 테스토스테론은 새로운 맛에 도전해보라고 충동질한다. 익숙한 음식? 새로운 음식? 무얼 먹을까? 익숙한 먹을거리에 새로운 변

day 4

화를 주어보자! 평소 치즈피자를 좋아했다고? 그렇다면 파인애플과 햄을 토핑으로 얹어보자. 늘 평범한 된장국만 먹었다고? 오늘은 된장국에 계절에 맞는 야채나 해물을 섞어보자.

Day 5

의견을 말하자

기분 Mood

어제부터 바깥세상으로 관심이 쏠리지 않던가? 세상을 둘러보며 온갖 것 — 이를테면 정치, 계절 신상품, 심지어는 치아에 장식으로 붙이는 보석패션까지 — 을 살피면서 열심히 분석하고 있지 않은가? 그것은 증가하는 에스트로겐과 테스토스테론 덕분에 분석적인 자뇌 시기로 옮겨가고 있기 때문이다.[1] 거기다 안성맞춤으로 에스트로겐은 말을 많이 하게 하고, 테스토스테론은 대담하게 만든다. 그러니 자기 의견을 관철하려고 적극적으로 노력할 수밖에.

그렇다고 해서 주위 사람들에게 불평불만만 늘어놓느냐……하면 그건 또 아니라서 비평을 하는 만큼 칭찬도 아끼지 않는다. 이건 적어도 오늘 만나는 사람들 중 절반에게는 희소식일 듯. 사실 기분만 놓고 보자면 에스트로겐과 테스토스테론이 증가하면서 활기차고 긍정적인 기분은 계속 높아지는 상태다. 그런 데다 앞에서도 말했듯이 집에서 혼자 인스턴트식품을 먹기보다는 사람들과 어울리는 것을 더 좋아하기 때문에 비평보다는 칭찬을 더 많이 하게 될 것이다.

지적능력 Mind

에스트로겐과 테스토스테론이 두뇌능력을 최고로 높여줄 날이 이제 하루 남았다. 오늘은 그냥 대부분의 남자보다 좀 더 영리할 뿐이지만, 내일이면 두뇌회전에 관한 한 따를 자가 없는 여왕으로 등극할 예정이다. 오늘은 여왕자리에 이르는 마지막 계단을 밟고 있는 상태.

사고력

집중력이 높아져서 디지털카메라의 복잡한 사용설명서나 상사가 내리는 지루한 지시도 견뎌낼 수 있다. 새로운 정보를 흡수하는 속도는 스펀지가 물을 흡수하는 것보다 더 빠를 정도다. 자잘한 일들도 고민하지 않고 바로 결정할 수 있다. 자잘한 일들이 어떤 것이냐고? 스프를 먹을까 샐러드를 먹을까, 새로 산 스커트에 어떤 구두를 신을까, 리본 하나에 끈 두 개 달린 샌들이 좋을까, 리본 두 개에 끈 하나 달린 샌들이 좋을까, 뭐 그런 일들이지.

기억력

오늘 당신의 빛나는 기억력은 그 어떤 것도 놓치지 않는다. 애인이 싱크대를 고쳐주기로 약속했으면서 아직까지도 지키지 않고 있다는 것, 친한 친구가 빌려간 돈을 아직도 갚지 않고 있는 사실, 심지어 오늘 방문할 거래처의 섹시남을 고려하여 밑위 길이가 엄청 짧은 골반바지를 입어야 한다는 것까지 모조리 기억한다.

언어능력

수다를 떨게 만드는 에스트로겐과 테스토스테론 때문에 친구 혹은 가족에게 전화하거나, 직장동료에게 커피를 마시러 가자고 권하거나, 길에서 만난 친한 이웃을 불러세운다. 하지만 일방적으로 자기 이야기만 쏟아 붓는 건 아니다. 그러기보다는 세상에 대한 관심이 많아져서 기자가 인터뷰를 하듯 이것저것 캐물어본다. 최근 화제를 모으고 있는 국민연금 문제는 어떻게 생각하느냐, 연예인 누구는 옛날 애인을 버리고 요즘 새 애인에 폭 빠져 있다는데 그게 사실이냐 등등.

오늘 활발한 두뇌는?

🧠 우뇌 창조적인 우뇌(아직은 우뇌에 대해 언급한 게 별로 없긴 하지만). 손수건을 꺼내 눈물을 닦자. 에스트로겐과 테스토스테론 수치가 높아져 이성적인 좌뇌 시기로 접어드는 내일이 오면 우

뇌에게 이별의 손수건을 흔들어야 한다. 물론 창조성이 어느 날 갑자기 완전히 사라지는 건 아니다. 서서히 논리가 뇌의 중심을 차지하게 되면서 상상력은 변방으로 밀려나게 될 것이다.

그때까지는 성급한 작별을 하지 말고 마음껏 창조적인 우뇌를 활용하자. 색다른 해결방법을 생각하거나, 엄청난 걸작을 창작하거나, 대박 아이디어를 개발하자. 싫다고? 그렇다면 최소한 독창적인 피자토핑이라도 생각해보든가.

또한 분출하는 에스트로겐과 테스토스테론의 영향으로 사람들과 어울릴 계획을 짜는 데 몰두하기도 한다. 가령 남자친구의 밴드공연을 보러 간다거나 여자친구의 생일파티에 참석한다거나 하는 일들. 혹은 아주 잘 어울릴 만한 친구들을 소개해준다든지. 그런데 그 둘이 잘 되지 않으면 어떻게 하냐고? 그럼 한 사람씩 따로 만나 카푸치노라도 마시며 서로 욕하는 얘기를 들을 수 있겠네. 재미있겠다~ 나쁜 여자라고? 하지만 그 덕에 이번 달, 두 번은 더 외출할 수 있잖아.

사랑 Romance
커플이라면......

에스트로겐 증가로 인한 당신의 수다에 애인은 지금 머리가 깨질 지경이다. 차마 뭐라 말을 못하고 입 다물고 있는 그의 모습을 보고 내 얘기를 정말 잘 들어준다고 감동하고 있는 것은 아닌지.

불쌍하기도 하여라. 저 엄청난 수다세례를 꾹 참고 있다니!

의사소통에 서툰 그가 참아야 할 것이 하나 더 있다. 에스트로겐 때문에 자기 주장이 강해지고 테스토스테론 때문에 더욱 대담해진 이 시기에는, 당신이 직접 언제 어디서 데이트를 할지 결정하려 한다는 점이다.[3] 애인이 보고 싶어하는 영화나 그가 좋아하는 식당이 있다고? 그렇다면 다음 과정은 안 봐도 비디오다. 당신은 왜 자신이 택한 영화나 식당이 더 좋은지 하나하나 설명하겠지. 물론 애인은 그 복잡한 말, 말, 말의 공격을 막기 위해 선택권을 양보할 테고!

싱글이라면.......

대담한 행동을 부추기는 테스토스테론 때문에 남자를 만날 수 있는 새로운 방법을 연구하게 될지도 모른다. 가령 백화점 남성복 코너에서 얼쩡거려본다거나, 증상이 심해지면 낚시대회에 참가신청서를 낼지도.

섹스 Sex

내숭을 떨까? 그럴 리가. 오늘 당신은 대담하게 선수를 칠 뿐 아니라 노련한 텔레마케터처럼 집요하다. 애인이 전화를 받지 않으면 즉시 다른 전화번호로 연결해본다. 이상해 보인다고? 이상하긴 뭐가. 이게 다 호르몬 때문인걸. 정확하게 말하자면 호르몬이 너무나 만족스러운 섹스를 가능하게 만들기 때문이다. 너무나 강렬한 나머지 누가 "초콜릿을 먹을래, 섹스를 할래?"라고 물으면 "섹스, 당연히 섹스"라고 대답할 정도다.

엄청난 성욕을 느끼고 싶다고?

다른 커플을 초청하여 팀 대항 게임을 하자고 하자. 이 게임에서 이기면 당신의 몸에서는 성욕을 높이는 테스토스테론이 49%, 그의 몸에서는 생식력을 높이는 테스토스테론이 20%나 치솟을 것이다![4] 단, 게임에서 지면 두 사람 모두 테스토스테론 수치가 현격히 떨어진다. 그러니 반드시 쉽게 이길 만한 커플을 초대하도록 하자.

돈 Money

테스토스테론은 재정에 대한 자신감을 높여서 소비를 조장하려고 이렇게 속삭인다. "무조건 사. 너라면 이렇게 살아도 괜찮아." 그렇다면 에스트로겐은? 이 호르몬 역시 돈을 써도 괜찮다고 설득한다. "이걸 사면 기분이 좋아질 거야. 죄책감 따위는 느끼지 않을걸." 나중에 엄청난 금액이 적힌 청구서가 날아와도 에스트로겐은 계속 낙천적이다. "괜찮아. 부업이 있잖아. 그걸로 다 잘 해결될 테니 걱정하지마."

다 좋다. 그런데 다들 알고 있지 않나? 에스트로겐이 부업을 찾아줄 수 없다는 사실. 하지만 쇼핑을 좋아하는 이 호르몬들의 달콤한 속삭임에 넘어가지 않을 여자가 있을까?

　이러니 자칫 방심하면 통장이 바닥나서 파산을 하게 될 가능성이 높다. 하지만 신의 배려인가? 다행스럽게도 지금은 신중한 좌뇌 시기로 접어들고 있는 때이므로 조금만 노력하면 바겐세일과 인터넷 공동구매의 유혹을 이겨내고 소비를 자제할 수 있을 것이다. 물론 에르메스HERMES 핸드백을 반값에 판매한다는 백화점 전단지를 보면 당장 뛰쳐나가겠지만.

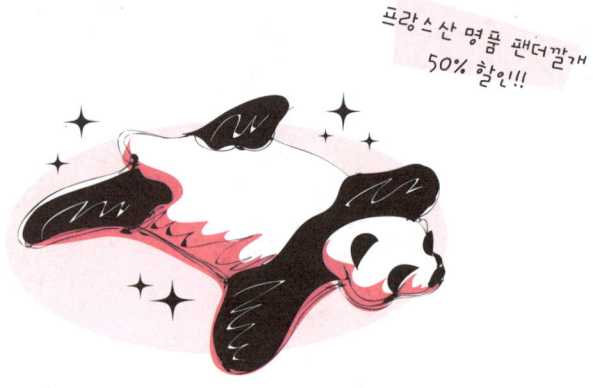

프랑스산 명품 팬더깔개
50% 할인!!

일 Career

이사회, 회의실, 정수기 옆, 화장실 어딜 가든 자기 의견을 주장하고, 하고 싶은 말은 다 재잘거려도 좋다. 하지만 새로운 프로젝트 제안, 승진이나 연봉인상 요구처럼 중요한 일은 자신감과 언어능력, 판단력, 기억력이 더욱 높아지는 내일로 미루자.

지금까지는 다른 사람이 프로젝트를 이끌도록 놔뒀을지 모르지만, 자신감을 공급하는 테스토스테론의 영향으로 이제는 내 방식대로 일해보고 싶어진다. 특히 다른 사람들이 좋은 결과를 이끌어내지 못했다면 더욱 그럴 것이다. 다행히 동료들이 호르몬의 작용에 대해 이해하고 있다면, 그래서 에스트로겐과 테스토스테론이 당신의 뇌를 얼마나 활발하게 하는지 알고 있다면 팀리더 자리는 따놓은 당상이다. 이 프로젝트의 결과에 따라 보너스 액수가 결정된다면 두말할 필요가 없다.

하지만 사정이 여의치 않으면 경쟁자에게 결투를 신청해야 할지도 모른다. 최소한 말싸움이라도. 에스트로겐 덕분에 언어능력이 한껏 높아졌으므로 절대 기죽지 말자!

기운 Energy

옆집에서 아이를 봐달라고 부탁한다고? 친구가 이사하는 데 도와달라고 한다고? 애인이 새 사업을 시작하면서 도움을 요청한다고? 손 하나 까닥할 기운도 없다고 말할 수 있으면 얼마나 좋을까? 하지만 달아오른 표정과 수다스러운 말, 백댄서처럼 기운 넘치는 활력을 보고 누가 그 말을 믿어줄까? 그냥 체념하자.

호르몬에 민감한 체질이라서 최근에 에스트로겐과 테스토스테론의 자극을 받아 기운이 너무 솟은 나머지 불안하고 가슴이 두근거렸다고? 오늘 그런 증상이 있을 수도 있겠지만, 앞으로는 서서히 줄어들 것이다.

먹을거리 Diet

색다른 것을 시도하기 좋아하는 테스토스테론이 증가하고 있기 때문에 새로운 맛에 도전하고 싶어질 것이다. 하지만 아직은 처음 보는 음식을 먹어볼 정도는 아니다. 그저 전에 즐겨 먹었던 것에 약간의 변화를 주는 것만으로 만족한다. 보통 때 먹던 치킨샐러드 대신 연어샐러드를 먹는다거나, 팬케이크 위에 항상 뿌리던 설탕 대신 메이플시럽을 얹거나, 토스트에 늘 바르던 마가린 대신 크림치즈를 바르는 정도.

또한 좌뇌 시기로 접어들고 있으므로 '허용된' 음식의 이로움을 기억하고 금지된 식품을 피할 수 있을 것이다. 다이어트를 결심했다면 음식에 들어 있는 지방이나 탄수화물 분량 그리고 칼로리까지도 계산해보자. 그러면 가족이 초콜릿쿠키 따위를 숨기지 않아도 될 것이다. 뭐라고? 이젠 그런 건 안 찾는다고?

건강 Health

에스트로겐이 증가하고 있어서 호르몬이 부족할 때 겪었던 고통은 흔적도 없이 사라진다. 그리고 다른 건강문제도 좋아진다.

* 천식, 관절염, 우울증, 간질 등을 앓고 있는 경우 에스트로겐이 증가한 덕분에 그 증세가 호전된다.[5]

* 유방 X선 사진을 찍어야 한다고? 그렇다면 5일에서 12일 사이에 스케줄을 잡자. 연구에 따르면, 폐경기 이전의 여자는 이 시기에 유방 X선 사진을 찍을 때 가장 효과적으로 암을 진단할 수 있다고 한다.[6]

Day 6

좌뇌로 전환

기분 Mood

오늘은 아주 중요한 날이다. 당신이 좋아하는 옷가게에서 반짝세일을 하는 날이냐고? 아니다. 여성용 구두 디자이너들이 양심고백을 하겠다는 날도 아니며, 파란색을 갈색으로 부르기로 한 날도 아니다. 그런 것들보다도 더 중요한 일이 일어나는 날이다.

오늘은 에스트로겐과 테스토스테론이 충분히 늘어나 창조적이고 직관적인 우뇌 시기에서 논리적이고 분석적인 좌뇌 시기로 바뀌는 날이다.[1] 이게 뭘 의미하는가 하면 앞으로 14일 동안에는 감성보다 이성이 앞서고, 낭만적 이상주의는 실용주의에 밀려나며, 직감과 본능은 도서관과 인터넷검색으로 대체되리라는 뜻이다. 오, 이렇게 중요한 날이었다니!

하지만 오해하지 말자. 합리적인 사람이 된다고 해서 고지식해지는 것은 절대로 아니니까. 솔직히 말해 오늘부터 10일까지는 다른 때보다 훨씬 대담해지는 게 사실이다. 가슴을 드러내고 개 그콘서트에 갈 정도는 아니지만(적어도 11일까지는 그런 일이 일어나지 않을 것이다) 클래식 스쿠터 베스파Vespa를 타고 사막을 달리는 험난한 오토바이 경기에 출전하거나, 무작정 국회의원 사무실로 쳐들어간다거나, 뮤직비디오에 출연할 백댄서 모집광고에 응모할지도 모른다. 물론 그 원흉은 에스트로겐과 테스토스테론이고.

낙관적인 태도, 자신감, 어떤 대화도 재미있게 이끌어갈 수 있는 순발력은 점점 더 강해지며, 13일까지 쭉 이어질 전망이다. 따라서 이 기간이야말로 파티, 동창회, 혹은 다른 모임에 참석하여 모든 이의 관심을 한 몸에 받을 수 있는 때다. 남자들은 그런 당신을 보며 혼자 오지 않은 것을 애석해할 것이고, 여자들은 질투의 화신이 될 것이다.

호르몬 피임법을 사용했다고? 그렇다면 지금쯤 호르몬이 효과를 나타낼 확률이 높다. 이제부터 에스트로겐과 테스토스테론이 어떤 작용을 하느냐는 어떤 피임법을 사용했는가에 따라 달라지니 잘 알아두도록 하자.

미니필mini-Pill이나 데포 프로베라Depo-Provera(3개월간 효과가 지속되는 주사제) 같은 프로게스테론 단일피임법을 사용했다면 에스트로겐과 테스토스테론은 천연 호르몬과 비슷하게 오르내린다.

　에스트로겐과 프로게스테론이 함유된 단상성monophasic 피임법을 사용했다면 남은 생리주기 동안 일정한 양의 에스트로겐과 프로게스테론이 배출된다. 이런 피임법에는 미니보라, 마이보라, 다이안느, 머시론, 오소 이브라 패치Ortho Evra patch(붙이는 피임기구), 누바링NuvaRing(한 달에 한 번 질 속에 삽입하면 3주간 효과가 지속되는 링 모양 피임기구), 루넬Lunelle(한 달에 한 번 주사를 맞으면 피임이 되는 주사제), 시스널, 혹은 데포프로베라 주사에 에스트로겐 보조제를 함께 사용하는 방법 등이 있다.

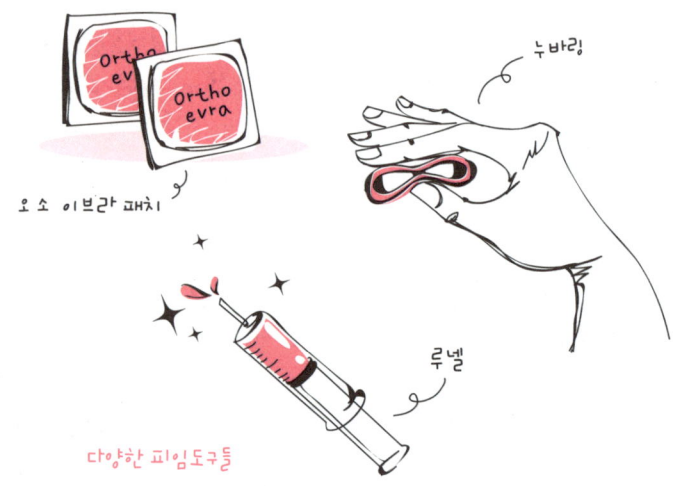

다양한 피임도구들

그러나 많은 여자들은 호르몬 피임법을 사용하더라도 호르몬의 주기적 변화를 느낀다고 한다. 이에 대한 과학자들의 분석은 다양하다. 다른 체내 호르몬과 화학물질이 여전히 생리주기 패턴을 따르기 때문이라는 의견도 있고, 호르몬 피임법을 사용해도 에스트로겐과 프로게스테론은 원래의 주기대로 분비된다는 의견도 있다. 하지만 분명한 것이 하나 있다. 호르몬 피임법을 사용하면 그러지 않았을 때보다 에스트로겐과 테스토스테론 수치가 훨씬 더 높게 유지된다는 사실이다. 그리고 두 호르몬의 최고치와 최저치 차이도 줄어드는 경향이 있다.

이상성biphasic 피임약(호르몬 농도가 다른 두 가지 알약 16+12=28정으로 구성되어 있다. 처방에 의해서만 복용할 수 있는 전문의약품-편집자 주)이나 삼상성triphasic 피임약(세 가지 알약으로 구성되어 있으며 일반의약품 트리퀼라가 이에 속함-편집자 주)을 복용한다면 에스트로겐이 일정하게 유지되지만, 프로게스테론은 생리주기 내내 증가한다. 따라서 에스트로겐과 테스토스테론은 피임법을 사용하지 않았을 때보다 높거나 낮아지지는 않지만, 프로게스테론 수치는 비슷한 곡선을 그리게 된다.

지적능력 Mind

희소식 — 오늘 당신의 뇌기능은 생리주기 중 가장 뛰어난 슈퍼우먼 단계로 진화한다. 더 좋은 소식 — 13일까지는 에스트로겐과 테스토스테론이 계속 증가하기 때문에 뇌기능도 계속 활성화된다는 사실! 언제까지나 이 여드레에 머물고 싶다고? 그렇다면 팬메일을 보내자. EstrogenandTestosteron@yourbody.com으로.

사고력

확실히 오늘은 집중력과 새로운 정보를 흡수하는 능력이 모두 뛰어난 날이다. 하지만 더욱 중요한 것은 오늘부터 10일까지 에스트로겐과 테스토스테론의 조합은 어떤 일에든 최상의 선택을 할 수 있도록 만들어준다는 사실이다.[2] 테스토스테론 덕분에 결정을 빨리 할 수 있고, 일단 선택을 하면 확신을 가지고 밀어붙인다.

한편 에스트로겐은 낙관적인 생각을 갖게 해준다. 그래서 옳다고 생각하면 위험도 감수하게 하는 효과가 있다. 다행히 지금은 논리적인 좌뇌 시기이기 때문에 선택할 수 있는 다양한 가능성을 분석하여 감정보다는 현실을 바탕으로 결정할 가능성이 높다.

그러니 최상의 선택을 하기에 더없이 좋은 이 기회를 놓치지 말자. 인생에 있어 중요한 선택을 이 시기가 아닌 다른 때 결정하는 것은 좀 위험하다. 예를 들면…… 그건 상상에 맡기련다.

11일~13일 : 높은 테스토스테론으로 인한 지나친 자신감 때문에 전후 사정을 잘 살피지도 않고 일을 벌여서 그 후유증으로 상당히 괴로울 수도 있다. 가령 툭하면 시동이 꺼지는 중고차를 구입했다거나, 경매사이트에서 표범무늬 옷과 전혀 어울리지 않는 얼룩말 무늬 스커트를 샀다거나.

14일~19일 : 에스트로겐과 테스토스테론 수치가 낮아지면서 자신감이 줄어들어 쉽게 결정을 내릴 수 없게 된다. 그래서 기회를 놓치는 경우도 많을 것이다. 예를 들어 합격할 자신이 없어서 괜찮은 조건의 직장에 이력서를 제출하지 않거나, 평생 오점으로 남을까 두려워 텔레비전 리얼리티쇼에 출연할 기회를 거절한다거나. 물론 그런 두려움에도 일리는 있다. 하지만…… 무슨 뜻인지는 알겠지?

20일~28일 : 감성적인 우뇌 시기이므로 논리나 현실보다는 감정을 토대로 결정할 확률이 높다. 고급 승용차를 마다하고 개조한 중고차를 선택하거나, 몇 년 동안 모아둔 돈을 현실적으로 유용한 곳에 쓰는 대신 고급 리조트 여행에 탕진해버리는 식이다.

1일~5일 : 에스트로겐과 테스토스테론이 증가하기는 하지만, 마음 놓고 정말 중요한 결정을 할 만큼 자신감이 높은 상태는 아니다. 그러므로 전셋집 계약이나 결혼식 들러리 수락처럼 급하게 결정해야 할 사항이 있다면 컨디션이 허락하는 한도 내에서 결정해야 할 것이다.

기억력

나도 모르는 사이 전화기를 냉장고에 넣어두었다고? 설마. 아이스크림 가게에 들렀는데 제일 좋아하는 맛이 뭐였는지 기억나질 않는다고? 그렇다면 당신의 취향 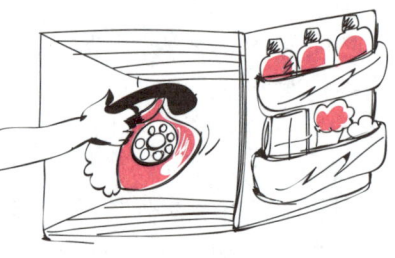 을 기억하고 있는 알바생이 출근할 때까지 기다릴 수밖에. 방금 인사한 꽃미남의 이름을 그새 까먹었다고? 바보 같긴. 이런 일들을 벌어지는 건 1일이다. 오늘은 기억력이 좋다. 에스트로겐이 계속 증가하는데 기억력이 감퇴할 리 없지. 계속 좋아진다.

언어능력

수다스럽다고? 당연하지. 말문이 막힌다고? 그럴 리가. 말이 유창해져서 "간장공장 공장장은 깐 콩 공장장이냐 된장공장 공장장은 안 깐 콩 공장장이냐" 정도는 가볍게 읊어댈 수 있다. 물론 한두 번은 틀릴 수도 있겠지. 하지만 "저 분은 백 법학박사이고 이 분은 박 법학박사이다" 정도는 너끈히 말할 수 있을 것이다. 에스트로겐, 그리고 그 덕분에 유창해진 말솜씨가 최고조에 이르는 13일에 다시 한 번 '간장공장 된장공장'에 도전해보자.

오늘 활발한 두뇌는?

🧠 **좌뇌** 드디어 때가 되었다. 실용성이 창조성을 밀쳐내고, 논리가 직관을 대신하며, 바깥세상을 살펴보는 것이 내면의 생각과 감정을 살펴보는 것보다 훨씬 더 재미있는 때가 왔다. 메모지와 파일이 사방에 너저분하게 널린 공간이 아니라 정돈이 잘 된 환경에서 일하고 싶은 때가 온 것이다. 따분하게 들린다고? 걱정하지 말자. 13일까지 에스트로겐과 테스토스테론이 점점 더 대담하고 즐겁게 만들어주니까.

사랑 Romance
커플이라면…….

사랑을 정의하는 은유적 표현에 과연 끝이 있을까? 심장을 꿰뚫는 화살. 새빨간 장미. 하와이만한 크기의 다이아몬드.

오늘 두 사람은 자동운항되는 비행기와 같다. 무슨 소리냐고? 흥분하지 말자. 서로를 위해 더 이상 노력하지 않는다는 뜻이 아니라 둘이서 좋은 시간을 보내느라 바빠서 다른 일에 관심을 가질 겨를이 없을 것이라는 말이다.

이런 상태는 13일까지 계속 이어질 가능성이 높다. 에스트로겐의 영향으로 그의 단점은 대수롭지 않게 보인다. 그리고 테스토스테론의 영향으로 그와 영원히 함께할 것이라는 낙관적인 생각을 하게 된다. 그 결과 이 두 호르몬의 합작으로 둘의 관계는 지금 한창 순항하고 있는 중이다.

싱글이라면……

오늘은 시선을 사로잡는 남자를 쫓아가보자. 테스토스테론 때문에 남자사냥에서 짜릿함을 느끼게 될 테니까. 사냥은 남자들 몫이라고? 선사시대의 동굴벽화를 곧이곧대로 믿을 필요는 없다. 여자도 사냥을 많이 한다. 바겐세일을 사냥하고, 마지막 남은 초콜릿 퍼지 브라우니를 사냥하고, 동물병원에 가기 싫어 도망가는 고양이를 잡아 끌고 간다. 당신도 사냥전문가다. 여자와 남자의 차이가 딱 하나 있긴 하다. 여자는 포획물을 박제하지 않는 대신 그 포획물과 결혼해서 힘든 일을 부려먹는다.

부부가 똑같다고?

같이 산 지 2년이 넘었다면, 남편의 테스토스테론 분비량은 아내를 따라간다.³ 거짓말이 아니다! 생리주기의 패턴을 따라 아내의 테스토스테론이 증가하면 남편의 테스토스테론도 증가하고, 아내가 감소하면 남편도 감소한다. 따라서 부부가 모두 테스토스테론이 감소하는 17일과 18일에는 잠자리에서 동시에 등을 돌리며 "오늘은 그냥 자자. 어? 찌찌뽕!" 하는 상황이 벌어지지 않을까? 아니면 말고.

섹스 Sex

테스토스테론은 당신이 섹스에 관심을 가지도록 온갖 짓을 다한다. 솜털을 뽑거나 치즈스틱을 주문하는 것처럼 섹스와 전혀 관련이 없는 일을 할 때도 음란한 생각이 들게 한다. 빨래방, 엘리베이터, 혹은 남자를 구석에 밀어붙일 수 있는 어디에서든 남자와 '우연히' 부딪히면 그 남자의 냄새와 단단한 가슴 근육의 느낌에 흥분하도록 만든다. 그가 당신을 살짝 스치기만 해도 모든 신경이 곤두서는 것은 물론이고.

일단 육체적 욕망에 굴복하면, 테스토스테론은 애무의 매 순간을 후회하지 않도록 보장한다. 또 유두와 클리토리스의 민감도를 높이고, 절정에 쉽게 이르게 하며, 지난 며칠보다 오르가슴을 훨씬 강렬하게 만들기 위해 노력한다. 어떻게 그럴 수 있을까? 테스토스테론이 오르가슴의 느낌을 온몸으로 발산하도록 만들기 때문이다. 그 결과 평범한 남자가 헐크로 바뀌는 것처럼, 전신에서 엄청난 오르가슴을 느낄 수 있다. 그래도 헐크보다는 예쁘다고 할까? 피부가 녹색으로 바뀌지도 않고.

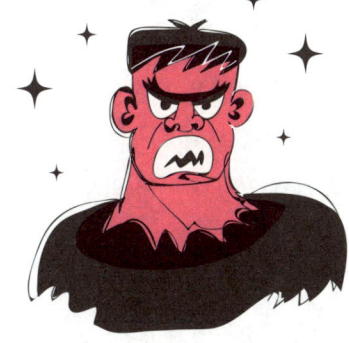

돈 Money

마구잡이로 돈을 쓰는 테스토스테론 때문에 연예인이 성형외과에 드나들 듯 뻔질나게 신용카드를 사용한다. 그렇다고 미친 듯 돈을 써대는 것은 아니다. 분석능력이 절정에 이른 좌뇌가 적당히 브레이크를 걸어주기 때문이다. 덕분에 머릿속에서 저절로 계산기가 핑핑 돌아간다. 또 카드영수증이 쌓일수록 지출액에 대한 걱정도 같이 쌓여간다. 그러니 어찌하면 좋을까? 쇼핑을 좋아하는 테스토스테론과 짠돌이 좌뇌를 모두 달래줄 수 있는 방법은 없을까? 대형할인점에서 최저보장 할인이나 1+1 코너를 찾는 수밖에.

일 Career

어릴 적에는 참 꿈도 야무졌다. 어른이 되면 비굴하게 부모님께 용돈을 올려달라고 조르거나 잘 돌볼 테니 제발 강아지를 사달라고 조를 일은 없을 거라 상상했겠지.

그런데 막상 어른이 되고 보니 특별히 더 좋을 것도 없다는 사실에 우울해진다. 어릴 적 상상했던 어른의 세계에는 눈에 불을 켜고 어떤 직원이 열심히 일하나 감시하는 상사는 없었다. 믿을 만하니 부서를 담당하라고 와락 떠맡기는 관리자도 없었고. 결국 어른이 된 현실에서도 어린 시절 갈고 닦았던 비굴함은 여전히 빛을 발하는 셈이다. 그러길래 모르는 게 약이라지.

다행히 오늘부터 10일까지는 상승한 에스트로겐과 테스토스테론 때문에 무슨 일이든 부탁해도 승인을 받아낼 가능성이 높다. 그건 이 두 호르몬이 선물하는 에너지, 낙천성, 자신감 덕분에 당신이 더할 나위 없이 적극적이기 때문이다. 게다가 언어능력과 판단력도 높아져 상사의 어떤 반응에도 대처하여 설득할 수 있을 것이다.

상사가 남자라고? 그렇다면 확률을 높이기 위해 남자의 호르몬 패턴을 이용하자. 어떻게? 오후 시간을 이용하는 것이다. 남자의 테스토스테론 수치가 낮아지는 늦은 오후에는 상사가 당신의 주장을 거부할 가능성이 낮다.[4] 반대로 오전에는 공격적인 성향의 테스토스테론 수치가 높아 거부당할 확률이 높아진다.

남자 상사에게서 허락을 받아낼 보다 확실한 방법을 원한다고? 그렇다면 에스트로겐과 테스토스테론이 조장하는 수다쟁이 기질을 자제하자.[5] 원래 남자는 긴 이야기를 좋아하지 않는다. 게다가 남자 상사라면 더욱 그럴 것이다. 공식적으로는 수다스러운 여자는 바보 같아 보이기 때문에 싫다고 말할지 모른다. 하지만 속내를 들여다보면, 잡다한 얘기를 들으면 혼란스럽고 핵심을 피해 돌려 말하는 것은 상황 개선에 전혀 도움이 되지 않는다고 생각해서 그럴 확률이 높다. 따라서 남자 상사에게는 간단히 말하고, 그가 얘기할 때 끼어들지 말자. 그리고 대답할 때에는 바로 핵심을 찌를 것.

에스트로겐과 테스토스테론의 영향으로 말이 빨라지고 목소리 톤이 높아지는 것[6]은 이해하지만, 남자 상사에게 말할 때에는 느리고 낮은 목소리로 말하자. 일반적인 상황에서는 아무래도 좋다. 하지만 직장에서 남자를 대할 때에는 대단히 중요한 일이다. 남자는 말이 빠르고 목소리 톤이 높은 사람은 경박하다고 생각하지만, 말이 느리고 목소리가 낮은 사람은 지적이며 권위적이라고 여기기 때문이다.[7] 증거가 있느냐고? 정치가나 의약품 광고에 나오는 연예인, 법정에 선 유명인사들을 보면 감이 오지 않는가? 다들 느리고 낮게 말하는 전략을 구사해 아무리 의심스러운 말도 그럴싸하게 풀어나간다.

목소리를 낮게 깔기가 어렵다고? 그렇다면 턱을 조금 당겨보자. 그러면 당당하고 똑똑하다는 이미지를 손상시키지 않고도 낮은 목소리를 낼 수 있을 것이다.[8]

연봉인상이나 승진요구를 할 용기가 나지 않는가? 그렇다면 날짜에 신경 쓸 필요가 있다. 오늘부터 10일까지가 딱 좋은 시기이다. 그러나 11일 이후에는 사정이 좀 달라진다. 에스트로겐과 테스토스테론 수치가 높아져 지나치게 흥분하고 말수가 늘어나 일을 그르치기 쉽다. 그리고 13일 이후에는 더욱 곤란해진다. 언어능력과 판단력이 떨어질 뿐 아니라, 무슨 배짱인지 월급을 쥐꼬리만큼 주는 회사와 능력도 없는 주제에 잔소리만 해대는 상사에 대한 솔직한 생각을 토로하고 싶어지는 것이다. 설마 그리고도 제안이 받아들여질 거라 생각하는 것은 아니겠지?

기운 Energy

전에는 커피라도 한잔 마셔야 정신을 차릴 수 있었는데 오늘은 그냥 기운이 철철 넘친다. 에스트로겐과 테스토스테론이 커피의 여신만큼이나 막강한 활력을 선사하는 날이기 때문이다. 따라서 카페인이 철분을 빼앗아가거나 생리전증후군을 악화시키지 않는 날인데도, 오늘은 묘하게도 카페인을 섭취하고 싶다는 생각조차 들지 않는다.

먹을거리 Diet

테스토스테론이 증가하면서 새로운 맛을 향한 시도가 과감하게 시작된다. 그래서 새로운 식당, 더 매콤한 음식, 이국적인 요리를 먹어보고 싶어진다. 그렇더라도 지나치게 낯선 음식은 사절. 11일까지는 네팔 특산물처럼 생전 들도 보도 못한 음식에 선뜻 손길이 가지 않는다. 지금은 일식이나 중식, 이탈리아 요리처럼 다소 일반적인 외국음식이 입에 당긴다.

다이어트중이라고? 좌뇌 시기에는 옆 자리 동료가 바로 코앞에서 기막히게 맛있는 아이스크림을 먹어도 '금기식품'에 대한 유혹을 뿌리칠 수 있다. 그러니 영양가는 없고 칼로리만 높은 음식은 자신감을 가지고 거부하라!

Day 7

그냥 즐겨라

기분 Mood

재미있게 놀고 싶다! 왜냐고? 파티를 좋아하는 에스트로겐 덕분이지. 재미있게 놀 수만 있다면 정말 뭐든지 할 수 있을 것만 같고, 밤새도록 광란의 파티라도 즐겼으면 좋겠다.

게다가 모험심 넘치는 테스토스테론이란 녀석이 약간의 위험 정도는 감수하라며 속삭거린다. 하지만 안전장치도 없는 번지점프대 위에 올라갈 수야 없지. 이성의 끈까지 놓아버리지는 않는다. 이를 테면 줄도 매지 않고 번지점프를 하는 게 아니라 먼저 뛰어내린 사람들이 다치지 않았는지 정도는 확인하는 것이다.

무엇을 하기로 결심하든, 마음껏 즐기자. 에스트로겐과 테스토스테론이 새로운 경험과 신나는 활동을 갈구하고 있으니 소원을 들어주자. 다시 고통이 시작되는 23일까지는 말이다.

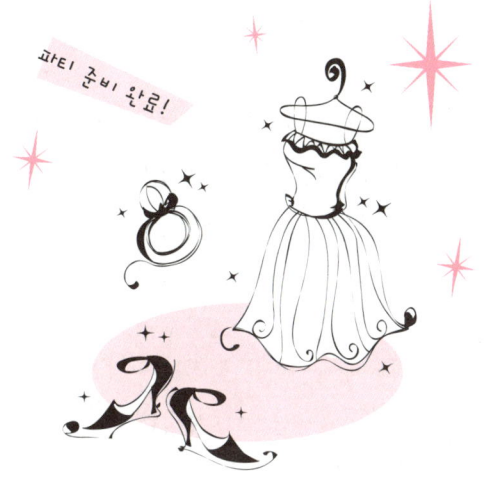

지적능력 Mind

에스트로겐과 테스토스테론이 증가하고 있기 때문에 두뇌활동이 활발해지고, 말이 많아지며, 한층 더 논리적으로 생각하게 된다. 아, 이 두 호르몬이 대출금도 갚아줄 수 있다면 얼마나 좋을까!

사고력

좋아지는 것이 한두 가지가 아니다. 집중력이 높아지고, 새로운 정보를 빨리 받아들이며, 현명한 결정을 내리고, 선택할 때도 확신에 넘친다. 이같은 상황에서 단 하나의 의문이라면…… '과연 내가 못할 일이 있을까?'라는 궁금증. 하지만 생각해보니 시간을 되돌릴 수는 없겠군.

기억력

지금은 기억력이 정말 좋아서 메모를 들여다보지 않고도 다섯 시간 동안 이어진 회의내용을 빠짐없이 이야기할 수 있을 뿐만 아니라 어린 시절 동창들 이름까지도 기억해낼 수 있다.

언어능력

오늘 당신은, 소개팅에서 어려움을 겪는 사람들의 이상형이다. 유창한 말솜씨, 적절하고 효과적인 단어 선택, 끊이지 않는 화젯거리로 분위기를 이끈다. 상대방은 그저 가만히 앉아 멋진 미소만 지으면 된다. 음, 그러면 좀 곤란한데. 웃지만 말고 계산도 해주셔야지.

오늘 활발한 두뇌는?

🧠 **좌뇌** 당신은 오늘 논리적이고 현실적이며 현명한 결정을 내린다. 게다가 재미있기까지! 세상에 대한 관심이 많아져 시간대별로 뉴스를 챙겨보고, 최신 연예가 소식을 훑으며, 흥미있는 소문을 찾아 아는 사람 모두에게 이메일을 보내느라 바쁘다.[1]

사랑 Romance
커플이라면……

연애 초기를 떠올려보자. 그는 당신을 데리고 춤, 스쿠버다이빙,

번지점프, 암벽등반을 즐겼다. 당신이 꿈꿔왔던 용감한 전사가 바로 자신이라는 사실을 증명할 만한 일이라면 물불 가리지 않던 남자였던 것이다. 그런데 지금은? 리모컨이나 찾아다니면서 일부러 숨겨놓은 게 아니냐고 잔소리만 늘어놓는다(잘났다. 그래, 일부러 숨겼다. 그렇게 15분 정도 거실을 샅샅이 뒤지는 일조차 하지 않으면 대관절 몸은 언제 움직이냐고!).

요점은, 흥분하기 좋아하는 에스트로겐과 테스토스테론의 영향으로 당신은 여전히 연애 초기의 재미난 활동을 원한다는 것이다. 특히 두 호르몬의 수치가 최고점에 이르는 오늘부터 13일까지는 더욱 그러하다.

당신은 자이로드롭 같은 화끈한 놀이기구를 타고 싶은데 애인이 무섭다며 꽁무니를 뺀다고? 그렇다면 테스토스테론이 제공하는 독립심[2]의 힘을 빌려 핸드백은 그에게 맡기고 혼자 타는 수밖에. 붉어진 애인의 얼굴을 허공에서 내려다보는 기분, 괜찮지 않을까?

싱글이라면.......

너무 심각하고 진지한 남자는 완전 비호감. 활달한 남자에게 매력을 느낀다. 재미를 추구하는 에스트로겐이 활발한 지금의 상황에서는 영원한 사랑을 맹세하며 다가서는 사람이 있다고 해도, 유치해서 닭살만 돋을 뿐이다.[3]

섹스 Sex

귀에 꽂히는 광고음악을 듣고 나서 자신도 모르게 온종일 흥얼거렸던 적이 있었나? 오늘은 섹스도 그와 비슷하다. 도무지 그 생각을 떨쳐낼 수가 없다. 이를 닦을 때에도, 일기예보를 보고 있어도, 운전중에 도로에서 치어 죽은 동물을 보고서도 섹스 생각뿐이다. 인터넷에 이런 사연을 올리면 당연히 악플이 줄줄이 이어지겠지?

그래. 이건 다 테스토스테론 탓이다. 테스토스테론은 섹스나 자위할 틈만 생기면, 좋아하는 텔레비전 프로그램 따위는 대수롭지 않다고 속삭인다. 테스토스테론으로 인해 빨리 흥분하고 유두와 클리토리스가 민감하게 반응하며 쉽게 절정에 이르기 때문이다. 그리고 일단 최고조에 다다르면, 오르가슴이 너무나 강렬해서 다시는 그런 기분을 느낄 수 없을 것만 같다(하지만 새빨간 거짓말이다. 테스토스테론이 15일까지 계속해서 오르가슴을 더욱더 강렬하게 만들어줄 테니까).

에스트로겐과 테스토스테론이 모험을 즐기는 수치까지 올랐기 때문에, 오늘부터 13일까지는 뭔가 새로운 시도의 충동을 느낄 것이다. 새로운 체위나 색다른 장소, 새로운 자위기구를 시험해보고 싶어질지도 모른다. 하지만 당신이 어떤 제안을 하든간에 애인에게는 관대해지자. 그는 평소처럼 사랑하는 여인에게 어떻게 오르가슴을 느끼게 해주어야 하나 고민하고 있을 테니까. 거기다 대고 검증받지 않은 방법을 시도해보자고 하면 움찔할지도 모른다. 심할 경우엔 주눅들지도.

돈 Money

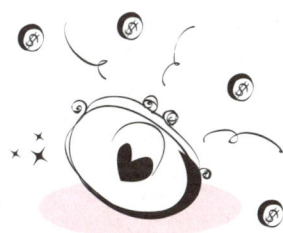

돈 쓰기를 좋아하는 에스트로겐과 테스토스테론이 문제다. 도대체 지금 눈앞에 있는 샌들을 사지 않으면 국내경제가 몰락하기라도 한단 말인가? 그런데도 정말 그렇게 느껴지도록 소비를 충동질하니 보통 문제가 아니다. 거기다 분석적인 좌뇌는 계속해서 '제발 헛돈 좀 쓰지마!', '저축이랑은 담 쌓았어?'라며 떠들어댄다. 어느 장단에 춤을 추라는 말인지. 어느 쪽 얘기를 들어야 하나?

이럴 때는 두 가지 자극을 모두 받아들여 최대한 돈을 절약할 수 있는 물건을 사는 게 최고다. 값싸되 품질 좋은 소프트웨어나 영수증 보관지갑처럼 자금관리에 도움이 될 만한 물건들을. 그러고 나면 돈에 대한 자신감이 낮아지는 14일에서 28일까지 '묻지마 아르바이트'를 하지 않아도 될 것이다. '묻지마 아르바이트'가 뭐냐고? 글쎄, 예를 들면 삼류 조폭 영화를 홍보하는 인터넷 알바 같은 것? 오싹하군.

일 Career

이미 말했듯이 오늘은 에스트로겐과 테스토스테론 덕분에 제대로 똑순이가 되는 날이다. 한번 되짚어볼까, 얼마나 똑똑해지는지? 낙천적 기분, 충만한 자신감, 솟구치는 기운과 함께 생각의 속도가 빨라지며, 어떤 상황에서도 반박에 대처하고 인정받을 만한 이유를 낱낱이 떠올릴 만큼 기억력도 좋아진다. 헉헉, 정말 많다.

그러니 어제 연봉인상이나 승진요청을 하지 않았다면 오늘 하자. 20일에서 5일까지 창조성이 높았던 시기에 생각해두었던 새로운 프로젝트나 기막힌 아이디어를 제안해도 좋다. 단 상사가 남자일 경우에 지켜야 할 중요한 규칙을 잊지 말도록! 상사의 테스토스테론이 감소해서, 즉 자신감이 낮아져서 당신의 요청을 허락할 확률이 높아지는 늦은 오후까지 기다려야 한다는 규칙을 꼭 지키자.

에스트로겐이 솟구치는 이 시기에는 세상이 더없이 즐겁게만 보인다. 일조차도 재미있다. 너무 오버했나? 물론 업무가 재미없을 수도 있다. 하지만 동료들과의 점심이나 회식을 계획하는 일에 관심이 많아지며, 생리 휴가를 없애겠다는 회사방침에 데모세력을 조직하고 싶어진다. 그만큼 매사에 의욕이 넘친다는 얘기다.

업무환경으로 말할 것 같으면, 웬일인지 책상을 깨끗이 치우고 오래된 파일과 서류를 정리하지 않으면 아무 일도 못할 것만 같은 기분이 든다. 사실 별로 놀라운 일은 아니다. 좌뇌가 미치는 영향 때문에 그런 거니까. 좌뇌는 우뇌와 성격이 사뭇 달라서 여기저기 쌓아둔 각종 파일더미 속이 아니라 말끔하게 정돈된 환경에서 일하고 싶어한다.

또한 좌뇌 시기에는 우뇌 시기와 달리 시간을 자주 확인하고 마감기한을 정확히 계산한다. 게다가 멀티플레이어인 우뇌를 사용할 때보다 오히려 한 번에 한 가지 일을 처리할 때 훨씬 일이 잘 풀린다. 업무방식을 바꾸는 것도 별로 어렵지 않다. 테스토스테론 덕분에 야한 동영상에 빠진 중학생보다 더 집중력이 높아질 테니까.

기운 Energy

에스트로겐과 테스토스테론이 에너지와 정력을 높인다. 따라서 아무리 바쁜 날에도 꼼꼼히 일을 처리하고, 퇴근 후에 밤새도록 노는 괴력을 발휘할 정도다. 물론 다음 날 아침도 정시 출근.

오늘 업무를 훨씬 빠르게 처리할 수 있을 것 같은 느낌이 든다고? 막연한 느낌이 아니다. 에스트로겐과 테스토스테론 덕분에 기운이 넘치고 지구력이 강해질 뿐 아니라, 머리 쓸 필요가 없는 일들을 재빨리 처리할 수 있기 때문이다. 말하거나 걷거나 타이핑하거나 '담배는 끊어도 포르노는 끊지 마시라니까요' 같은 광고 메일을 삭제하는 일 등등.

먹을거리 Diet

 모험심 많은 테스토스테론은 음식에도 그 끼를 유감없이 발휘한다. 자꾸 새로운 음식이 떠오르는 것도 순전히 그 때문이다. 그리고 에스트로겐으로 말할 것 같으면 섬세한 미식가가 따로 없다. 입맛을 더욱 민감하게 해주니까. 이 둘이 합작한 끝에 오늘은 오랫동안 먹어보지 않았던 음식이나 평소와는 다른 음식이 먹고 싶어진다.

 설탕이나 밀가루, 고기 등을 자제하고 있는 중이라고? 지금은 좌뇌 시기이므로 식단을 왜 짰는지 다른 때보다 더 쉽게 떠올릴 수 있다. 따라서 금지식품을 확실하게 멀리할 수 있을 테니 걱정은 접어두자.

스트레스를 주는 에스트로겐의 부작용

오늘부터 13일까지 에스트로겐은 쾌활한 기분과 낙천적인 생각만 선물하는 것이 아니라 스트레스에 대한 반응을 높이기도 한다.[4] 그래서 남자친구의 부모님을 만나거나, 회사에서 프레젠테이션을 하거나, 중요한 시험을 치르는 것처럼 평소에는 조금 긴장하는 정도의 일에도 가슴이 울렁거리고 식은땀이 날 정도의 스트레스를 받을 수 있다. 이럴 때에는 요가나 명상 혹은 간단한 심호흡으로 에스트로겐이 유발한 스트레스를 물리치자.

유방암 자가검진 경보

유방암 조기발견을 위해서는 가슴이 부풀어 오르거나 만져도 아프지 않은 날을 선택해서 자가검진해 보는 것이 좋다. 바로 오늘이 유방암 자가검진을 하기에 가장 좋은 날이다.[5]

Day 8

왕관 수여식

기분 Mood

한번 살펴보자. 오호, 엉덩이 라인이 예술인데? 뭘 그런 것 가지고. 당연하잖아. 누굴 만나든 자석처럼 끌어당긴다. 두말하면 잔소리지. 음, 또 뭐가 있을까? 굉장한 낙천주의, 급상승한 자신감, 모험정신. 자, 확인에 확인을 거듭하자고. 사랑은 어떨까? 사랑받고 있나? 불시점검이 필요하다. 오늘 에스트로겐과 테스토스테론이 요구하는 것이 하나 있다면 그건 약간이나마 인정받는 것이니까. 그런데 불행히도 생각만큼 남들이 인정해주는 것 같지 않다면? 뭐, 물론 그럴 수도 있다. 하지만 오늘은 당신이 황홀하리만큼 멋진 날이라는 사실을 잊지 말도록. 어떤 문제가 생긴 사람이 당신을 상담소처럼 의지하는 것도 무리는 아니다. 그러므로 테스토스테론에게서 자극받은 대담함을 적극 활용해서 친구와 가족, 동료, 애인에게 당신의 가치를 인정하고 그 완벽함을 제대로 대접해달라고 요구하자.

하지만 그렇다고 해도 주변 사람들의 사랑만으로는 2% 부족한 상태다. 무엇보다 당신 스스로가 자신이 지닌 매력에 감탄을 금치 못하는 중이니까. 그야 에스트로겐과 테스토스테론이 '나는 멋지다'라는 자신감을 불어넣어 주기 때문이지만, 어쨌든 당신은 똑똑하다. 만나면 그렇게 유쾌할 수가 없다. 모델처럼 늘씬하지 않은 게 무슨 상관이겠는가? 그런 것 없이도 매력이 넘쳐흘러서 이미 퀸으로 등극한 것을. 그러니 홀딱 빠진 남자한테 매력적으로 보이고 싶어 인생 낭비하는 여자들을 이해하지 못하는 것도 당연하다. 그보다 더 좋은 일이 널렸으니까.

좋은 일? 어떤 것? 모든 게 다! 에스트로겐과 테스토스테론이 자기충족감을 높이기 때문에 얻는 부수입이 하나 더 있는데 무엇일까? 싱글, 프리랜서, 고아보다 더 강한 독립심이 바로 그것이다. 그래서 가만히 앉아 친구나 애인이 광란의 밤을 마련해줄 때까지 기다리지 못한다. 혼자서도 얼마든지 자기가 좋아하는 일을 신나게 즐길 수 있는데 굳이 기다릴 필요가 있을까? 대학동창이 미술작품 전시회를 연다고? 참석해야지. 시내에서 공예 박람회를 개최한다고? 그럼 식탁과 의자, 십자수 한 자루를 안고 가야겠다. 10만 원 상금이 걸린 햄버거먹기 대회? 공짜햄버거 먹으러 당장 달려갈 테다. 당연하잖아!

에스트로겐 스트레스에 급브레이크를!

씻지 않고, 데오도란트를 쓰지 않은 애인의 겨드랑이 냄새를 맡자. 잘못 말한 것이 아니다. 씻지 않고! 데오도란트를 사용하지 않은! 겨드랑이! 남자가 풍기는 땀냄새는 여성이 느끼는 긴장감을 완화시키고 편안하게 한다는 사실이 밝혀졌다.[1] 정확한 이유는 알 수 없지만, 분명 그 냄새 때문은 아닐 것이다. 그렇다면 당장이라도 데오도란트가 시장에서 사라질 테니까.

지적능력 Mind

에스트로겐과 테스토스테론 덕분에 두뇌활동은 계속 쌩쌩 쾌조를 보이는 중이다. 고맙게도! 정말 이 두 호르몬은 베스킨라빈스 아이스크림으로 가득 찬 냉장고보다 더 좋다. 정말 좋다.

사고력

사고력도 지적능력만큼이나 근사하다. 13일까지 집중력과 학습능력, 그리고 의사결정력이 계속해서 높아진다. 따라서 이 시기에 새로운 사업을 시작하거나 불치병 치료를 위해 노력하면 더할 나위 없이 좋다.

기억력

남자친구에게 전화를 걸어 왜 100일 기념일을 잊어버렸느냐고 따지면 그는 어떤 반응을 보일까? 아마 어떻게 그런 사소한 일을 기억하나 싶어 의아해할 것이다(그런데 왜 그게 사소한 일이야! 기억력을 포맷이라도 한 거냐고!).

언어능력

불쌍한 설문조사원 씨. 왜 하필이면 오늘 당신에게 전화를 걸어 설문조사를 했을까. 두 시간도 넘게 어떤 회사 초콜릿이 왜 다른 회사 초콜릿보다 좋은지 설명하는 데다가 그 강력한 말솜씨라니. 아마 막판엔 뭘 물어보기 위해 전화했는지조차 잊어버릴 만큼 얼이 빠졌으리라.

오늘 활발한 두뇌는?

🎧 좌뇌 어떤 결정들이 자신에게 이익이 될지 계산하고, 주변 일에 대한 호기심이 많아지며, 집 안 대청소도 하고 싶어질 것이다. 어쩌면 조금 따분할 수도 있다. 하지만 무엇이 걱정이겠는가. 높은 에스트로겐이 신나는 파티에 뛰어들라고 유혹할 텐데.

사랑 Romance

커플이라면.........

높은 에스트로겐과 테스토스테론이 창조한 바 그대로 당신은 진정한 여신이다. 재기발랄하고 매력이 넘치는 여신님. 아름다움? 감히 그 누가 따를 수 있으랴. 그러니 노골적이진 않더라도 애

진정한 여신이여~ 왕관을 수여하노라~

인에게서 약간의 찬사를 기대할 법하다. 게다가 에스트로겐은 애인의 칭찬 정도에 개의치 않고 여전히 그에게 친밀감을 느끼도록 해서 닭살 돋는 커플행각을 펼치게 해준다. 이를 테면 어떤 걸 보고서 둘만이 아는 농담을 하며 킥킥댄다거나, 남들이 들으면 어이없을 만큼 유치찬란한 말을 애칭으로 사용한다거나 말이다. 하지만 남들의 비웃음 따윈 신경 쓰지 않는다. 둘만이 알고 나눌 수 있는 웃음과 말장난을 통해 서로 돈독한 애정과 안정감을 느끼니까.

싱글이라면.........

짝이 없는 것에 대해 불만을 늘어놓는 에스트로겐과 테스토스테론은 어서 남자를 찾으라고 부추긴다. 그리고 남자를 구해야 한다는 사실을 잊어버릴까 봐 남자에게 접근할 여러 가지 방법까지 가르쳐준다. 건장한 택배기사에게 은근슬쩍 전화번호를 흘린

다거나 전산부에 들어온 신입사원에게 한번 사귀어보자는 메일을 보낸다든가.

섹스 Sex

작은 사실에 귀를 기울여보자. 결혼했거나 결혼하지 않은 커플 모두 8일에 가장 많이 섹스를 한다고 한다.[2] 또 다른 작은 사실. 오르가슴에 이를 때까지 남자의 평균 지속시간은 약 2분 30초이지만, 여자는 평균 13분이다.[3] 실망스러운 얘기가 아닐 수 없다. 하지만 이건 전적으로 그의 잘못만은 아니다. 인간뿐 아니라 대부분의 포유류에게 있어 성관계는 순식간에 불타올랐다 꺼지는 성냥과도 같다. 가령 수컷 침팬지는 단 3초면 끝이다.

생리적인 이유가 있느냐고? 물론 있다. 그 얘기를 하자면 먼저 아득한 옛날, 동굴생활을 하던 원시시대로 거슬러 올라가야 한다. 험난했던 그 시절에는 약탈자가 공격해오기 전에 자기 종족의 번성과 유지를 위해 서둘러 2세를 가져야 했고, 그런 까닭에 섹스에 대한 다른 선택의 여지가 없었다.[4] 하지만 그건 태곳적 얘기고, 지금은 동굴을 공격하는 약탈자 대부분이 멸종했거나 털코트가 되었거나 동물원에서 관리받고 있는 처지이므로 애인은 입이 열 개라도 할 말이 없을 것이다.

더구나 연구결과에 따르면 남자는 사정할 것만 같은 시점에서도 아주 오랫동안, 사실은 몇 시간이나 사정을 참을 수 있다고 한다. 따라서 오르가슴을 느끼고 싶다면 테스토스테론으로 인한 자신감을 활용해 그에게 기다리라고 말하자. 만약 그가 참을 수 없다고 한다면 최소한 한 번 더 사정할 준비를 하라고 말해보는 게 어떨까? 당당하게 말하면 많은 보상이 뒤따를지니. 더욱이 오늘은 테스토스테론이 유두와 클리토리스의 민감도를 높이고, 온몸에서 미치도록 강렬한 오르가슴을 느끼게 하는 날이다. 아마 그 오르가슴을 한 번만 더 느낄 수 있다면 송곳니가 번뜩이는 호랑이에게 물려도 상관없다고 생각할걸?

돈 Money

은행에 대략 1천만 원 정도는 있는 것 같다. 하지만 실제 잔액은 단돈 57만 원. 도대체 이 차이는 뭐지? 지금 통장을 앞에 두고 테스토스테론과 에스트로겐은 철부지들처럼 뛰어다니는 중이다. 돈에 대한 자신감을 불어넣는 테스토스테론은 펑펑 쓸 돈이 충분하다는 기분을 대책 없이 선사하고, 에스트로겐은 장난이라도 치듯 소비를 부추긴다. 돈이 얼마나 들든 즐겁기만 하다면 상관없다는 식이다. 정말 둘 다 쓴 맛을 봐야 정신 차리려나.

결국 지금 당장 바닥나는 통장을 신경 쓰는 것은 좌뇌뿐이다. 좌뇌는 알뜰한 주부처럼 입출금 내역을 검토해서 혹여나 채무불이행자가 되기 전에 씀씀이를 줄이도록 한다.

일 Career

꿈꿔왔던 직장은 연봉도 높고 스트레스도 없는 데다 재미있기까지 하다. 그러나 현실은 냉정해서 지금의 직장은 연봉도 낮고 스트레스도 장난 아니다. 회식자리에서 동료들과 함께 상사의 뒷담화에 열을 올릴 때에만 즐겁다.

이런 현실과 이상의 괴리를 줄여본 적이 있나? 그걸 말이라고 해! 아니, 잠깐. 어쩌면 아닐 수도 있다. 하지만 오늘이라면 꿈의 직장에 좀 더 가까이 다가갈 수 있지 않을까? 일단 작업기술이 다양하지 않은가. 당당한 자신감, 유창한 말솜씨, 단기기억력, 인식능력…… 이런 것들을 이용해 새로운 제품이나 프로젝트를 제안한다면 꿈의 직장이 꿈으로만 끝나지 않을 수도 있다. 그런데 그걸 남자 상사에게 제안해야 한다고? 그렇다면 늦은 오후 시간을 선택해서 허가받을 확률을 높이자. 그때쯤이면 그의 공격적인 테스토스테론이 낮아져 수동적이고 온순해질 테니까.

또한 오늘 특별한 요구를 하지 않는다고 해도, 낙천적인 에스트로겐 덕에 박봉에 시달리는 직장생활도 훨씬 재미있게 느껴진다(너무 표현이 관대했나?). 음, 그럭저럭 괜찮게 느껴진다. 좋다, 최소한 서류함을 불태우고 상사의 사무실에 모기 천 마리를 풀어놓겠다고 협박할 정도는 아니다. 물론 당신이 천사표라서 그런 건 아니고, 높은 에스트로겐이 손길로 다독여줘서 그런 것이다. 업무 스트레스가 덜한 것 같고, 고객을 상대하기가 더 쉬워지며, 동료가 종일 당신을 괴롭히기 위해 고용된 사람이 아니라 진짜 친구처럼 느껴지는 까닭도 역시 그 때문이다.

또한 오늘은 정리정돈을 좋아하는 좌뇌 때문에 사무실을 깨끗하게 치우고, 한 번에 한 가지 일에만 집중하고 싶어질 것이다. 하지만 기한을 놓칠까 봐 크게 두려워할 필요는 없다. 에스트로겐과 테스토스테론이 타이핑이나 서류정리처럼 생각이 필요 없는 수많은 업무를 빨리 처리해줄 테니까.

기운 Energy

상사가 야근을 하라고 한다고? 얼마든지! 그런데 퇴근 후 나이트클럽에 가기로 했다고? 문제없지! 또 뭐? 그날 밤에 친구들이랑 야시장 쇼핑을 할 예정이라고? 겁낼 필요 없다. 오늘은 에스트로겐과 테스토스테론이 이 많은 일을 다 감당할 만큼 솟구치는 날이므로 열심히 즐기기만 하면 된다.

먹을거리 Diet

모험가 테스토스테론과 미식가 에스트로겐은 어제와 다름이 없다. 그래서 칠리소스 돈까스나 톡 쏘는 생굴, 엄청나게 매운 인도식 치킨카레 같은 음식이 먹고 싶어진다.

가끔씩 고기와 생선을 조금 먹는 것을 제외하면 거의 채식주의자라 할 수 있는데 아예 완전한 채식주의자가 되고 싶다고? 그렇다면 지금이 좌뇌 시기라는 사실에 기뻐하자. 좌뇌 시기에는 채식주의자가 되어야겠다고 결심한 이유를 쉽게 떠올릴 수 있으므로 건강에 해로운 음식에 대한 유혹을 쉽게 뿌리칠 수 있다.

day 8

Day 9

막강 파워

기분 Mood

자기 수양으로 단련된 정신적 지도자 토니 로빈스Tony Robbins(영화 〈내겐 너무 가벼운 그녀〉에 나오는 심리치료사. 실제로 미국에서 심리치료사로 활동중이다-옮긴이)는 그랜드캐니언만큼 커다란 기관총으로 무장한 거인이다. 한 번만 방아쇠를 당기면 온 도시를 초토화시킬 수 있다.

하지만 당신은 토니 로빈스의 '심리치료 프로그램'에서 힘을 얻을 필요가 없다. 에스트로겐과 테스토스테론이 대기업 총수가 된 것처럼 엄청난 힘을 북돋아줄 테니까. 때문에 무뚝뚝하기 짝이 없는 웨이터조차 허리를 숙일 만큼 당당한 태도를 취한다. 제아무리 높은 목표도 달성할 수 있을 것만 같다. 뿐만 아니라 감정, 자금, 연애, 직장, 텅 빈 지갑 등 인생의 모든 면을 통제할 수 있다. 과연 그 무엇이 당신을 막을 수 있으랴![1] 하지만 그걸로 끝이면 재미없겠지. 에스트로겐과 테스토스테론은 1일부터 당신에게 보냈던 좋은 감정을 더욱 고조시킨다. 그래서 영업사원이 당신에게 기막힌 지불조건을 제시할 만큼 자신감이 넘치고 모든 게 다 낙천적으로 보인다. 또한 누구와도 쉽게 사귈 수 있다.

day 9

에스트로겐 스트레스에 급브레이크를!

불안감을 없애주는 엔도르핀이 분비되고 스트레스를 높이는 긴장된 근육이 풀어지도록 거품목욕을 하자![2]

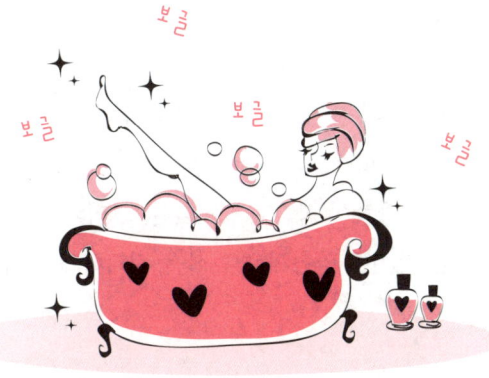

지적능력 Mind

에스트로겐과 테스토스테론이 증가하면서 두뇌활동은 더욱 활발해진다. 이런 두 호르몬이 어떻게 사랑스럽지 않을 수 있을까! 나중이야 어찌됐든 지금 당장은 그렇다는 얘기다.

사고력

집중력이 정확하고 강해지며, 정보를 흡수하는 속도는 어른들의 비밀을 엿듣는 꼬마보다 더 빠를 정도다. 무언가 결정을 내리는 일에도 망설임이 없다.

기억력

기억력이 더욱 좋아져서 피고가 확실한 알리바이를 주장하듯 정확하게 사람들 이름과 사실들을 떠올릴 수 있다.

언어능력

한 나라의 독재자가 폭정을 휘두르듯 마구 수다를 떨고 싶어진다. 하지만 조금 자제하자. 휴대폰을 너무 오래 들고 있으면 그날 밤에 손목 찜질을 해야 할지도 모르니까. 그러다가도 정작 의사를 찾아가면, 탁월한 말솜씨로 증상을 정확하게 설명하겠지만 말이다.

오늘 활발한 두뇌는?

🎧 **좌뇌** 인생을 바라보는 눈에 논리적인 렌즈를 낀 상태다. 하지만 그렇다고 해서 실용적인 결정만 내린다는 뜻은 아니니 오해하지 말자. 그저 그 선택을 능수능란하게 합리화시킬 뿐이다. 그러니까 잘 쓰지도 않는 녹즙기를 산 게 아니겠냐고.

사랑 Romance
커플이라면……

애인을 기다리나? 그렇다. 오로지 그를 위해 머리를 매만진다고? 어쩌면. 그에게 텔레비전 채널 선택권을 넘겨준다고? 절대 아니지! 최소한 17일이 될 때까지 그런 일은 결코 없다. 그때라면 에스트로겐과 테스토스테론 수치가 낮아져서 다시 한 번 기꺼이 그에게 둘 사이의 결정권을 넘겨줄지도. 어떤 프로그램을 볼지, 데이트 장소를 어디로 정할지, 기념일 선물로 무엇을 받을지 같은 결정권 말이다. 그 전까지는 높은 에스트로겐과 테스토스테론이 결정권을 쥐고 자신의 선택을 고집하게 한다.

싱글이라면…….

값비싼 턱시도가 눈길을 사로잡는다. 아파트 한 채 값과 맞먹는 스포츠카에 흐물흐물 녹는다. 그 막강한 재력에 온 국민이 웨딩플래너에게 전화하라며 부추기고 난리다. 여기에서 일정한 패턴을 눈치 챘겠지? 남자가 과시하는 권력이 클수록 더욱 섹시하게 느껴진다는 사실을. 자신이 너무 속물 같다는 생각이 드는가? 그건 에스트로겐과 테스토스테론이 사랑스러운 난자를 위해 최상의 정자제공자를 사냥하도록 만들기 때문이다.[3] 나름 이유가 있다는 소리다.

전에는 근육질 남자에게 끌렸을지도 모르겠다. 하지만 오늘은 머리가 좀 벗겨지더라도 페라리를 종류별로 갖고 있는 억만장자에게 마음이 끌린다.

섹스 Sex

고문보다 훨씬 강렬한 오르가슴이라니! 상상만해도 온몸의 살이 떨리며 주저앉고 싶어진다. 자, 주저앉았는가? 그렇다면 육감적 욕망 앞에 과감히 무릎 꿇어보자. 그리하면 테스토스테론이 판타지에 더욱 집중시키고, 가벼운 손길에도 유두와 클리토리스를 민감하게 하며, 막강한 오르가슴으로 보답해줄 것이다. '남들은 자유를 사랑한다지만 나는 복종을 좋아하여요.' 뭐, 틀린 말은 아니다. 오늘 같은 날이면!

돈 Money

낙천적인 에스트로겐 수치는 높고, 돈을 물 쓰듯 하는 테스토스테론은 자꾸자꾸 지르라며 부추기고…… 정말 지갑을 자물쇠로 단단히 채우기라도 해야 할 것 같다. 끌리는 물건도 엄청 비싼 것들뿐이다. 보석, 고급시계, 외제 세단 등등. 권력욕을 채워주기에 부족함이 없는 훌륭한 물건들이지만 그게 다 무슨 소용일까. 엄청난 유산을 물려받은 극소수의 행운아도 아니거늘.

하지만 어쨌든 기분만은 실제로 이런 호사를 누릴 수 있을 것처럼 느껴진다. 이건 낙천적인 에스트로겐이 높아진 수치를 자랑하며 부리는 마법인데, 불행히도 신용카드를 내미는 동안에만 반짝한다는 단점이 있다(치명적인 단점이지). 역시 어제와 마찬가지로 검소함을 기대할 부분은 좌뇌밖에 없단 말인가? 물론이다. 좌뇌는 집에 돌아오자마자 생활비를 의식하며 물품구입영수증과 통장잔액을 비교하고, 카드 사용한도 초과를 대비해 경보음을 세팅한다. 그러므로 환불할 경우를 대비해 영수증을 잘 보관해두도록.

일 Career

출근하자마자 뭔가 달라 보인다. 회사 정문을 지나갈 때에는 분명 출발선을 알아보았다. 확실히 인사부 근처 어딘가에서 어렴풋이 출발신호음이 들려왔다. 그리고 직장동료들 — 다들 운동화라도 신고 있나? 왜 이렇게 빠른 거지? 설마 그럴 리가. 발가락이 아픈 하이힐을 신고 있지 않은 것뿐이겠지…… 하지만 동료들이 종일 편안한 운동화를 신고 있는 것처럼 느껴질 수도 있다. 지금은 경쟁을 좋아하는 테스토스테론이 높아서 동료들과 경주하는 기분일 테니까.[4] 그렇다면 에스트로겐의 자극을 받아 1일부터 느꼈던 동료애는 어떻게 되었단 말인가? 아, 물론 여전히 느끼고 있다. 다만 지금은 어떤 영향을 따라야 할지 결정해야 된다는 뜻이다. 치열한 테스토스테론을 따를 것인가(여담이지만, 테스토스테론은 연봉인상과 승진, 그리고 사무용품 카탈로그에서 눈여겨보았던 편안한 가죽의자를 차지하는 데 도움을 줄 것이다), 아니면 나긋나긋하고 협동심을 강조하는 에스트로겐을 따를 것인가(에스트로겐은 확실히 사무실 분위기를 좋게 해주겠지만, 솔직히 빚을 갚는 데에는 아무런 도움이 안 된다).

휴. 어떻게 해야 할까? 동료들에게 모두 합심해서 다 같이 잘해보자고 말하고 싶을지도 모르겠다. 저런저런, 아니지. 회사 간부들이 당신의 퇴직금을 말아먹기 전에 목돈을 장만해서 빠져나오는 것이 당신의 임무다.

경쟁자인 동료를 이기지 못할까 봐 두렵다고? 걱정일랑 붙들어 매라. 에스트로겐과 테스토스테론이 언어능력, 기억력, 인식능력을 높이고 재능에 대한 자신감을 솟구치게 하기 때문에 엄청난 힘을 과시할 수 있을 테니까.

뿐만 아니라 상사에게 연봉인상과 승진을 요구하거나 좋은 기획안을 제안하기에 여전히 유리한 시기이기도 하다. 남자 상사라면, 그의 테스토스테론 수치가 떨어져 수월하게 허가를 받아낼 수 있는 늦은 오후까지 미루자. 에스트로겐과 테스토스테론이 북돋은 이 힘을, 오늘 활용할 것인지 아닌지를 결정하는 것은 순전히 자기 몫이라는 사실도 잊지 말고. 아자!

기운 Energy

대형마트에서 폭탄세일 상품을 향해 달려가는 아줌마처럼 힘이 솟구친다. 게임중독에 빠진 아이가 PC방을 향해 달려가는 것보다 더 빠르다. 한달음에 반짝세일하는 예쁜 신발을 거머쥔다. 대체 이 엄청난 힘은 어디서 생기는 것일까? 기운을 북돋아주는 에스트로겐과 테스토스테론에게 감사카드라도 한 장 보내자.

먹을거리 Diet

오늘의 메뉴는 모험가 테스토스테론을 흥분시키고, 점점 민감해지는 혀를 자극하는 색다른 요리, 산낙지와 복어튀김이 딱이다. 다이어트중이라고? 다행스러운 일이다. 논리적인 좌뇌 덕분에 룸메이트의 초콜릿을 넘보지 않아도 되니까. 정확하게 말하자면 넘보고 싶은 유혹을 쉽게 뿌리칠 수 있는 정도지만. 그래도 뭐…… 다이어트바diet bar 하나쯤은 먹어도 될 것 같은데?

Day 10

슈퍼스타!

기분 Mood

높은 에스트로겐과 테스토스테론 덕에 기분이 더욱 좋아지는 날! 가만, 며칠 전부터 들어온 소리 같은데? 우선 2일부터. 음. 매우 낙천적으로 바뀌었던 기억이 난다. 그래서 오늘은, 체중이 5kg이나 불었는데도 조금만 운동하면 뺄 수 있다는 생각이 드는 걸까? 3일부터는 자신감이 생겼던 것 같다. 오늘 어떤 결정을 내려도 확신이 서는 것은 다 그 때문이겠지. 외향적이었던 것은 4일부터였다. 덕분에 오늘은 누구를 만나도 다 친구가 될 수 있을 것만 같다.

 게다가 오늘은 훨씬 더 대담해지고 새로운 것을 시험해보고 싶은 충동을 느끼기 시작한다. 모험을 좋아하는 테스토스테론의 영향 때문인데, 그 수치가 최고조에 오르는 13일이 가까워질

수록 엉뚱한 짓을 일삼았던 고등학교 시절로 돌아가고 싶어진다. 한마디로 대담하고 엉뚱한 일을 저지르라고 부추긴다는 소리다. 아, 그래. 충동이라면 둔해지기 시작했을 수도 있겠다. 그러나 테스토스테론이 금세 또다시 대담한 면을 건드려서, 정신 차려보면 꽤나 엉뚱한 일을 저지르고 있을지도 모른다. 자기도 모르게 몇 년 동안 부은 적금을 모조리 주식에 투자하거나, 실내수영장에서 혼자 비키니를 입거나, 바자회에서 아끼던 명품을 팔고 있거나 등등.

에스트로겐 스트레스에 급브레이크를!

애인에게 마사지를 부탁하자. 그러면 불안감을 억제하는 엔도르핀 분비가 촉진되고 스트레스에 기여하는 코티솔을 감소시켜 편안해질 테니까![1]

에스트로겐의 숨겨진 위험

오늘부터 13일까지 높은 에스트로겐 때문에 담배와 코카인 등에 중독될 확률이 높다. 그러므로 중독에 빠질 위험이 줄어드는 14일까지는 참자.[2]

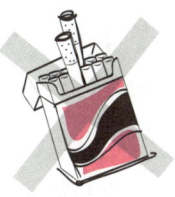

NO SMOKING!

지적능력 Mind

오늘도 에스트로겐과 테스토스테론은 상승가도를 이어간다. 무엇이 활발해지는지 더 이상 말하지 않아도 짐작하겠지? 언제 들어도 반가운 소식, 두뇌활동이 활발해진다.

사고력

친구와 동료들은 아직도 어리둥절한 상태다. '머리에 슈퍼칩을 이식한 것도 아니고, 두뇌를 초강력 컴퓨터 프로그램에 연결한 것도 아니잖아. 그런데 저 여자 왜 저렇게 집중을 잘하고, 판단도 척척 하고, 학습능력까지 좋은거야?'라는 생각이 들 법하다.

기억력

오렌지, 148cm, 목젖…… 기억력이 좋아져서 초등학교 5학년 때 풀었던 과학시험 문제 답까지 또렷하게 기억난다. 짝이 푼 답안지에서 어떤 답을 베껴 썼는지도.

언어능력

한번 생각해보자. 모 정치가가 오늘 당신만큼 유창한 말솜씨를 보여주었다면 어땠을까? 말을 더듬는다는 이유로 유명해지지는 못했을 것이다. 그 정치가의 더듬거리는 말이 굉장한 사회적 이슈였던 때도 있었다. 코미디언들이 앞다투어 흉내를 내곤 했었으니까. 하긴, 그런 사람들이 있으니까 화술학원도 밥 먹고 사는 것이겠지만.

오늘 활발한 두뇌는?

🎧 **좌뇌** 무엇인가를 결정할 일이 생긴다면, 사실에 근거한 연구나 현실적인 것에 의지하려고 하는 경향이 나타나게 된다. 솔직히 그 결과는 감정이나 미신에 혹해서 내린 결정만큼 흥미롭지는 않다. 하지만 그래도 더 이상 찻잎을 가지고 점을 친다거나 불편한 미니스커트에 집착하지 않는다. 또한 외부세계에 더욱 관심이 많아져서 다람쥐처럼 분주하다. 최신뉴스를 읽고, 연예가 소식에 귀 기울이며, 친구들한테 안부전화를 한다. 바쁘다, 바빠!

사랑 Romance

커플이라면.........

에스트로겐과 테스토스테론이 부리는 사랑의 마법이여. 애인이 더욱 살갑게 느껴지고 둘 사이의 삐걱거리던 문제도 대수롭지 않게 통과. 하지만 이 두 호르몬은 사랑의 마법에 곁들여 얄궂은 술수에도 능수능란한 면모를 보인다. 뭐 솔직히 얄궂다고까지 할 수는 없겠지. 자신이 대단히 섹시하고 자신감 넘치며, 다른 남자들과 무모한 불장난을 하지 않고도 우호적인 시간을 보낼 수 있을 듯한 기분이 드는 것뿐이니까.[3] 애인이 알게 되면 당연히 화를 내겠지만, 만나는 모든 남자들에게 다가가서 재잘댄다. 아, 모든 남자는 아니다. 하지만 살다 보면 노노하다가도 어느새 입을 헤벌리고 좋아라 할 때가 있는 법. 그런 경우에도 너무 깊이 빠져들기 전에 빼어난 말솜씨로 우아하게 물러날 수 있으니 그나마 다행이다.

싱글이라면........

오늘은 선물 공세를 해대는, 근육질의, 권력을 가진 남자에게 눈길이 간다. 직업 따위는 아무 상관없다. 직업 얘기를 하니까 실베스터 스텔론이 떠오른다고? 걱정도 팔자. 아무렴 호르몬이 나이든 액션스타와 만나게 하겠는가. 에스트로겐의 뛰어난 능력을 믿어보라. 장차 아이 아버지가 될 가능성이 있고, 아이가 배변교육을 끝마칠 때까지 값비싼 기저귀 값을 대줄 수 있는 능력 있는 남자에게 매력을 발산하도록 해줄 테니까.

섹스 Sex

에스트로겐과 테스토스테론으로 인해 꽤나 섹시하다는 자신감이 생긴다. 조금 통통한 편이라고? 그러면 뭐 어때. 마돈나도 약간 살이 붙긴 했어도 여전히 섹시하잖아? 머리염색이 엉망이라고? 무슨 상관이람. 지금 머리색도 충분히 얼굴을 돋보이게 해주는걸. 뽕브라 없는 외출은 상상도 못하겠다? 아, 천하의 나오미

캠벨도 여자가슴은 와인글라스 너비 정도가 제일 적당하다고 했다지 않나. 그만하면 괜찮다!

혹시 그걸 아는지? 애인도 당신을 섹시하다고 생각한다. 실제로 과학자들은 남성이 상대여성에게 느끼는 애정의 깊이와 그가 여성의 외모를 섹시하다고 느끼는 정도 사이에 직접적인 연관관계가 있음을 증명했다. 무슨 말이냐고? 애인이 당신에게 푹 빠져 있다면 출렁이는 허벅지와 뱃살은 보이지도 않고, 보톡스를 맞지 않아도 눈가의 주름이 깨끗하게 펴진다는 뜻이다. 하지만 반대로 애인이 당신을 깊이 사랑하지 않는다면 객관적으로 아무리 섹시하다 해도 쭈글쭈글한 노파처럼 보이게 되는 것이다.[4] 이건 무슨 현상일까? 글쎄, 이를테면 '맥주안경'의 사촌격인 '사랑안경'이라고 볼 수 있지 않을까. 그러니 슈퍼모델처럼 당당해지자.

일단 침대에 뛰어들면, 에스트로겐과 테스토스테론은 섹스와 자위를 놀이공원의 그 어떤 놀이기구보다 더 짜릿하게 만들어 준다. 에스트로겐은 한 번씩 몸을 비틀 때마다 계속해서 애액을 분비시켜 섹스를 더욱 편안하고 즐겁게 해준다. 테스토스테론은 빨리 흥분하게 만들고, 유두와 클리토리스를 민감하게 반응시키며, 롤러코스터보다 더 숨막힐 듯 짜릿한 오르가슴을 느끼게 한다. 뿐만 아니다. 이 두 호르몬은 전화벨소리나 주위의 온갖 소음에도 신경이 흐트러지지 않도록 집중력을 높여주기 때문에 커플들은 서로의 몸에, 혹은 고지를 향해 고장 난 롤러코스터가 솟구치듯 성적 판타지에 몰두할 수가 있다.

돈 Money

휴. 태어날 때부터 엄청난 재산의 상속녀라면 얼마나 좋을까. 아니, 최소한 계속 쇼핑을 할 수만 있어도 얼마나 좋을까. 소비를 부추기는 테스토스테론은 능력 밖의 물건을 사도록 자신감을 고조시킨다. 그리고 낙천적인 에스트로겐은 비싼 물건을 사게 되더라도 죄책감을 느낄 필요가 없다고 속삭인다. 게다가 높은 수치의 에스트로겐과 테스토스테론은 지난 며칠 동안 간신히 통장을 관리했던 논리적인 좌뇌보다 더 큰 세력을 뻗치기 시작한다. 그 결과 화약을 안고 불에 뛰어들 듯 신용카드를 쥐고 파산선고를 향해 달려간다.

오늘 가장 사고 싶은 물건은(두둥실~) 새 컴퓨터나 자동차, 옥션에서 팔고 있을지도 모를 작은 섬처럼 엄청나게 값비싼 것들이다. 또한 펜디Fendi 가방에 어울리고, 멋진 남자가 지나갈 때 꺼내서 사용할 만한 최첨단 작업장비라 할 수 있는 고급스러운 소품에도 자꾸만 눈이 간다.

일 Career

오늘 회사에서 중대한 일이 일어난다는 소문이 나돈다. 이런 말을 하면 또 엉뚱한 상상을 하려 들겠지? 물품담당 직원이 내 예쁜 클립을 촌스러운 금속클립으로 바꾸려는 게 아닐까? 회계부 임시직원이 명절에 돌리는 선물을 몇 개씩 빼돌렸다고 고백했나? 아니면 몹시 까다로운 고객이 회사 컬러링에 대해 욕했던 것에 대해 사과하는 글을 홈페이지에라도 올렸나? 어쩌고저쩌고.

상상은 그쯤하고 눈을 크게 떠라. 오늘이 무슨 날인가 하면, 바로 에스트로겐과 테스토스테론 그리고 좌뇌가 완벽하게 어우러져 그 누구보다 유창하고 설득력 있게 말할 수 있는 마지막 날이다. 좀 더 실감나게 얘기하자면, 즉 연봉인상이나 승진 혹은 기막힌 프로젝트 제안을 할 수 있는 마지막 날인 것이다.[5] 그럼 이제 어떡해야 할까? 일단 상사를 만나서 얘기해보자. 상사가 남자라면 오후 늦게까지 기다리도록. 그때라면 상사의 테스토스테론 수치가 떨어져 당신이 제시한 요구가 합당하다고 생각할 확률이 높아지니까.

그런데 꼭 오늘이어야 하나? 음, 그래야 하는 분명한 이유가 있다. 바로 과유불급過猶不及. 내일부터 13일 사이에 에스트로겐과 테스토스테론이 딱 그렇다. 이 두 호르몬이 지나치게 흥분하게 되면, 다른 사람이 봤을 때에는 굉장히 초조하고 불안하게 느껴진다. 그러니 그런 모습을 하고 상사와 얘기하면 요청을 거부당할 확률이 높아지는 게 당연할 수밖에. 누가 그런 사람을 고위급 인사로 발탁하고 싶겠는가. 14일부터 5일 사이 역시 에스트로겐과 테스토스테론 수치가 낮아지기 때문에 타이밍이 나쁜 건 마

day 10

찬가지다. 수치가 낮아진 탓에 거절의 뜻을 읽으면 즉각 반박할 수 있는 자신감이 줄어드니까.

그래, 어쩌면 상사에게 특별히 요구할 무언가가 없을 수도 있겠다. 그래도 높은 테스토스테론이 당신을 매우 유능한 사람으로 만들기 때문에 여전히 직장에서 열심히 일하는 모범사원이다. 아니면 최소한 회사에서 당신을 붙잡고자 더 높은 연봉을 제시할 만큼 유능한 수준은 된다.

기운 Energy

느꼈는지 모르겠지만, 1일부터 활력과 지구력은 꾸준히 늘어났으며 당신의 관심을 받고 싶어했다. 만약 그걸 느끼지 못했다면 지금까지는 준비운동 단계라서 그랬겠거니 하자. 그러나 오늘은 다르다. 동맥에 바로 박카스를 주사한 것처럼 기운이 샘솟는 듯하다(절대 따라하지 마세요). 더욱이 오늘부터 13일까지는 계속해서 기운과 활력이 높아질 예정이다. 따라서 좀 더 원기왕성한 날을 위해 미루어두었던 어떤 정력적인 활동이 있다면 — 가령 배낭에 먹거리를 잔뜩 싸서 등산을 간다거나, 새로 오픈한 백화점 곳곳을 샅샅이 구경한다거나 — 오늘은 미루지 말자. 더 이상 댈 핑곗거리도 없지 않은가.

먹을거리 Diet

테스토스테론의 자극을 받은 혀가 짐을 싸서 다이어트와는 먼 나라로 떠나려 한다. 동행할지 안 할지는 당신의 선택이다. 따라가기로 결정했다면 퓨전 레스토랑에 가고, 수산시장에서 고등어초밥을 맛보고, 미식가들이 드나드는 베이커리에서 벨기에 초콜릿무스에 푹 빠지게 될 것이다.

설탕을 끊기로 했다고? 야채만 먹기로 했다고? 어느 쪽이든, 분석적인 좌뇌 덕에 금기식품에서 고개를 돌리기 쉬울 것이다.

Day 11

입방아에 오르는 날

기분 Mood

오늘은 모험가 테스토스테론과 낙천가 에스트로겐이 '델마와 루이스' 수준으로 높아지는 날. 시시하고 따분한 예절은 손을 저어 물리치고, 용감무쌍한 열정에 기쁜 마음으로 따를 수 있다.[1] 물론 때로는 엉뚱한 누명을 뒤집어쓸 수도. 그래도 그건 당연한 일이라고 생각한다. 왜냐고? 가끔씩 바라던 바 그대로니까. 솔직히 평소에는 점잔을 뺐었다. 연예인을 만나도 아무렇지도 않은 척 시침 떼고, 새로 사귄 여자와 함께 있는 옛 애인과 마주쳤을 때도 얼굴색 하나 변하지 않았다. 솔직히 요요마 콘서트에서 속옷을 무대에 던지는 일 따위, 점잖은 숙녀라면 상상도 할 수 없는 일 아닌가?

하지만 베일에 싸인 여자가 되어 영화배우와 껴안고 있는 사진이 가십난에 대문짝만한 크기로 실린다면 얼마나 재미있을까? 혹은 여배우와 댄스클럽에서 싸우다가 파파라치에게 사진이라도 찍힌다면? 섹시가수의 드레스룸에서 〈카마수트라〉에 나올 법한 옷을 걸친 채 숨어 있다가 경비에게 발각된다면…… 상상만 해도 신나는 일들이다! 이런 누명이라면 백 번, 천 번이라도 뒤집어써 줄 수 있을 듯하다.

그런데 잠깐. 일정한 양의 에스트로겐을 배출하는 호르몬 피임약을 먹었다고? 그렇다면 조금 얘기가 달라진다. 천연 호르몬만큼 높은 에스트로겐이 나오지 않을 테니까. 즉 엉뚱한 짓을 저지를 확률도 낮아진다는 의미다. 그래도 에스트로겐은 에스트로겐인데, 설마 천연 호르몬이 분비되는 여자랑 영 딴판으로 얌전해지는 건 아니겠지. 물론 그렇다. 여전히 대담하고 신나는 시간을 보낼 수 있으리라.

또 모임이나 파티, 아무튼 온갖 놀거리라면 천연 호르몬이든 호르몬 피임약을 먹었든 대세는 '광란 그 자체'일 것이다. 에스트로겐과 테스토스테론이 계속해서 기운과 자신감을 불어넣는데, 평범하다면 그게 더 이상한 일 아닌가? 옆에서 친구가 낄낄거리며 이상한 각도로 사진을 찍어도 더욱 자신 있게 얼굴을 들이댈 수 있다. 이렇게 맑은 눈동자와 하얗고 가지런한 치아를 사진에 담고 싶은 친구의 심정을 충분히 헤아릴 수 있으니까 말이다.

자, 하지만 여기서 분명히 짚고 넘어가야 할 점이 있다. 그렇다고 해서 사람까지 해맑고 사랑스러워지는 건 아니라는 사실! 깨물어주고 싶을 만큼 사랑스러운 천사로 변신할 거라는 망상을 버려라. 경쟁을 좋아하는 테스토스테론 때문에 큰 상금이 걸린 퀴즈 프로그램에 참가라도 하게 된다면, 반칙을 해서라도 이기고 싶은 비열한 참가자로 돌변할 테니까. 천사는 무슨! 재미있는 게임인 줄 알았다, 완전 착각이었다며 눈물 펑펑 쏟고 있는 친구들한테 휴지나 건네주도록.

에스트로겐 스트레스에 급브레이크를!

연구에 따르면 불안감을 없애주는 엔도르핀 분비량을 높이는 데 운동이 가장 효과적이라고 한다. 아무 운동이나 해볼까? 뽀얗게 먼지 뒤집어쓰고 있던 자전거를 꺼내 페달을 밟아보거나 가까운 곳에 산책이라도 나가자.

지적능력 Mind

세상에는 사랑스러운 것이 많고 많지만, 그래도 계속 증가해서 두뇌활동을 더욱 활발하게 해주는 에스트로겐과 테스토스테론만큼 사랑스러운 것이 또 있을까?

사고력

딱 잘라 말하겠다. 결정해야 할 일이 있다면 오늘부터 13일까지 그 일을 처리해라. 이 기간이야말로 높은 에스트로겐과 테스토스테론 때문에 생리주기에서 가장 두뇌활동이 활발해지는 때다. 말해두지만, 고도의 집중력과 광속으로 새로운 정보를 흡수하는 능력은 항상 주어지는 초능력이 아니다.

기억력

지금 혹시 전자수첩을 옥션에 팔아볼까 하고 마우스를 돌리는 중이 아닌지? 제발 자제하기를. 지금이야 기억력이 너무 좋아서 비싸게 산 전자수첩이 애물단지로 여겨지겠지만, 23일이 되면 상황 대역전이다. 장담컨대, 애물단지는커녕 '지금까지 이 보물단지 없이 어떻게 살았나' 하고 한숨 내쉴 게 뻔하다.

언어능력

텔레비전 토크쇼 사회자로 나갔으면 스타가 되고도 남았을 텐데 아깝다. 당신은 매력적인 이야기꾼이다. 막힘 없이 말하고, 상황에 딱 맞는 낱말들을 쉽게 떠올리는.

오늘 활발한 두뇌는?

🧠 좌뇌 높은 에스트로겐 때문에 세상을 바라보는 시선이 막무

가내인 어린아이 수준으로 떨어진 것 같다. 그래서 자꾸 의문이 생긴다. '내가 정말 좀 더 논리적이고 현실적인 시선으로 세상을 바라보고 있는 걸까?' 하는.

사랑 Romance
커플이라면……

에스트로겐과 테스토스테론의 알다가도 모를 속내에 대해 얘기해보자. 분명히 이 두 호르몬은 둘의 관계를 돈독히 해주고, 애인을 더욱 사랑스럽게 느끼도록 하며, 그의 단점도 모두 용서하게 한다.

그런데 왜 다른 남자에게 눈길을 돌리는 것일까? 물론 그 이유는 당신도 알고 있다. 지고지순한 마음에 유혹의 입김을 불어넣는 두 호르몬이 문제라는 사실을. 구체적으로 어떻게 에스트로겐과 테스토스테론이 유혹의 입김을 불어넣느냐 하면, 우선 굉장히 매력적인 사람이라는 자신감을 주고 성욕을 상당히 높여준다. 또한 매파처럼 당신이 난자를 수정시키기에 적당한 남자를 고르게끔 한눈팔게 한다. 짐작건대 두 호르몬은 지금 사귀는 애인이 건강한지, 강한지, 매력적인 DNA 유전자를 제공할 수 있는지, 더 잘난 사람이 없는지 계속 확인해봐야 한다고 생각하는 듯하다. 하지만 두 호르몬을 나무라지는 말자. 이것이 그들의 본업이니까 말이다.

그 덕분에 애인이 옆에 있는데도 자꾸 눈을 힐끗하고 쳐다보게 된다고? 안심해라. 애인은 눈치 채지 못할 테니까. 남자는 고개를 완전히 돌려야만 지나가는 여자에게 추파를 던질 수 있지만, 여자의 시계視界는 훨씬 넓다.[2] 덕분에 아무 것도 모르는 애인에게서 눈을 떼지 않고도 근사한 남자를 일일이 확인할 수 있을 것이다. 하지만 침을 흘리면 들통날 수도 있으니 조심.

싱글이라면……

난자는 유전학적으로 가장 어울릴 듯한 남자에게 시선을 주라고 한다. 건강하고 강하며 안정적인 직장을 가진 남자에게. 혹은 최소한 그렇다고 말하는 남자에게.

섹스 Sex

속이 훤히 들여다보이는 빨간 레이스속옷. 마돈나가 입은 의상에서 영감을 받은 검정 비닐코르셋. 여배우들이 시상식장에서 입었던 섹시한 드레스. 에스트로겐과 테스토스테론의 자극을 받은 당신은 자신감이 높아져서 이런 옷을 입었을 때 스스로가 정말 섹시하고 생각한다. 어쩌면 너무나 과감하게 찢어져 있는 옷을 입고서 처음엔 웃음을 참기 힘들지도 모른다. 하지만 그 틈을 들여다보는 애인은

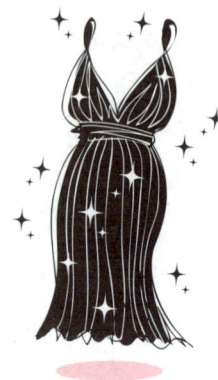

결코 우습다고 생각하지 않을 것이다.

이런 야한 옷이 불편하다고? 그건 높은 자신감으로 인해 애인 앞에서 홀딱 벗고 있는 편이 더 기분 좋기 때문이다. 애인으로서는 기쁘기 한량없는 일이고, 또한 그가 이 세상 남자의 76%와 비슷하다면 불을 켜놓고 싶어할 것이다.[3] 그건 애인의 취향이 별나서가 아니라 여자의 누드를 보는 것만으로도 발기가 되기 때문이다.[4] 좋다, 발기에 관해서라면 그에겐 다른 도움이 전혀 필요 없을지도 모른다. 그러니 그것을 전희前戲라고 생각하자 — 얼굴을 립스틱 범벅으로 만들지 않아도 되는.

당신의 엉덩이에 난 뾰루지나 출렁이는 뱃살을 애인이 볼까 봐 걱정된다고? 자신의 외모에 대해 불안해하는 모든 시간들은 낭비일 뿐이다. 맨몸을 드러냈을 때, 그에게는 엉덩이와 가슴 그리고 잘 다듬어진 터럭만 보일 테니까.[5] 흉터나 허물 따윈 안중에도 없다. 그런 건 눈에 보이지도 않는다. 사소한 것까지 꼼꼼하게 들여다보는 여자만이 짙은 화장으로 가린 주근깨까지 낱낱이 알아보는 법이다.[6] 게다가 그가 당신을 사랑하면 할수록, 당신은 그에게 결점 하나 없는 완벽함 그 자체로 보인다. 그러니 외모에 자신 없다면, 침대에 뛰어들기 직전에 둘 사이의 사랑을 불어넣기만 하면 된다. 애인에게 직접 만든 요리를 정성껏 대접하거나, 새로운 게임기를 선물하거나, 그저 얼마나 사랑하는지 얘기해주기만 해도 충분하다.

란제리냐 누드냐, 불을 켤 것이냐 끌 것이냐, 남자친구냐 자위기구냐의 갈등에서 벗어나기만 하면, 높은 에스트로겐과 테스토스테론은 오르가슴에 도달하기까지 걸리는 시간을 정말 소중하게 만들어주겠노라 장담한다. 설거지, 옷가지들 개기, 출근을 재촉하는 상사의 전화 등, 그 모든 일을 까맣게 잊을 수 있을 만큼 집중력이 높아진다. 에스트로겐은 입맞춤, 손길, 스침 하나하나마다 애액을 분비시킨다. 테스토스테론은 쉽게 오르가슴에 이르게 하고, 일단 오르가슴에 도달하면 찬미하는 시가 쓰고 싶어질 만큼 강렬한 느낌을 준다.

돈 Money

낭비 조심! 마음에 드는 건 무엇이든 당장 사고 싶어지고, 안 팔겠다고 하면 무슨 짓을 해서든 손에 넣고 싶어진다. 그건 테스토스테론이 신용카드 한도액이라는 게 존재하지 않는다는 듯 돈을 쓰라고 부추기기 때문이다. 그리고 에스트로겐은 바로 옆에서 당신은 언젠가 백만장자가 될 터이니 괜찮을 거라고 속삭인다.

6일부터 한도액 내에서 돈을 쓰라고 감시했던 분석적인 좌뇌는 어떻게 됐냐고? 한껏 탄력받아 돈 쓰기 좋아하는 두 호르몬과 가위바위보 게임에서 지고 말았다.

일 Career

높은 에스트로겐과 테스토스테론이 엄청난 자신감과 야망을 불어넣어 주었기 때문에, 호르몬이 낮은 시기에 회피했던 일을 찾아나서고 싶다는 유혹을 받는다. 예를 들면? 고위직에 공석이 생겼다고 가정해보자. 지금까지 간부역할이라고는 인턴사원에게 커피 타는 법을 얘기해주었던 게 전부라 해도, 잽싸게 지원하겠다고 말할 것이다. 상사가 IT 분야 담당자를 찾고 있다고? 컴퓨터 자판을 독수리타법으로 누르는 수준이지만 이미 그 엄청난 봉급을 어떻게 쓸지 궁리중일 것이다.

목표가 높든 낮든, 설득해야 할 사람이 남자일 경우에는 그의 테스토스테론 수치가 낮아져 요청을 거부할 확률이 적은 늦은 오후 시간을 기약하라. 또한 가능한 말을 아끼고 낮은 톤으로 천천히 말하자. 이 점만 주의하면 쉽게 통과될 것이다. 단, 수다스럽고 목소리 톤이 올라가며 말이 빨라지는 날은 승인받을 확률이 낮지만.

기운 Energy

쉬라고? 쉬라는 게 대체 무슨 소리지? 오늘은 휴식이라는 말이 기억조차 나지 않을 것이다. 하지만 안심해라. 에스트로겐과 테스토스테론이 권투선수 못지않은 기운을 샘솟게 하는 동안에는 끄덕없을 테니까. 그러니 너무 걱정하지 않아도 좋다.

먹을거리 Diet

애인이 파인애플케이크를 만들어주겠다며 부엌을 온통 난장판으로 만든다고? 그래도 기꺼이 맛있게 먹는다. 조카가 정체를 알 수 없는 빵을 팔고 있다고? 그래도 두 개쯤은 산다. 프랑스요리를 정복하겠다고 나선 초보요리사가 식사에 초대했다고? 한번 먹어보지, 뭐. 희한한 숯불구이 달팽이요리도 맛있게 먹는다. 최소한 용감한 테스토스테론의 도움으로 과감히 새로운 음식을 먹는 동안에는.

체중에 신경 쓰고 있다고? 생식 다이어트중이라고? 자동차 대신 대중교통수단으로 자연스레 살을 빼고 싶다고? 집에 혼자 있거나 일을 할 때에는 좌뇌 덕에 그 결심을 고수하기가 쉽다. 왜 그런 결심을 했는지 기억할 수 있을 테니까. 하지만 사람들을 만나거나 번화가에 갔을 때에는 얘기가 180도로 달라진다. 높은 에스트로겐과 테스토스테론의 흥분에 쉽게 휩싸여 마음껏 먹고 싶다는 충동을 거부하기가 힘들어진다. 최소한 한 입씩만이라도.

Day 12

재미와 모험을 원해!

기분 Mood

상승, 상승, 연이어 상승! 그리하여 오늘은 천하무적! 지난 11일 동안 에스트로겐과 테스토스테론이 펼친 활약은 실로 대단했다. 계속해서 사람들과 어울리고 싶다는 기분을 선사하고, 기분을 북돋아주며, 심지어 하이힐에 꽉 조인 발의 통증까지 무디게 해주었다. 그런데 그것으로도 부족해 오늘은 천하무적이라니 이제는 겁이 날 지경이다.

뭐 어떻길래? 우선 낙천적인 에스트로겐. 에스트로겐은 자신이 천하무적이라는 생각을 할 때, 그야말로 물불 가리지 않는다. 어떤 짓을 해도 응급실이나 영안실, 감옥, 〈세상에 이런 일이〉에 등장할 일은 없을 거라 굳게 믿는 것이다. 그렇다면 늘 모험에 불타오르던 테스토스테론은? 의외로 다소곳해져 있을지도? 그럴 리가! 오늘, 테스토스테론은 급기야 모험과 경쟁에 몰두하는 지경까지 이르렀다. 안 그래도 모험적인 테스토스테론이 경쟁구도에 접어들었다면 과연 어떤 모습일지. 과감히 모험에 뛰어들고 싶은 마음이야 지금까지 보여준 바와 같이 기본 중의 기본일 테고, 어쩌면 느닷없이 한밤중에 흉가체험을 하러 가거나, 귀에 여섯 개쯤 피어싱을 하고 싶을지도 모른다. 설마 이렇게까지 엉뚱하고 대담한(?) 짓을 하겠느냐고? 그게 다 테스토스테론이 자랑하는 모험심인데 어찌하겠는가.

day 12

생각할수록 정말 1일 때 모습과는 천양지차가 아닐 수 없다. 그때는 전화벨이 울리지 않기를, 텔레비전이 고장 나지 않기를 얼마나 소망했던가. 방 주변엔 과자와 초콜릿치즈케이크, 아이스크림 통, 리모컨이 널브러져 있었고, 폭신한 소파에 파묻혀 혹시나 애인이 진통제랑 도넛을 사다주지 않을까 하고 기대했었다. 그런데 그게 누구 얘기냐고? 글쎄, 오늘 쫙 빼 입고, 신나게 데이트를 즐기며, 뭔가 근사한 일이 일어나리라는 희망에 부푼 아가씨의 음침한 과거로 알고 있는데…… 글쎄.

뭐, 그건 그렇다 치고 여기서 하나 짚고 넘어가자. 오늘 분비된 호르몬이 천연 호르몬이거나 프로게스테론 성분의 피임약을 먹어서 그런 거라면, 그야말로 설상가상이다. 왜냐고? 두 호르몬의 수치가 다른 사람들이 위험하다고 생각하는 일에 더욱 과감히 뛰어드는 수준까지 치솟으니 하는 말 아니겠는가. 가령 스키

장에서 최상급자 코스에 도전하거나(그 실력에!), 위태로운 베란다 난간에서 무거운 솜이불을 탈탈 털거나, 위험한 계곡에서 급류타기를 한다든지 등등. 정상적인 사고를 가진 친구와 가족들이라면 분명 난리칠 게 뻔하다. 하지만 지금 그런 말들은 죄다 '어쩌고저쩌고'로만 들릴 뿐. 당신은 걱정 말라고 씩씩하게 대답할 것이다. 혹시 이렇게 생각하는 사람이 있을지도 모르겠다. 에스트로겐과 테스토스테론이 나쁜 영향만 주는 게 아닌가 하는. 그거야 생각하기 나름이겠지만, 그래도 이 두 호르몬이 없으면 블로그가 너무 심심하지 않을까?

그럼 두 번째 체크. 일정한 양의 에스트로겐을 배출하는 호르몬 피임약을 먹었다면 최소한 설상가상은 아니다. 에스트로겐 수치가 천연 호르몬처럼 높이 치솟지 않기 때문에 과도한 위험 앞에서는 몸을 사릴 테니까. 물론 그래도 오늘의 테마인 대범함을 아주 벗어날 수야 없겠지만, 최소한 재미를 위해 물불 가리지 않을 확률은 다소 줄어들 것이다.

지적능력 Mind

만약 일기를 쓰는 사람이라면, 6일부터 거듭 '난 역시 천재다. 천재 맞다니까!'라는 글을 써놓지 않았을까. 천재도 어디 보통 천재일까. 탁월한 말솜씨, 뛰어난 기억력, 높은 판단능력을 지닌 엄청난 천재로 묘사했으리라. 높은 에스트로겐과 테스토스테론이 계속해서 천재의 능력을 업그레이드 시켜준다는 것은 더 이상 새로운 뉴스가 아니다. 하지만 오늘 에스트로겐과 테스토스테론 수치는 더욱 특별하다. 일기장에 '난 역시 대천재였어!'라고 쓸 만한 능력을 부여해줄 테니까.

사고력

한물 간 배우에게 어느 날 그럴싸한 텔레비전 출연 제의가 들어왔다고 상상해보자. 당연히 재빨리 받아들이겠지? 오늘 당신의 집중력 속도가 딱 그렇다. 최근 들어 집중력이 높아졌고, 그 덕에 새로운 정보를 받아들여서 빨리 결정을 내릴 수 있었지만, 오늘은 더욱 특별하다.

기억력

며칠 동안 기억력이 좋아지다 못해 드디어 주위 사람들을 긴장시키는 수준에까지 이르렀다. 행동 하나하나를 빠짐없이 기억하는 당신 앞에서 긴장하지 않을 자, 그 누구일까?

언어능력

어쩐지 요즘 어려운 단어가 술술 흘러 나오는 기분이었다. 그럼 오늘은? 입에서 튀어나오는 밥알을 생각하면 된다. 갑자기 빠르게 입에서 튀어나오는 단어들.

오늘 활발한 두뇌는?

🧠 **좌뇌** 높은 에스트로겐 때문에 한껏 대담해지는 것은 분명하다. 그러나 대담해지는 것과 별개로 행동은 여전히 논리적인 좌뇌의 말에 따를 확률이 높다. 예를 들어 에스트로겐은 '파티를 아예 엉망진창으로 만들어버리는 거야. 멋지지?'라며 충동질하지만, 논리적인 좌뇌는 '좋은 사람들과 마음껏 술을 마실 수 있는 파티를 골라' 하고 조언하는 식이다. 남자문제에 있어서도 에스트로겐은 거리낌 없이 전화번호를 알려주라고 부추기는 반면, 논리적인 좌뇌는 '나중에 알고 보니 최악이면 어떡할래? 전화번호는 좀 그렇고 이메일 주소를 알려주는 편이 낫겠어' 라고 타이른다.

에스트로겐 스트레스에 급브레이크를!

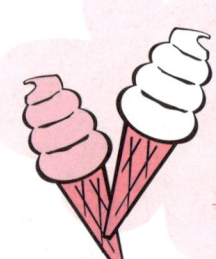

아이스크림, 쿠키, 케이크 혹은 입맛 당기는 친숙한 음식을 먹자. 이런 음식에 들어 있는 지방과 설탕이 스트레스를 유발하는 아드레날린 호르몬 분비를 막는다고 하니까!

사랑 Romance
커플이라면.......

애인을 사랑한다. (이 점엔 의심할 나위가 없다.) 둘의 관계는 친밀하다. 얘기도 잘 통한다. (좋아, 좋아.) 그리고 그의 단점은 너무나 사소해서 내가 원한다면 얼마든지 고칠 수 있다. (나를 너무 사랑하는 것조차 흠일 수 있잖아?)

그런데 세상엔 참 완벽한 남자가 많기도 하다. 그렇지 않고서야 이렇게 계속 눈에 들어올 리가 있겠는가? 그것이 문제다. 복사기를 고치러 온 기술자, 택배기사, 알맞게 그을린 탄탄한 근육질 팔로 무거운 물통 두 개를 너끈히 드는 생수배달원…… 솔직히 완벽한 조건이랄 수는 없지만 그래도 자꾸만 시선이 끌리는 걸 어찌하랴.

왜 사랑하는 사람이 있는데도 한눈을 팔게 되는 걸까? 그건 에스트로겐과 테스토스테론에게 죄를 물어야 할 부분이다. 이 두 호르몬은 사랑이 아름다운 것이라고 새겨주는 한편, 생리학적으로 볼 때는 사랑이란 감정

따위는 아무 의미 없다고 속삭이는 이중성을 지니고 있다. 최소한 이미 만난 상대보다 더 건강하고 튼튼한 정자제공자가 있는지 주위를 둘러보라고 부추기는 동안에는 확실히 그렇다. 그러니 뭐 어찌하겠는가. 애인에게 들키지 않도록 조심할 수밖에.

싱글이라면.......

방금 전에 읽은 내용을(커플이라면) 참고하면 싱글의 경우도 쉽게 알 수 있을 것이다. 오늘은 누가 가장 매력남일까? 그야 당연히 생식능력이 뛰어나고, 안정적인 직장에 다니며, 알맞게 그을린 탄탄한 근육질 팔로 무거운 물통 두 개를 너끈히 들어올릴 수 있을 것 같은 남자다.

섹스 Sex

바닥에 귀를 대보자. 우르르하는 소리가 들린다고? 그건 수천 명의 남자들이 당신을 향해 달려오는 소리다. 미끼는? 비싼 향수보다 더 남자를 흥분시키는 페로몬, 즉 당신이 몸에서 발산하는 화학물질이다. 아주 오래 전부터 배란일(14일)이 가까워질수록 여성들은 대부분 몸에서 더 많은 페로몬을 발산해왔다. 이 페로몬은 주변에 있는 남자들을 욕정에 빠지게 한다.[1]

물론 그게 바로 페로몬의 역할이다. 대자연이라는 어머니가 그렇게 예비했다. 만약 당신이 남자를 찾으라는 그 간청을 무시할 경우, 어머니는 당신 몸을 개피리(silent dog whistle; 사람 귀에는 들리지 않고 민감한 개의 귀에만 소리가 들리는 피리. 주로 훈련용으로 쓰임-편집자 주) 같은 것을 발산하여 남자를 끌어당기는 자석으로 바꿀 것이다. 이런 사실들을 미루어 보면 왜 남자들이 헐떡거리면서 문을 열어달라고 애걸하는지 알 수 있으리라.

애인과 사귄 지 몇 년 되었다고? 그렇다면 섹스에 대한 그의 관심이 한 달에 한 번씩 주기적으로 높아진다는 사실을 인지하고 있을 것이다. 그것은 그가 당신이 부리는 생리학적 마술에 이중으로 걸려들었기 때문이다. 즉 남성은 증가한 여성페로몬에 흥분하며, 그의 테스토스테론이 여성의 테스토스테론 수치와 일치하고 있는 상태이기 때문에, 여자의 수치가 최대치에 이를 때 그 역시 최대치에 이른다. 그래서 거의 주기적으로 발기하는 것이다.

오늘은 테스토스테론이 당신을 완벽하게 만족시켜주는 날이다. 에스트로겐과 테스토스테론은 여성이 자신의 몸과 성적 판타지에 집중할 수 있도록 도와준다. 에스트로겐은 계속해서 애액을 분비시키고 삽입을 편안하게 한다. 그리고 테스토스테론은 남성이 애인에게 해주었다고 말하고 싶은 것, 즉 **빠른 절정과 온몸의 강렬한 오르가슴**을 선사한다. 컴퓨터게임과는 비교도 할 수 없을 만큼 짜릿한 오르가슴을.

돈 Money

예금계좌를 풍족하게 하고 싶은가? 그렇다면 신용카드에서 손을 떼자. 통장에 국가의 1년 예산안보다 많은 돈이 있다고? (혹은 최소한 에스트로겐과 테스토스테론이 주는 자극 때문에 그렇다고 느끼나?) 그러면 다이아몬드팔찌나 고급 승용차, 심지어 경비행기처럼 화려한 사치품이 사고 싶어질지도 모른다.

일 Career

높은 테스토스테론은 야망을 품게 하고 순식간에 결정을 내리라며 충동질한다. 그래서 상사가 "고위직에 공석이 생겼으니 재능을 발휘하고 싶은 인재라면 지망해보도록. 단, 근무지가 남태평양에 있는 황량한 섬이다"라고 말했을 때 홀린 듯 주저 없이 지원할지도 모른다. 하지만 높은 테스토스테론에 떠밀려 선크림과 MP3를 들고 무인도 오두막에서 6개월 동안 작살로 물고기를 잡고 코코넛을 따기 전에 잠시 진정하자. 분석적인 좌뇌를 동원해 옳은 결정인지 확인하고 떠나더라도 늦지 않으니까.

혹은 오늘 상사에게 뭔가 제안을 하고 싶은가? 따분한 형광등을 산뜻한 백열등으로 바꾸자고 제안할 예정인가? 상사가 여자라면 곧장 가서 말해도 좋다. 여자 상사라면 높은 에스트로겐이 내뱉는 빠르고 높은 톤의 말을 이해할 테니까.

하지만 상사가 남자라면 '남자들처럼' 제안하는 것이 좋다. 표정을 자제하고, 상사가 말하는 중간에 끼어들지 않으며, 그가 하는 말에 수긍하듯 고개를 끄덕일 때마다 가끔씩 짧게 "흠"이라는 소리로 맞장구를 쳐주도록.[2] 사실 남자들은 대화를 나눌 때 거의 말이 없는 편이다. 그 점을 감안하면 정말로 대화가 이루어지는지 의아할 지경이지만, 누가 알겠는가? 혹시 그들끼리 남자가 얼마나 감정적으로 민감한지 들키지 않기 위해 술잔과 담배연기 속에 여자들이 모르는 암호라도 숨겨놓았을지.

day 12

적은 고통, 큰 소득

무릎을 찧었다고? 인식조차 못할 것이다. 머리를 찧었다고? 그게 뭐 대수람. 누구에게 꼬집혔다고? 아무 감각도 없을 것이다. 하지만 이게 다 꿈이 아니다. 그저 엔도르핀(통증을 없애는)을 많이 분비하는 높은 에스트로겐 덕분에 오늘부터 14일까지 전체 생리주기 중에서 통증을 가장 덜 느끼기 때문일 뿐.[3] 나아가 아플 만한 일을 하기에 더없이 완벽한 시기이기도 하다 — 스케일링을 하거나, 콜라겐 주사를 맞거나, 새 하이힐을 길들이는 일 같은.

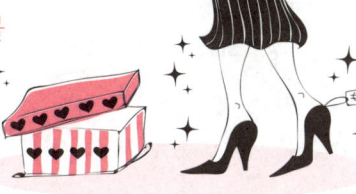

기운 Energy

그냥 음악을 틀어놓는 것은 싫다. 스피커란 스피커는 모두 때려 부수고 싶다. 좋아하는 록앤롤을 그냥 듣고만 있는 것은 싫다. 록앤롤 그 자체가 되고 싶을 뿐!!! 마구마구 기운을 주는 에스트로겐과 테스토스테론. 음반가게와 노래방 사업이 언제까지나 번창하기를!

먹을거리 Diet

새로운 식당. 새로운 요리법. 단골 가게에서 새로운 메뉴로 내놓은 스파게티. 여기엔 일관성이 있다. 높은 테스토스테론이 지금까지 한 번도 먹어보지 못한 음식을 맛보게 한다는 사실. 그리고 높은 에스트로겐은 계속해서 입맛을 예민하게 하면서 새로운 음식을 먹어보라고 부추긴다.

하지만 포화지방을 계산하고 있거나 다이어트중이라면 어떻게 해야 하나? 혹은 칼로리만 높고 영양가는 없는 식품들을 모조리 끊었다든가 하면. 다소 난감한 상황이 아닐 수 없으며, 솔직히 성공확률은 반반이다. 집에 혼자 있을 때나 업무중에는 금지식품을 거부해야 한다는 사실을 기억하기가 쉬운 편이

흑! 이 사랑스런 치즈케이크를 어찌 마다하리오~

다. 하지만 회식자리나 친구들과 식사를 할 경우에는 높은 에스트로겐과 테스토스테론이 부채질한 식욕 때문에, 수명이 짧아져도 괜찮으니 맛있는 새우튀김이나 치즈케이크를 양껏 먹고 싶어질 것이다.

day 12

Day 13

최강 호르몬

기분 Mood

아주 먼 옛날, 수백만 년 전에는 남자를 선택할 수 있는 폭이 적었다. 수염이 덥수룩하고 냄새를 풍기는 곤봉 든 사내들만 있었다. 불을 피울 줄 아는 냄새 나는 털북숭이 발명가. 밥을 차리는 냄새 나는 털북숭이 사냥꾼. 그리고 여자들에게 직접 만든 점토 항아리를 보여주며 그것이 동굴에 얼마나 화사하게 잘 어울리는지 알려주는 실내장식가. 세 번째 남자는 냄새도 거의 안 나고 털도 적었지만 그저 친구로 남기를 원했기 때문에 선택의 폭은 더욱 줄어들었다. 그래서 배란일이 다가오면, 여자는 곤혹스러웠다. 단지 종족보존을 위해 매력이라고는 찾아볼 수 없는 이 털북숭이들 가운데 한 명과 침대에 올라야 했기 때문이었다. 사실 그런 현상은 호르몬의 부드러운 압박 때문에 일어난 것이었지만,

어쨌든 여자가 느끼기에 그다지 달가운 일은 아니었다.

그리고 세월이 흘러 오늘날에는, 정기적으로 목욕을 하고 향수를 뿌리며 멋진 차를 가진 남자들이 있다. 확실히 지금은 남자와 동침하라는 호르몬의 압박이 필요한 시대가 아니다. 오로지 불쌍한 호르몬만이 아직도 그 사실을 모를 뿐이다.

그래서 에스트로겐과 테스토스테론은 옛날과 다름없이 1일부터 충실한 매파노릇을 했다. 어쩐지 즐겁고 매사 긍정적으로 느껴지는 데다 외향적인 기분까지 들더라니. 그렇다. 매파가 아무 콩고물 없이 중매를 설 리 없듯, 두 호르몬 역시 아무 바람 없이 그런 선물을 준 것은 아니다. 선물은 무슨? 남자를 차지하거나, 이미 사귀고 있다면 눈에 콩깍지를 씌워 임신 가능성이 높은

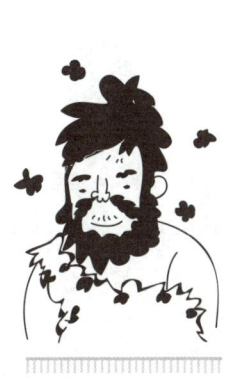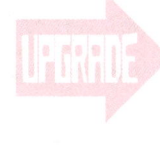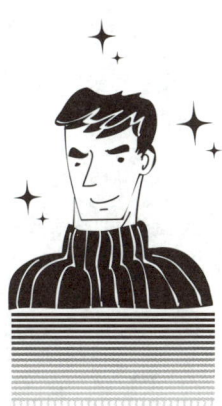

오늘까지 남자를 곁에 두게 하려는 교묘한 책략이었겠지. 물론 오늘이 임신하기 쉬운 배란일 전 날이라 해도, 호르몬 피임약을 복용한 경우라면 어쩔 수 없었겠지만.

또한 이러한 현상은 에스트로겐과 테스토스테론이 전체 생리 주기 중 절정에 이르렀을 때 나타나는 현상이기도 하다. 천연 호르몬이든 호르몬 피임약을 먹었든 간에 그것은, 즉 1일부터 점점 늘어났던 긍정적이고 즐거운 기분, 자신감, 외향성, 권력욕, 대담성 역시 지금 절정에 이르렀다는 뜻이다.

이쯤 되면 아이를 갖고 싶다고? 그렇다면 호르몬한테 자극받은 긍정적인 생각과 용기를 다른 일에 활용하자. 다른 직장을 알아보거나, 사업을 시작하거나, 여행을 떠나거나, 새로운 상품에 과감히 투자를 해보거나, 드라마 시나리오를 끼적거리거나, 파티셰 기초강좌에 참가해보자. 선택의 폭은 무궁무진하다. 지금은 더 이상 털북숭이 남자들에게 둘러싸인 시대가 아니니까!

지적능력 Mind

에스트로겐과 테스토스테론이 최고조에 이르면 당연히 두뇌활동도 절정에 달한다. 그래서 배란이 될 때까지 남자를 차지하는 데 적잖은 도움을 주기도 한다. 물론 다른 여러 가지 용도로도 활용할 수 있다.

생각

고도의 집중력 때문에 판 깨는 짓을 하지 않는다. 가령 건장한 남자를 침대로 이끄는 도중 느닷없이 폭탄세일에 한눈판다고 생각해보라. 아마 속으로 죽도록 후회하며 집중력을 간절히 원하지 않을까? 하지만 걱정 말라. 그냥 그렇다는 얘기일 뿐, 오늘 당신의 집중력은 제법 근사하다. 그럴듯한 사업기획안을 작성하거나 요리잡지 콘테스트에 참가할 새로운 레시피를 개발하는 데 활용할 수 있을 만큼!

다만 한 가지 흠이 있다면 엄청난 속도로 새로운 사실을 흡수하기 때문에 미래의 연인과 관련된 중요한 — 아주 나쁠 수도 있는 — 단서를 얻을 수도 있다는 점이다. 예를 들어 그가 발렌타인데이 선물은 자본주의 상술이 빚어낸 우스꽝스러운 사치품이라고 믿는다거나 일부다처제를 새로운 일부일처제로 생각한다든가 하는 정보들. 너무 비관적이었나? 그래, 좋은 쪽으로 생각하자.

이 능력은 분명 포토샵을 익히거나 십자수를 배우는 것처럼 새로운 정보를 빨리 흡수하는 일에도 쓰일 수 있을 것이다. 게다가 빼놓을 수 없는 것이 하나 더 — 엄청나게 빨리 결정을 내리는 능력이 있다. 총각들이 득실거리는 모임에 참석하자마자 원하는 상대를 재깍 고를 수 있는 것도 다 그 덕분이다. 한편으로는 그 집중력을 다른 곳에 이용하여 이력서에 넣을 사진이나, 거실 도배지의 색깔을 빨리 결정할 수도 있겠다.

기억력

모임에서 어떤 남자가 제일 괜찮은 후보였는지 기억할 수 있는 것도, 따지고 보면 엄청난 기억력 덕분 아니겠는가. 그렇다면 이 능력도 다른 곳에 활용할 방법이 없을까? 파이π 공식을 기억해내거나 근사한 구두가 어느 가게에 있었는지 떠올릴 때 쓰면 딱이다.

언어능력

기막힌 말발 덕분에, 아무리 눈치 없는 남자에게도 관심이 있다는 확실한 신호를 보낼 수 있다. 그러면 남자는 그 거부할 수 없는 신호를 포착할 테고! 만약 이런 쪽에 관심이 없다면 사업투자자를 설득하거나 원맨쇼를 할 때 활용할 수도 있겠다.

오늘 활발한 두뇌는?

🎧 **좌뇌** 오늘은 논리적이고 실용적인 좌뇌가 카리스마를 발휘하는 마지막 날. 내일부터는 에스트로겐과 테스토스테론이 감소하고, 대신 프로게스테론이 증가하면서 서서히 우뇌 단계로 이행하기 시작해 20일이면 모든 이동이 끝날 예정이다. 그때까지는 직관보다 논리에 의존하므로 어떤 결정을 내려야 한다면 ― 이율이 높은 은행을 고르거나 새로 산 옷에 잘 어울리는 아이섀도 색을 결정하는 등 ―, 오늘 그 결정을 내리는 것이 좋다.

사랑 Romance

커플이라면.......

그는 여전히 멋진 남자다. 똑똑하고 다정한 데다 단단한 엉덩이까지! 아무리 생각해도 홀딱 빠졌다는 말밖에 할 수 없을 것 같다. 그런데 왜 다른 남자에게도 매력을 느끼는 걸까?[1] 알 수 없는 그 마음을 애인에게 들킬세라 한숨만 내쉴 뿐이다. 그러나 탄식할 필요는 없다. 알파부터 오메가, 원인부터 답까지 모든 열쇠는 에스트로겐과 테스토스테론이 쥐고 있으니까. 그렇다면 선택도 두 호르몬이 해줄까? 물론 그렇다. 아주 정확하게 결정해줄 테니 그가 누군지 알고 싶다면 '싱글이라면'을 보라.

싱글이라면.......

지금 에스트로겐과 테스토스테론은 섹스를 하라고 침을 튀겨가며 설득중이다. 하지만 무턱대고 설득하는 것이 아니라 상대를 신중히 고르기 때문에 꿈에 부푼 남자들로서는 다소 실망스러운 일이 아닐 수 없다. 하지만 그래도 아무하고나 침대에 뛰어들 수야 있나! 13일부터 15일까지 에스트로겐과 테스토스테론이 까다롭게 고르는 남자의 기준은 다음과 같다. 여성스러운 남자, 깃털베개보다 턱선이 부드러운 남자. 수염이 없는 남자는 일단 아웃, 근육과 짧은 수염에 뚜렷한 턱선을 가진 남자라면 오케이.[2] 일부 과학자들은 이러한 현상[3]을 원시시대의 유물이라고 생각하

day 13

는데, 매우 설득력 있는 얘기다. 잠시 원시시대로 거슬러 올라가 동굴에서 생활하던 시절을 떠올려보자. 배란기가 되어 아이를 가지려고 할 때, 가장 먼저 고려해야 할 점은 무엇이었을까? 튼튼한 아이를 위한 건강하고 강한 정자. 그러니 남자다운 남자를 원할 수밖에. 하지만 배란기가 지나 양육을 할 시기에 접어들면 자신을 도와줄 좀 더 다정다감하고 부드러운 남자가 필요했을 것이다.[4] 당연한 사실 아닌가!

다시 현재로 돌아와 과거의 사실을 기억하면서 오늘 선택한 남자를 점검해보자. 강한 정력의 소유자인 그는 낮은 목소리를 갖고 있나? 그렇다면 더더욱 매력적으로 느껴질 수밖에. 목소리가 낮다는 것은 테스토스테론 수치가 높다는 뜻이고, 그건 착상할 수 있는 가능성이 높다는 뜻으로 해석할 수 있기 때문이다.[5]

당신에게 말을 건넬 때 그의 목소리가 더 낮아지는가? 그렇다면 그는 당신을 녹여버릴 낮은 목소리의 섹시가이일 뿐 아니라, 그가 당신에게 빠졌다는 확실한 신호다. 그렇다면 거기에 어울리는 대응을 해줘야겠지. 낮은 목소리에 어울리는 높은 목소리로 당신도 그에게 빠졌다는 신호를 보내자. 깊이 빠졌다면 더욱 높은 목소리로![6]

그의 울퉁불퉁한 근육과 뚜렷한 턱선, 매력적인 낮은 목소리. 이만하면 침실로 데려가겠노라 허락했을까? 아직은 아니다. 냄새 테스트가 남아 있다. 이번엔 그의 냄새를 맡아보자. 약 3초 후에 스파크가 일어나는지 아닌지 알게 될 것이다. 그가 최고급 향수를 뿌리고 있는지 싸구려 향수를 쓰는지 알아보는 게 아니다. 그가 내뿜는 페로몬 냄새로 그의 면역체계 상태를 파악하기 위해서이다.[7] 그의 면역체계가 당신보다 약하다면 아무 소용이 없다. 하지만 코를 통해 그의 면역체계가 최소한 당신보다 강하다는 사실을 알게 되면, 그에게 완전히 빠질 것이다.[8] 생물학적 증거가 있냐고? 상호보완적인 면역체계는 더 건강한 아이를 보장한다.[9] 섹시하거나 낭만적인 이유는 분명 아니다. 하지만 온몸이 성감대로 바뀌고 음부에 불이 붙는 듯한데 뭐가 문제란 말인가?

좋다, 그가 남자다워 보인다. 낮은 목소리를 갖고 있다. 건강한 냄새가 난다. 이제는 침대에 오를 수 있는 녹색등이 켜졌나? 아직도 아니다. 매력이 깎일 한 가지가 아직 남아 있다. 형편없는 아버지가 될 가능성이 있다면 그거야말로 큰일 아닌가.[10] 직장이 없다고? 지난 번에 헤어진 여자친구와 바람을 피웠다고? 애완동물을 기르기만 하면 죄다 잃어버렸노라 고백했다고? 그렇다면 아무리 매력적이라고 해도 무슨 소용이겠는가! 비록 그의 아이를 가질 생각이 없다고 해도 끝이다. 왜냐고? 그냥 당신의 생물학적 특성을 탓해라. 오늘 밤 만난 남자와 언젠가 아이를 갖겠다고 결심할 경우를 대비하기 위해서니까.

이제 그가 모든 시험을 통과했다. 그렇다면 당신의 호르몬은 그에게 손을 내민다. 그 호르몬의 유혹에 따를 것인가? 그건 상황에 따라 다르다. 섹스가 끝난 후 감정적 후유증에 시달리지 않는 타입이라면, 꼭 건장한 남자의 손을 잡도록.

하지만 옥시토신 때문에 섹스를 나눈 남자에게 바로 유대감을 느끼는 타입이라면,[11] 침대에 뛰어들기 전에 '이 남자가 내가 결혼을 꿈꿔왔던 사람인가?' 하고 자문해보기를. '그렇다'가 아니라면 2일에 적어두었던 원하는 남편의 조건목록을 꺼내보자. 그렇지 않으면 옥시토신이 '미스터 근육질'에게 느낀 오늘의 이 일시적인 매력을 영원하고 진정한 사랑으로 착각하게 만들 수도 있으니까. 그래서 깜짝결혼을 했다가, 콩깍지가 사라지는 16일에 이혼서류를 접수할 수도 있다.

적은 고통, 많은 소득

오늘은 통증에 가장 둔감한 날. 이틀 동안 기른 애인의 턱수염이 따갑게 느껴지지 않는 것도 그 때문이다. 하지만 거기에서 만족하지 말고 다리 털이라도 밀어보자. 어쩐지 시시하다고? 평소엔 한 올씩 뽑을 때마다 귀청 떨어지도록 소리를 질러댔으면서 딴청은……

섹스 Sex

누군가를 사귀고 있다면 애인을 밖으로 쫓아내자. 그가 리모컨에 손을 뻗다가 우연히 이 책의 다음 부분을 읽기라도 하면 큰일이니까. 준비 됐나? 자, 이야기를 시작하겠다. 먼저 컨디션을 묻고 싶다. 어떠한가? 혹시 바람을 피우고 싶다는 유혹에 시달리고 있지 않나? 그렇다면 다시 한 번 애인이 밖에 있는지를 확인하고 나서 이어질 말을 들어라.

사실 오늘 당신이 유혹에 시달리는 것은 결코 엉뚱한 일이 아니다. 왜냐하면 오늘은 애인이 아닌 다른 남자와 섹스할 확률이 높은 날이기 때문이다.[12] 정숙한 여자라면 아찔하겠지만, 이 모든 현상이 오늘부터 15일까지 최고치에 이른 에스트로겐과 테스토스테론 때문인 것을 어쩌겠는가. 그래서, 이 두 호르몬에게 모든 원망을 돌리겠다고? 잠깐, 애인이 사랑스럽고 그의 행동 하나하나가 완벽하게 느껴지는 게 다 누구 덕분인데? 안 됐지만 애인이 사랑스러운 것과 다른 남자에게 매력을 느끼는 것은 두 호르몬이 지닌 양면성이다.

그렇다면 왜 이런 양면성이 존재하는 것일까? 왜 만족스러운 애인을 옆에 두고도 참을 수 없는 불온한 욕망이 스멀스멀 기어나오는 것일까? 일부 진화론적 심리학자들은 미혼여성들이 유전자 풀gene pool(어떤 생물집단 속에 포함되는 유전정보의 총량–편집자 주)을 다양하게 유지하고, 가장 건강한 아이를 보장받기 위해, 또 가장 유력한 배우자가 사라질 경우 예비후보를 갖기 위해 이러한 생물학적 충동을 발전시켰다고 말한다. 이를 테면 애인이 다른 남자에 대해 알게 되어 떠나버렸을 때, 재빨리 준비해 둔 후보를 대타로 등장시킬 수 있도록 말이다.

섹스를 좋아하지만 이미 결혼했거나 애인이 있는 여자는 어느 쪽에 장단을 맞춰야 하나? 결국 선택은 본인의 몫이다. 그리고 애인이 있든 없든, 당신이 선택한 남자는 당신과 침대에 뛰어든다는 데 흥분을 느낄 것이다. 왜 아니겠는가? 당신의 페로몬은 14일에 가까워질수록 더 많이 발산되는데.

마찬가지로 오랫동안 함께했던 남자와 섹스를 하기로 결심했다면, 그의 테스토스테론도 당신의 테스토스테론 수치와 일치하여 절정에 다다를 것이다. 그건 곧 섹스가 '지쳐 쓰러질 때까지 계속되는' 엄청난 수준으로 이어질 것임을 의미한다.

그렇다면 섹스 자체는 어떨까? 에스트로겐과 테스토스테론이 최고치에 이르면서, 섹스가 이보다 더 좋을 수 없다.[13] 애액이 쉽게 흘러 삽입이 편안하게 이루어지고, 빨리 흥분하며, 쉽게 절정에 이른다. 그리고 절정에 이르면 온몸에서 엄청난 오르가슴을 느낀 나머지 아무나 볼 수 있는 블로그에 그 느낌을 쓰고 싶을 지경이다.

'안전일'에 대한 진실

정자 — 놀랍도록 끈기 있는 체내분비물 — 는 여성의 몸 안에서 닷새까지 살 수 있다고 한다.[14] 나흘 전에 피임하지 않고 섹스했을 경우에는, 난자가 난관을 타고 내려오는 내일 임신으로 이어질 수 있다는 뜻이다. 더욱이 주기가 불규칙하면 14일 전후로 며칠 동안 배란될 수 있다. 결론은? 주기 내내 늘 피임해야 한다는 사실이다.

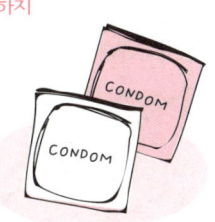

내일 배란할까?

에스트로겐 수치가 최고에 이르면 침 속의 염분도 마찬가지로 최고에 이른다. 그리고 그것은 바로 배란 전날이라는 뜻이다. 배란은 다음 날 이루어진다. 확실히 알아보고 싶다면 침 속의 염분도를 측정하여 체내 에스트로겐 수치를 파악할 수 있는 '휴대용 배란측정기'를 사용하자. 이 측정기는 립스틱 모양의 미니현미경으로 휴대가 간편하고 재사용도 가능하다고 한다. 배란측정기는 약국이나 인터넷에서 3~5만 원에 구입할 수 있다.

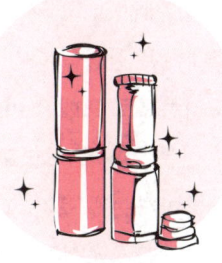

돈 Money

오늘의 소비를 정의하자면 '마구잡이로 펑펑 쓰자'가 되겠다. 낙천적인 에스트로겐과 자신감 넘치는 테스토스테론은 실제 갖고 있는 액수보다 더 많은 돈을 소유한 듯한 기분을 선사한다. 오늘, 그 무엇이 당신을 막을 수 있으랴!

일 Career

7개월 동안 부서져 있던 의자 교체. 사무실에서의 좋은 자리. 인스턴트가 아닌 원두커피. 오늘 당신은 이런 것들을 요구한다. 아무튼 절정에 이른 에스트로겐과 테스토스테론은 그 모든 것이 가능하다고 확신에 차게 해준다. 그래서 만약 요구를 거부당하게 되면 놀라고 당황스러울 것이다.

남자 상사에게 낮은 목소리와 느린 말투를 썼는데도 원하는 결과가 나오지 않았다고? 더 어이없게도 잠시 머뭇거리는 동안 다른 사람이 제안한 요구가 이루어졌다고? 높은 에스트로겐과 테스토스테론은 감정을 숨기지 못한다. 그래서 잔뜩 화가 난 표정의 이모티콘으로 도배한 이메일을 사무실에 돌리거나, 상사의 모습대로 만든 인형을 포크로 찔러댈지도 모른다. 하지만 고자질하기를 좋아하는 동료가 그런 모습을 휴대폰으로 찍어서 사보社報에 싣지 않도록 조심하기를.

기운 Energy

에스트로겐 및 테스토스테론이 최고치에 이르면서 에너지와 지구력도 생리주기에서 가장 높은 수치에 이른다. 따라서 오늘은 최고조에 오른 정력과 추진력이 필요한 일을 하기에 가장 좋은 날이다. 이를 테면 산악자전거를 타거나, 도배를 새로 하거나, '내 지갑 속 블랙홀'을 없애거나.

✱ 에스트로겐 스트레스에 급브레이크를!

코코넛오일 냄새를 맡자! 과학자들은 이 달콤한 향기를 들이마셨을 때 심박수가 안정적으로 떨어지고 스트레스가 감소한다는 사실을 발견했다.[15]

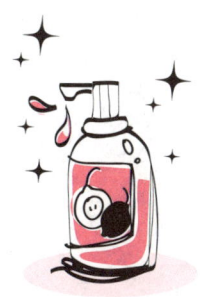

먹을거리 Diet

절정, 절정, 절정의 연속! 에스트로겐 수치가 절정에 이르면, 입맛도 덩달아 절정에 달한다. 테스토스테론 수치가 절정에 이르면, 새로운 음식을 맛보고 싶다는 모험심도 덩달아 절정에 달한다. 입맛이 예민하다고? 낯선 음식이 먹고 싶다고? 무엇이든 좋다. 이 절정의 도가니에서 먹지 못할 음식이란 없으니까. 다만, 다이어트중이라면 좀 곤란하다. 높은 에스트로겐 때문에 음식의 유혹을 떨쳐내기가 어려울 테니.

남자에게 접근하는 비법

오늘부터 5일까지 당신을 꾀꼬리라 부르겠다. 노래하듯 고운 음색으로 높낮이를 두며 지저귀는 꾀꼬리.[16] 그런데 왜냐고? 물론 남자 때문이다. 남자들의 보호본능은 알다가도 모를 일이라서, 여자들이 깔깔거리며 웃거나 눈을 깜빡이고, 무의식적으로 관심을 나타내는 행동을 하거나 고운 목소리로 말을 하면 보호해주고 싶은 마음이 생긴다고 한다.[17] 그런데 곤란하게도, 영웅이 된 기분을 한껏 누리려면 물리칠 적이 있어야 하는데 어디 무서운 호랑이 같은 게 있어야 말이지. 대신 저녁식사 값에서 보호해달라는 부탁을 해서 그에게 영웅이 된 듯한 기분을 선사해주자.

자궁경부암 주의!

13일은 자궁경부암 진단에 최적의 날이다. 자궁경관 점액은 배란일이 가까워졌을 때 가장 얇아지기 때문이다. 덕분에 가장 좋은 세포를 추출할 수 있으므로, 암세포가 완치 가능성이 높은 초기에 발견될 확률이 높다.[18]

day 13

Day 14

반환점을 돌다

주기 확인 : 오늘은 14일인가?

주기가 28일인가? 28일 호르몬 피임약을 먹었나?

그렇다면 오늘이 당신의 14일이다. 따라서 오늘 14일을 읽도록.

주기가 28일이 아니고 천연 호르몬인가?

오늘 14일을 읽느냐 읽지 않느냐는 작은 알, 즉 난자에 따라 다르다. '이 책의 활용법'을 보면 난소에서 난자가 나오는 시기, 즉 배란일을 알 수 있다. 좀 더 자세히 설명하겠다.

- 오늘 배란한다면 : 오늘 14일을 읽자. 당신의 주기는 전형적인 28일이다.
- 14일 전에 배란했다면 : 오늘 14일을 읽자. '이 책의 활용법'을

토대로 보면, 배란일이 언제나 14일보다 앞서 있을 것이다. 당신의 생리주기는 평균적인 28일보다 짧을 확률이 높다. 그 주기가 규칙적이라면 대략 3개월 후에는 평균적인 배란일을 알게 될 것이고, 생리주기가 28일인 사람보다 당신의 생리주기 전반기가 얼마나 빨리 진행되는지를 감지할 수 있을 것이다. 생리주기가 불규칙하다면 배란일을 계속 확인하도록 하자.

✱ 아직 배란하지 않았다면 : 배란할 때까지는 14일을 읽지 말자. 지금은 13일을 다시 읽도록. 배란하는 날 14일을 읽어라. 당신의 생리주기는 전형적인 28일 주기보다 긴 편이다. 생리주기가 규칙적이라면 약 3개월 뒤에 평균적인 배란일을 알게 될 것이고, 당신의 생리주기 전반기가 28일 주기에 비해 얼마나 느리게 진행되는지를 감지할 수 있을 것이다. 생리주기가 불규칙하다면 배란일을 계속 확인하도록 하자.

시스널, 즉 91일 주기의 피임약을 먹었나?

생리 첫 날부터 38일째 되는 날이 배란일이다. 그래서 생리주기 동안 1일부터 7일까지는 날마다 하루(Day)씩 읽고, 그다음부터는 나흘마다 하루(Day)씩 읽어야 한다. 7+(21×4)=91

15일부터 28일은?

기간이 다양한 것은 생리주기 전반기에만 나타나는 특징이다. 후반기는 대개 14일 정도로 일정하다.[1] 따라서 15일부터 28일까지는 남은 주기에 맞춰서 읽자.

배란일을 확인하지 않았나?

그렇다면 날짜마다 설명한 기분과 여러 특징을 맞춰보도록.

예비 생리전증후군 조심!

막연히 짐작은 했겠지만 가사시간이나 보건시간에 한 번도 들어보지 못한 것이 있다. 바로 예비 생리전증후군(pre-premenstrual syndrome; 아직 국내에는 알려지지 않은 개념이다. 생리전증후군과 증상이 거의 비슷하지만 발생 시기나 원인이 조금 다르다고 아래에서 설명하고 있다. 이 책에서는 '예비 생리전증후군'이라고 해석했지만, 정확한 명칭은 학자들이 규정할 문제일 것이다. - 옮긴이).[2] 오늘부터 18일까지 지속되는 예비 생리전증후군 증상은 보통 생리전증후군 증상과 흡사하지만, 동네의 야트막한 뒷산처럼 시기가 짧고 증상이 미미하다.

예비 생리전증후군과 생리전증후군이 그처럼 비슷한 이유는 원인이 같기 때문이다. 둘 다 호르몬이 줄어들면서 나타나는 현상이다. 예비 생리전증후군은 에스트로겐과 테스토스테론이 줄어들기 때문에, 그리고 생리전증후군은 에스트로겐과 테스토스테론이 프로게스테론과 함께 줄어들면서 일어난다.[3] 그런데 호르몬이 줄어들면 왜 그렇게 불쾌해지는 걸까? 답은 간단하다. 호르몬도 술이나 담배 또는 카페인처럼 일종의 중독이기 때문이다. 따라서 이러한 호르몬이 줄어들면 몸은 금단증세를 겪는다.[4] 사람들이 말하는 생리전증후군이란 사실 이러한 금단증상이다.

그런데 왜 어떤 여성은 생리전증후군이 심하지 않은데, 다른 어떤 여성은 데굴데굴 구를 만큼 아픈 것일까. 이것은 대개 호르몬에 대한 민감도에 따라 달라진다. 호르몬에 민감하지 않은 사람은 금단증세가 심하지 않을 뿐더러 드물게 나타나지만, 민감한 사람은 그 정도가 매우 심하고 빈도도 잦다.[5] 또 복용하는 호르몬 피임약의 종류에 따라서 예비 생리전증후군과 생리전증후군의 증상이 달라지기도 한다. 프로게스테론만 함유한 피임약이라면, 에스트로겐과 테스토스테론 수치는 천연 호르몬을 지닌 여성과 비슷하다. 그건 곧 오늘 이 두 호르몬이 갑자기 줄어들어 예비 생리전증후군의 공포를 느끼게 될 것이라는 뜻이다.

하지만 에스트로겐을 함유한 호르몬 피임약이라면, 에스트로겐과 테스토스테론 수치는 다른 여성들과 높낮이가 다를 것이다. 하지만 그렇다고 해서 예비 생리전증후군 증상을 완전히 피할 수 있는 것은 아니다. 실제로 많은 여성들이 약을 복용했음에도 불구하고 자연스러운 생리주기와 비슷한 주기적 변화를 경험하고 있다. 일부 연구가들은, 그 이유가 체내의 다른 호르몬과 두뇌 화학물질이 주기적으로 변동하기 때문이라고 생각한다. 또 다른 연구가들은, 여성 자신의 천연 호르몬이 원래 주기대로 분비되기 때문이라고 추측한다. 원인이 무엇이든간에 피할 수 없는 결론은 미미한 수준의 예비 생리전증후군을 경험할 수밖에 없다는 사실이다.

어떤 호르몬이 어떤 증상을 일으키는지 궁금하다고? 물론 알 수 있다. 그렇지 않으면 금단증세를 느낄 때 어떤 호르몬을 욕해야 할지 모를 테니까.

테스토스테론 금단은 자신감을 떨어뜨린다.[6] 그래서 똑같은 업무를 수없이 되풀이하고도 자신이 바보만도 못한 것만 같다. 또한 모험이 위험하게만 느껴져서 번지점프나 스카이다이빙, 급류타기를 하는 사람이 마치 자살행위를 하는 것처럼 느껴진다.

에스트로겐 금단이 일어나면 갑자기 불안하고 초초하며, 괜히 울고 싶고 우울해진다. 보통 주변에서 일어나는 일과는 아무 상관없이 갑자기 이런 증상이 나타난다.[7] 멀찌감치 피자배달부의 오토바이 소리만 들려도 곧장 뛰쳐나가는 순진한 어린아이처럼.

에스트로겐이 줄어들면 예비 생리전증후군과 생리전증후군의 악명 높은 또 다른 증상이 나타나기도 한다. 즉 노르아드레날린(noradrenaline; 교감신경계의 신경전달 작용을 하는 부신수질副腎髓質에서 아드레날린과 함께 분비되는 호르몬–옮긴이)이 급격히 분비되어 느닷없이 분노가 솟구친다. 이러한 노르아드레날린은 두 가지 방식으로 영향을 미칠 수 있다. 운전중 다른 차가 갑자기 끼어들었을 때처럼 심장을 두근거리게 하고 버럭 화를 내게 하거나, 로또복권의 번호를 전부 맞췄을 때처럼 몹시 흥분되고 들뜬 기분을 느끼게 한다.

그야 물론 노르아드레날린 덕에 행복할 때에는 달리 신경 쓸 필요가 없다. 하지만 반대로 분노를 폭발시켰을 때에는, 음……무슨 일이 벌어질지 모른다고만 얘기해두자.

그럼 이대로 노르아드레날린의 폭발을 속수무책으로 바라볼 수밖에 없는 것인가? 해결책이 없는 것은 아니다. 노르아드레날린을 굴복시킬 수 있는 것이 하나 있긴 하다. 그것은 바로 세로토닌. 즉 두뇌에서 분비되는, 마음을 차분히 가라앉히고 좋은 기분을 갖도록 도와주는 화학물질이다.

세로토닌이 어떻게 이 엄청난 능력을 갖고 있냐고? 예를 들어 세로토닌과 노르아드레날린을 시소 타는 두 어린아이로 생각해보자. 한 쪽이 올라가면 다른 한 쪽은 내려간다. 하지만 둘 다 동시에 올라갈 수는 없다.[8] 1일부터 13일까지는 에스트로겐이 증가하기 때문에 세로토닌도 계속 높은 쪽이었다. 하지만 에스트로겐이 감소한 지금은 세로토닌도 내려간다. 그래서 노르아드레날린이 시소에서 높은 쪽을 차지할 기회가 생긴 것이다.

즉 착한 세로토닌이 다시 올라가면, 그건 곧 나쁜 노르아드레날린이 내려간다는 뜻이다. 그러면 기분이 안정세로 돌아설 뿐만 아니라 기꺼이 동굴 밖으로 나올 수 있다.

이렇게 고마울 수가! 그럼 이 세로토닌을 높일 방법은 없을까? 다행히 여러 가지 방법이 있다. 한 가지도 감지덕지한데 여러 가지라고? 기특하게도 세로토닌은 즐거운 일(쇼핑이나 피부마사지) 또는 몸에 좋은 일(운동이나 스파)을 할 때마다 증가하는 특징을 가지고 있기 때문이다.[9] 하긴 그보다 더 좋은 소식도 있다. 노르아드레날린을 너무 무섭게 얘기한 것 같은데, 사실 하루 종일 불안하거나 우울하다 해도 혹은 금단증세가 심하든 약하든 노르아드레날린 때문에 화를 벌컥 내지는 않을 것이다. 그냥 어쩌다 한 번씩 울컥거려 평소의 기분을 방해하는 정도라고 할까.

확실한 세로토닌 촉진제

과자나 사탕, 케이크 같은 달콤한 음식을 먹자.
연구에 따르면 당분이 세로토닌 수치를 높여준다고 하니까!

기분 Mood

그동안 끝없이 치솟으며 장밋빛 인생을 선사했던 에스트로겐과 테스토스테론이 오늘, 14일을 맞아 줄어들기 시작했다! 또한 14일은 생리주기 후반부를 예고하는 날이기도 하다. 생리주기 후반부라. 전반부와 뭐가 다를까? 여러 가지가 있겠지만 그중에서도 제일 먼저 나타나는 증상은 이런저런 문제들을 대충 넘어가지 못한다는 점이다.[10] 하기야 낙천적인 기분이 줄어들었는데 어떻게 '좋아 좋아'라며 넘길 수 있겠는가. 애인만 해도 그렇다. 하루아침에 왕자가 거지가 된 건 아니다(사실 처음부터 왕자도 아니었잖아?). 또 어제까지 완벽하고 환상적이었던 직장이 느닷없이 영혼을 좀먹게 하는 곳으로 바뀐 것도 아니다. 그런데도 당신의 마음이 예전 같지는 않다는 점이 문제다. 누굴 원망하고 무얼 탓하겠는가. 그저 1일부터 눈앞에 드리워져 있던 장밋빛 선글라스가 점점 그 영롱한 빛을 잃어갈 따름인 것을.

에스트로겐과 테스토스테론이 감소하면서 줄어들거나 사라지는 것은 그뿐만이 아니다. 일단 자기 자신부터 외모와 재능에 대해 가지고 있던 자신감이 사라지고, 그 빈자리를 스스로에게 느끼는 회의감으로 메운다.[11] 또한 모험과 해외여행에 대한 지대한 관심도, 이제는 편안함과 안정감에 대한 욕망으로 서서히 변하기 시작한다.[12] 아, 이렇게 다를 수가! 이 두 시기를 조절해줄 중재자는 없는 걸까? 바로 여기 있다. 진정작용을 한다고 알려진 호르몬인 프로게스테론이다. 앞으로 2주 동안 당신을 지배할 이 호르몬은, 위험한 상황도 얼마든지 극복할 수 있다는 침착한 기분을 불어넣어 자신의 역할을 훌륭하게 수행할 것이다.[13] 하지만 호르몬에 민감한 사람이라면 프로게스테론 때문에 갑자기 우울해지거나 절망감을 느낄 수도 있으니 유의하자.[14]

그렇다면 이제 어떻게 하는 것이 가장 좋을까? 프로게스테론이 최저치에 이르고, 에스트로겐과 테스토스테론 수치가 증가해 다시 기운을 북돋아주는 1일을 기다리는 것이 최선이다. 그때까지 스스로를 여왕처럼 대접하고, 마음껏 돈을 쓰며, 초콜릿과 블로그 도배에 몰두해보는 것이 어떨까?

둥지본능 조심!

아까 미처 소개하지 못한 프로게스테론의 특징 하나. 프로게스테론은 집을 예쁘고 편안한 공간으로 만들고 싶다는 충동을 불러일으킨다. 그러므로 14일부터 28일까지 침구를 새로 꾸미고 액자를 바로잡거나 소품 DIY를 하고 싶어진다면 프로게스테론 때문이겠거니 하자.

이런 현상을 일컬어 둥지본능nesting instinct이라고 하는데, 여인들은 오래 전부터 이 본능에 이끌려 들소가죽과 짚단바구니로 동굴을 꾸몄다. 그리고 오늘날에는 테마가 바뀌어 아로마테라피 양초와 포푸리 향기에 관심이 쏠린다.

지적능력 Mind

오늘 에스트로겐과 테스토스테론이 감소한다는 것은, 두뇌활동이 떨어지며 좌뇌에서 우뇌 시기로 전환하기 시작한다는 뜻이다. 하지만 다행스럽게도 여전히 두 호르몬 수치는 비교적 높은 편이기 때문에 어제와 현격한 차이가 나지는 않는다. 그 작은 차이에 감사하자.

사고력

오늘, 사고력에 대한 소감을 말하자면 '빠르다'라고 할 수 있겠다. 엄청난 집중력, 새로운 정보의 재빠른 흡수력, 번개 같은 결정력 가운데 무엇이 가장 좋은가? 다 마음에 든다고? 그보다 더 좋은 소식이 있다. 무엇을 선택했든 크게 중요하지 않다는 사실. 호르몬이 줄어들고 있긴 하지만 모든 두뇌능력은 여전히 좋은 상태다. 당신은 굳이 한 가지를 선택하지 않아도 될 만큼 충분히 똑똑하다. 그러니 선택에 신경 쓰지 말고 아직까지 녹슬지 않은 두뇌에 흐뭇함을 느끼며 부지런히 활용해보자.

기억력

아쉽게도 기억력은 이미 쇠락의 길에 접어들었다. 따라서 더 이상 좋아지기를 기대하는 것은 무리겠지만, 그래도 열쇠를 놓아둔 장소와 늘 인사를 건넸던 인턴사원의 이름 정도는 기억할 수 있을 것이다.

언어능력

수다쟁이 에스트로겐과 테스토스테론 수치가 떨어지면서 조용한 프로게스테론이 대세로 등장했다. 그 결과 당신은 별로 할 말이 없는 사람처럼 보인다. 실제로는 능숙한 말로 누구나 쉽게 사로잡을 수 있는 화술의 여신인데도. 이것은 프로게스테론이 증가하면서 말을 하고 싶다는 충동이 감소하여 나타난 현상이지만, 그래도 아직 전성기가 지난 것은 아니다. 일단 입을 열면 따발총처럼 누구도 이의를 제기할 수 없는 말솜씨를 뽐내고, 상대방의 주장을 철저히 반박하며 논리정연하게 자기주장을 펼칠 테니까.

주기 내내 수학천재가 되자!

에스트로겐과 테스토스테론이 줄어들면, 외모에 대한 자신감이 부족해지고 수학실력도 낮아진다. 왜냐고? 여성이 자신의 외모에 대해 내리는 평가는, 수학실력에 대한 인식과 밀접한 연관을 맺고 있다는 사실이 드러났기 때문이다. 따라서 자신이 예쁘다고 생각할수록 수학실력이 좋아지고, 반대로 못생겼다고 생각하면 실력도 나빠진다.[15] 역시 예뻐서 손해 볼 일은 하나도 없는 것인가! 편안하면서 자신을 돋보이게 해주는 옷을 입자. 그러면 곧장 수학실력이 좋아질지도 모르니까.[16]

오늘 활발한 두뇌는?

🎧 **좌뇌** 에스트로겐과 테스토스테론이 줄어드는 첫 날에는 두뇌활동에 그리 큰 변화가 나타나는 것 같지 않지만, 이러한 감소는 논리적이고 분석적인 좌뇌에서 창조적이고 상상력이 풍부한 우뇌로 이행하기 시작한다는 신호다.[17] 물론 이행이 완벽하게 끝나는 20일이 되려면 아직 시간이 좀 남았으나, 좌뇌가 업무를 수행하는 앞으로 며칠 동안에는 번득이는 창조성에 감탄할 것이다.

사랑 Romance
커플이라면........

에스트로겐과 테스토스테론은 건재하다. 감소세로 돌아서서 전처럼 폭발적인 에너지를 자랑하는 건 아니지만, 그래도 사랑에 관한 한 그럭저럭 현상유지하는 수준이다. 이를 테면 애인의 단점을 깡그리 무시하지는 못해도 대부분 너그럽게 넘긴다거나, 서로 멀리 떨어져 있다면 텔레파시까지는 아니더라도 어떤 생각을 하고 있는지 정도는 짐작할 수 있다고 할까.

하지만 아무리 애인이 완벽하게 보이고, 둘의 관계가 찰떡궁합처럼 느껴진다 해도 가장 힘세고 건강한 정자제공자를 찾기 위한 두 호르몬의 끈질긴 노력은 멈추지 않는다. 다시 말해 여전히 다른 남자를 엿볼지도 모른다는 얘기다. 물론 지금 애인이 두 호르몬의 조건에 딱 맞아떨어지는 남자라면 얘기가 달라지겠지만.

싱글이라면........

오늘은 건장하고 턱선이 뚜렷하며 굵은 눈썹을 가진 남자에게 끌릴 것이다. 말 그대로 슈퍼맨 같은 남자. 게다가 그의 목소리가 낮고, 튼튼한 면역체계를 증명하는 '냄새' 시험을 통과했으며, 탄탄한 직장에 좋은 아버지가 될 가능성이 짙다는 결론이 나오면 훨씬 매력적으로 느껴질 것이다.

적은 고통, 큰 소득

에스트로겐 수치는 떨어지겠지만, 그래도 여전히 상위권이라서 어느 정도 통증에 둔감할 수 있을 것이다. 다리 털을 밀 수 있는 정도는 아니더라도 눈썹을 다듬거나 새 와이어 브래지어를 착용하는 정도라면 거뜬할 듯.

섹스 Sex

먼저 기쁜 소식 하나. 그래프상에서 에스트로겐과 테스토스테론은 꺾이기 시작했으나 그래도 여전히 높은 곳에 머물러 있는 상태다. 이것이 무엇을 의미하는지 설마 모르지는 않겠지? 굳이 이렇게 설명하지 않아도 몸소 느끼겠지만 오늘의 성욕은 높은 편이다. 게다가 몸에선 남자를 매료시키는 페로몬이 흘러나오기 때문에 애인은 도무지 당신의 매력에서 벗어날 수가 없다. 오히려 더 깊숙이 빠져든다면 모를까.

그런데 이를 어찌할까? 애인이 그토록 당신에게 빠져 있음에도 불구하고, 오늘 당신의 바람지수는 높다. 애인 입장에서 보자면 지독하게 우울한 일이 아닐 수 없다. 어쩌면 그의 눈에 눈물이 맺힐지도 모른다. 그러니 당신의 행동은 두 호르몬의 농간일 뿐이며(과연?), 더 이상 그를 사랑하지 않아서 그런 게 아니라고 위로해주자. 호르몬 주기의 특성상 특히 요즘이 가장 힘세고 건강한 유전자를 탐내게 된다고, 그래서 더 건장한 남자에게 끌리는 것뿐이라고 설명해주자.

약간의 잡음이 있지만 그래도 아직 기쁜 소식이 끝난 건 아니다. 어쩌면 가장 기쁜 소식일지도 모르겠다. 오늘은 침대에 끌어들이겠다고 결심한 남자가 누구든, 아니면 혼자 자위를 하든, 거의 절정에 오른 두 호르몬 때문에 황홀경에 빠질 수 있을 것이다. 에스트로겐 덕분에 모든 손길마다 애액이 흘러나오고 삽입이 편해지며, 테스토스테론은 빠른 절정과 짜릿한 오르가슴을 보장해준다. 이미 몇 번쯤 반복했던 말이긴 하지만, 정말 에스트로겐과 테스토스테론은 사랑스럽기 그지없다!

day 14

돈 Money

에스트로겐과 테스토스테론이 줄어들면서 돈이 흘러넘친다는 자신감은 사라지고, 슬슬 걱정이 늘기 시작한다. 이럴 때 해주고 싶은 한 마디. "쓸 땐 좋았지."

그렇다. 정말 그때는 통장에 돈이 흘러넘치는 기분이었다. 그러나 오늘, 예전의 목돈마련계획을 떠올려보니 한숨만 흘러넘칠 뿐이다. 집장만, 내년 봄에 사야 할 옷들, 해외여행…… 아, 과연 가능할까?

글쎄, 언젠가는 실현될 수 있을지도 모르지만 당장은 무리가 아닐까? 두 호르몬이 내리막길로 접어들었다고는 하지만 여전히 높은 수치인데 과연 지름신 강림을 물리칠 수 있을까? 값비싼 물건에 눈길이 꽂히는 순간, 근심했던 일 따윈 순식간에 자취를 감출 것 같다.

모성애 주의!

프로게스테론은 조용하고 침착한 반면, 귀엽고 깜찍한 대상 앞에서 여자를 금세 감정적으로 만들어버리는 엉뚱한 면도 있다.[18] 그래서 오늘부터 28일까지는 귀여운 아기나 강아지에게 뭔가 선물하고 싶은 생각이 자꾸 든다. 그런데 이게 왜 주의가 필요한 일이냐고? 물론 오묘한 자연의 섭리라고 생각하면 이상할 게 없다. 자연은 새내기 엄마의 수유를 자극하고, 모든 여성이 귀엽고 사랑스러운 대상을 기르고 싶어하도록 만들기 위해 그런 거니까. 하지만 오늘날의 광고회사 전략을 알게 되면 얘기가 180도로 달라진다. 눈치 빠른 광고회사는 이러한 프로게스테론의 영향을 알고 난 후, 아이와 강아지가 등장하는 광고를 만들면 종류에 상관없이 매출이 증가한다는 사실을 깨달았던 것이다.[19] 그러므로 충분히 주의를 기울여서 광고에 속아 넘어가진 말자.

일 Career

테스토스테론이 줄어들면서, 성공을 향해 놓여진 사다리를 올라가야겠다는 야망도 덩달아 약해지기 시작했다. 그러니 슈퍼맨 옷은 다시 벽장에 걸어두자. 읽고 있던 '여성 성공 지침서'도 책장에 꽂아두자. 생리주기가 시작될 때까지는 이런 계발 도구를 이용하고 싶지 않을 테니까.

물론 야망이 완전히 사라졌다는 뜻은 아니다. 두둑한 성과 금과 개인 오피스룸은 여전히 달콤하게 들린다. 하지만 달콤하게 들리는 것과는 별개로, 그것 때문에 동료와 경쟁할 기분은 들지 않을 것이다. 사실 테스토스테론 수치가 떨어지면서 가끔은 지금 다니고 있는 직장이 정말 안정적인지 의심스러워지고 장차 5년, 3년, 2년, 아니 다음 생리주기 때 과연 승진을 하고 싶을지조차 불확실하다. 하지만 안심하라. 1일이 돌아오면 다시금 무모한 해적처럼 도전욕에 불타오를 테니까.

그날이 다시 돌아올 때까지 직장동료들이 가장 큰 혜택을 누린다. 테스토스테론이 줄어든 탓에 경쟁심이 약해지며 사람들과 협동하고 싶은 마음이 생긴다. 물론 회의에서 많은 아이디어를 제시할 수도 있다. 또 아직 좌뇌 시기이므로 분석력이 뛰어나다는 사실 역시 잊지 말자. 슈퍼우먼에서 멀어지고 있긴 하지만 언어능력과 기억력, 인식능력은 여전히 높은 수준이다. 따라서 보고서나 정산표 작성, 계획안 편집 등의 중요한 일을 담당한 팀에게 환영받을 만하다.

기운 Energy

확실하게 느껴질 정도는 아니지만 오늘은 기운과 지구력이 약해지기 시작한다. 에스트로겐과 테스토스테론 수치가 떨어지는 것이 그 이유이기도 하다. 또한 넘치는 정력과 활력도 사라진다.[20]

하지만 기운을 떨어뜨리는 더 큰 원인은 프로게스테론이다.

여러 번 언급했지만 프로게스테론에 대해 잊지 말아야 할 특징은, 이 호르몬이 조용한 영향을 준다는 점이다. 사실 프로게스테론은 일반 바르비투르산염(barbiturate; 수면제의 일종-옮긴이)보다 여덟 배나 더 강력한 것으로 드러났다.[21] 정말 놀라운 조용함이 아닐 수 없다. 수면을 유도하는 허브티와 비교조차 할 수 없을 정도로.

먹을거리 Diet

1일부터 13일까지는 에스트로겐과 테스토스테론이 메뉴를 꽉 잡고 있었다. 하지만 지금은 프로게스테론이 주문할 차례이다. 프로게스테론은 자주 접하는 친숙한 음식, 특히 당분과 염분, 탄수화물과 지방에 빠져보라고 부채질한다.[22]

day 14

지금 다이어트중이라고? 그럼 이미 식욕을 자제하고 있을 것이다. 그래도 프로게스테론이 지배하는 2주 동안에는 콜라나 아이스크림처럼 영양가 없이 칼로리만 높은 음식이 당기므로 더욱 마음을 독하게 먹어야 한다.[23] 그리고 식욕이 생기면 10분 산책으로 물리치자.[24]

하지만 건강식을 먹든 제과점에서 진을 치든, 오늘부터 28일까지는 평소보다 12% 더 많이 먹을 것이다.[25] 슬프지만 어쩔 수 없다. 혈당에 좀 더 민감하게 만드는 프로게스테론 때문에 그런 거니까. 혈당에 민감해지면 공복감을 느끼는 시간이 짧아진다.

그건 곧 대여섯 시간이 아니라 서너 시간마다 공복감을 느낀다는 뜻이다.[26] 따라서 간식을 먹으라고 몸이 요구할 때 무시하고 넘어가면 짜증 나거나 어지럽고 두통이 일어날 수 있다. 아, 이 얼마나 곤란한 상황인지! 이런 상황과 맞닥뜨리기 싫다면 종일 틈틈이 챙겨먹자. 위에 열거한 증상을 예방할 수 있는 데다가 왕성한 식욕도 막을 수 있다고 하니까.[27]

하나 더. 프로게스테론이 소화력을 약하게 해서 변비에 걸릴 수가 있으므로 평소보다 섬유질을 많이 섭취하는 게 좋다.[28] 변비 때문에 몸이 붓고 아랫배가 묵직해져서 짜증이 날 수도 있겠지만, 정작 변비가 위험한 것은 두통이나 치질 혹은 대하증帶下症을 일으킬 수 있다는 점에 있다.[29] 특히 그 지긋지긋한 대하증! 그걸 생각해서라도 맛이 있든 없든 섬유질 식품을 먹는 수밖에. 아니, 그런데 누가 섬유질식품이 맛없다고 했나? 편견을 버려라! 먹어보면 알겠지만 섬유질식품은 생각 외로 훨씬 맛이 좋다.

과자를 골고루 챙겨먹고도 부족하다 싶으면 친구에게 다른 군것질거리를 내놓으라고 당당히 말하자. 죄책감 같은 건 느낄 필요가 없다. 지금은 과자가 곧 약이니까!

건강 Health

에스트로겐과 테스토스테론이 갑자기 줄어들면 단순히 우울해지는 것만이 아니다. 육체적인 고통도 일으킬 수 있다.

* 편두통 주의 : 에스트로겐이 갑자기 줄어드는 오늘부터 17일까지는 편두통환자가 특히 조심해야 할 시기이다.[30]

* 운동중 부상 주의 : 오늘 여자들은 대퇴골과 경골을 연결하는 무릎 안쪽의 십자인대가 찢어질 확률이 세 배나 높다. 운동선수, 특히 에어로빅이나 축구·야구·배구처럼 많이 달리고 점프하거나 몸을 자주 비틀고 방향을 바꾸는 등 과격한 운동을 하는 선수들에게 흔히 생기는 부상이다.[31]

* 배란중인 여성 넷 중 한 명은 난소에서 통증을 느낄 것이다. '미텔슈미츠(Mittelschmerz; 중간에 발생하는 통증이라는 뜻)'라고 하는 이 배란통은 난포파열 때문에 일어난다. 금방 사라지는 가벼운 통증부터 오랫동안 계속되는 극심한 고통(간혹 약간의 출혈을 동반하기도 한다)까지 증세는 다양하다.[32]

Day 15

달의 뒷면

기분 Mood

생리주기 전반기에는 유쾌했다. 에스트로겐과 테스토스테론 때문에 샤워하면서 춤추고, 엽기발랄한 작가가 쓴 글을 읽으며 맥주를 들이키거나, 친구들과 놀러 나갔을 것이다.

대담한 모험에 빠져들 기회가 없었다고? 그래도 피자에 새로운 토핑을 얹거나, 손톱에 검은색 매니큐어를 발라보거나, 친구가 한눈파는 동안 하겐다즈 아이스크림을 마구 핥아먹고 나서 뻔뻔스럽게 강아지가 그랬다고 둘러대는 등 다른 형태로 대담해지고 싶다는 유혹에 빠졌을 것이다.

지금은 어떤가? 생리주기 후반기에는 에스트로겐과 테스토스테론이 줄어들면서 외향적이기보다는 내향적인 성향이 깊어지고, 희망적인 생각보다는 현실적인 생각을 한다. 충만했던 자신감이 서서히 없어지면서 자기 자신을 뒤돌아보기 시작하고, 두려움을 몰랐던 모험가에서 편안하고 평범한 일상을 선호하는 여자로 바뀐다.

또한 에스트로겐과 테스토스테론 수치가 줄어들고 있기 때문에 계속해서 불안·초조하고 우울해지며, 노르아드레날린 폭발 같은 예비 생리전증후군 금단증상을 경험한다. 이것은 호르몬 민감도와 복용한 호르몬 피임약의 종류에 따라 달라지는데, 어떤 경우에는 증상이 거의 없거나 드문 반면 다른 경우에는 심하게 자주 일어날 수도 있다.

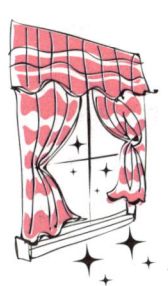

확실한 세로토닌 촉진제

커튼을 젖혀 방 안에 햇빛이 잘 들도록 하거나 낮 동안에 산책하기를. 연구에 따르면, 햇빛은 체내의 비타민 D 수치를 높이고, 비타민 D는 다시 세로토닌 수치를 높인다고 한다.

지적능력 Mind

오늘부터 슈퍼우먼 두뇌활동 시기에서 평범한 여자 시기로 바뀌기 시작한다. 나쁜 소식이라고? 그렇지 않다. 언어능력과 기억력, 인식능력이 바닥에 떨어졌다고 해도 — 이런 일은 28일까지는 일어나지 않는다 — 바보가 되는 건 아니니까. 대부분의 남자들이나 호르몬이 낮은 여자들처럼 일반적인 두뇌활동 수준으로 돌아갈 뿐이다. 그동안 누린 혜택은 슈퍼우먼 시기에 누렸던 특혜였다고 생각하자.

사고력

집중력과 새로운 정보흡수력, 결정력이 줄어드는 중이기는 하지만, 그래도 비교적 높은 편이다. 사고력에 관해서라면 아직 슈퍼우먼 시기가 끝나지 않았다! 소중하게 활용해보자.

기억력

사고력처럼 기억력 또한 여전히 높은 편이다. 하지만 내일부터는 조금씩 머릿속에 지우개가 돌아다닐 예정이다. 아마도 예전에 이름을 기억했던 인턴사원과 마주친다면 어색한 미소를 지으며 눈을 깜박일지도 모르겠다.

언어능력

하루 이틀 전만 해도 화술의 여왕이었지만, 오늘은 언어능력이 줄어들었다는 사실을 쉽게 눈치챌 수 있다. 자, 누구한테 비난의 화살을 돌려야 할까? 바로 언어능력을 방해하는 프로게스테론![1]

어쩐지 하루 이틀 전만 해도 입에서 술술 튀어나오던 말이 자꾸 막히고, 질문에 대답하기 전이나 말하는 도중에 자꾸 머뭇거리게 되더라니.[2]

하지만 아직까지는 에스트로겐과 테스토스테론이 힘을 발휘하고 있는 시기인데 프로게스테론이 독주할 수 있을까? 그럴 리 없다. 몇 번 말문이 막힌다고 해서 대화를 주도할 수 없는 건 아니다. 빈약한 어휘로 대화를 시작하고 유머감각이 다소 떨어지긴 했어도 일단 입을 열면 말이 술술 잘 나올 것이다. 프로게스테론이 방해를 하지만 아직은 에스트로겐과 테스토스테론의 아성을 무너뜨릴 만한 힘을 지니진 못했다.

누군가 당신이 말할 때마다 끼어들어서 화제를 바꾸려 든다고? 어림없는 소리! 에스트로겐과 테스토스테론 수치가 더 낮아지는 날까지 기다려야 할 것이다.

오늘 활발한 두뇌는?

🎧 좌뇌에서 🎧 우뇌로 우뇌가 장악해가면서 완전히 새로운, 그러면서도 쓸모 있는 두뇌도구가 기지개를 켠다. 이것은 에스트로겐과 테스토스테론이 계속해서 줄어들고 프로게스테론이 대세를 잡으면서 벌어진 현상인데, 좌뇌에 익숙했던 당신은 신선한 느낌을 받을 것이다. 창조성이 두드러지고, 브레인스토밍과 문제해결능력에 실력을 발휘하는 등, 전과 다른 두뇌도구에 조금 놀

랄 것이다. 사람마다 다르겠지만 우뇌의 능력이 마음에 든다면 20일을 기다려보자. 그날 우뇌는 가장 큰 위력을 발휘한다.

사랑 Romance

커플이라면........

에스트로겐과 테스토스테론 수치가 높아진 1일부터 13일. 너무나 뻔한 그의 단점을 하나도 보지 못했다. 엄청난 실수를 저질러도 그가 잘못했다고는 생각지 않았다.

14일부터 28일. 상황 대역전. 에스트로겐과 테스토스테론 수치가 줄어들어 콩깍지가 벗겨졌다. 낙천적인 생각이 사라져가고 그의 단점들이 새록새록 눈에 띈다. 그것도 꽤나 현실적으로! 거기다 오늘은 호르몬이, 애인 말고도 난자에게 어울리는 건강하고 강한 정자제공자가 있는지 찾아보라고 부추기는 마지막 날이기도 하다.

이럴 경우, 당신의 애인에게 선택의 여지는 없다. 몸을 사리고 착한 행동만 골라서 하며, 아낌없는 칭찬과 선물공세를 퍼부어야 한다! 당신이 다른 근육질 남자의 품에 뛰어들기라도 하면 땅을 치고 후회할 게 뻔하니까 말이다.

싱글이라면......

호르몬은 계속해서 남자다운 정자를 사냥하라고 부추긴다. 정자의 주인이 누구인지는 중요하지 않다. 임신확률이 높은 배란 마지막 날인 15일, 중요한 것은 오로지 '그가 뚜렷한 턱선과 중저음의 목소리 그리고 건강한 냄새를 가졌는가'이다. 소위 말하는 '조건' 따위는 안중에도 없다. 다른 때라면 이 '미스터 수컷'한테 벌써 이별선언을 하고도 남았으련만 오늘은 무슨 조화속인가!

섹스 Sex

큐피드의 수수께끼. 오늘도 성욕은 여전히 높고, 애인이 호시탐탐 기회를 노리게 하는 페로몬을 발산한다. 그런데 문제는, 싸움을 좋아하는 예비 생리전증후군의 노르아드레날린, 다시 말해 짜증나는 상황이 벌어지기만 하면 즉시 폭발하는 그 화학물질이, 애인이 바보짓할 기회만을 노리고 있다는 점이다. 게다가 에스트로겐과 테스토스테론이 줄어들면서 장밋빛 선글라스는 벗겨지고, 애인이 어리석은 말을 할 확률은 기하급수적으로 늘어난다. 정말 큰일 날 노릇이다.

물론 해결책이 하나 있긴 하다. 그가 노르아드레날린(성욕을 없애버리는)을 불러일으킬 만한 짜증 나는 말이나 행동을 하기 전에, 아침 일찍 섹스를 하면 된다.

너무 늦었다고? 벌써 그가 오토바이를 닦겠다며 당신이 아끼는 클렌징크림을 몽땅 써버리거나 실수로 당신 칫솔을 변기에 떨어뜨렸다고? 그것도 어제? 그렇다면 다른 남자와 침대로 뛰어들 수밖에! 어쩌면 실행으로 옮기지 않고 그냥 유혹에 머무를지도 모른다. 다른 남자와 접촉할 기회가 생겨서 그런 게 아니라, 단지 호르몬이 우수한 정자를 찾고 싶어 부추기는 것뿐이니까. 그리고 다 된 밥에 재 뿌리는 짓은 어떤 남자라도 할 수 있으니 새로 찾은 상대에게도 큰 기대는 하지 말자. 그냥 보너스처럼 어쩌다 얻은 기회라고 생각하는 게 마음 편하다.

비록 상대를 고르는 데 많은 시련과 유혹이 뒤따르기는 하지만, 오늘도 오르가슴은 높은 수위를 자랑한다. 침대에 누굴 데려가기로 결심했든, 혹은 자위하기로 했든 절대 그것만은 놓치고 싶지 않을 것이다.

돈 Money

1일부터 13일까지는 돈을 쉽게 쓸 수 있을 것만 같았다. 물건을 사들이는 게 그저 즐거울 따름이었다. 하지만 에스트로겐과 테스토스테론이 줄어들면서 그런 장밋빛 환상과 작별할 때가 왔다. 지금은 은행잔고에 신경 쓰고 지출을 줄여야 할 시기다.

하지만 당신의 단골 가게가 문을 닫을 정도는 아니다. 에스트로겐과 테스토스테론이 줄어들고는 있지만, 아직은 비교적 높은 수치니까. 따라서 값비싼 물건을 사들이는 일이 걱정된다고 해도 테스토스테론의 자극을 받아 다소 저렴한 물건을 골라내어 '지를' 확률이 높다.

일 Career

마음 깊은 곳에 존재하는 거인을 알고 있나? 그 거인은 무슨 일이든 혼자 척척 처리할 수 있다는 자신감에 가득 차 있었다. 최소한 지금까지는 그랬다. 하지만 오늘, 줄어드는 에스트로겐과 테스토스테론은 그 거인을 공격한다. 그래서 혼자 모든 일을 주도하기보다는 팀을 이루어 함께 움직일 확률이 높다.

그런 당신의 변모에 동료들은 의심의 눈길을 보내겠지. 당연하다. 1일부터 13일까지 당신은 동료들을 밀어내고 승진을 향해 달려가던 여자였으니까. 그런데 갑자기 손을 내미니 어리둥절할 수밖에. 그럴 때는, 다정하게 이렇게 말해보자. 당신이 조금 성숙해지고 현명해졌다고. 그래서 다른 사람들의 조언에 언제든 귀를 기울일 준비가 되었다고 말이다. (무슨 소리냐고? 그냥 꾸며낸 말이 아니다. 줄어드는 두 호르몬 때문에 조용해지며, 대화를 주도하기보다는 다른 사람의 말을 듣는 것에 흥미를 느낀다.) 그리고 괜찮은 제안들이 많다고 말하면 된다. (이것 역시 사실이다. 인식능력, 기억력, 언어능력이 하락중이긴 하지만 완전히 바닥에 떨어지려면 멀었으니까.) 거기다 동료들이 좋아서라고 말하면 금상첨화! (누군가 딱 하나 남은 초콜릿크루아상을 먹어버리기 전까지는 안전하다. 크루아상을 먹어치운 사람에게 노르아드레날린 폭탄을 떨어뜨리고 싶어질 것이기 때문에.)

day 15

기운 Energy

에스트로겐과 테스토스테론이 줄어들면서 기운이 없어지고, 프로게스테론 때문에 말수가 적어진다. 하지만 힘들게 일하고도 클럽에서 밤새워 놀 수 있는 활력과 지구력이 여전히 남아 있으니 걱정할 것 없다. 그저 미친 듯 춤을 추다가 느닷없이 무대를 때려 부수고 싶다는 기분이 나지 않을 뿐이다. 대신 막춤을 추며 상대를 벽에 몰아붙일 뿐. 하지만 그 역시 과격한 일이니 조심하도록.

지방연소 경고!

오늘부터 26일까지는 운동하기가 수월해지고, 지방이 30% 더 연소된다! 이 시기의 에스트로겐과 프로게스테론이 체지방을 에너지원으로 쓰게 하기 때문이라고 한다.[3] 하지만 과자 한 봉지당 죄책감이 30%씩 줄어든다는데, 누가 언제 왜 그러는지가 무슨 상관이겠는가.

먹을거리 Diet

프로게스테론 때문에 밖에서 손쉽게 사먹을 수 있는 고칼로리 음식이 자꾸만 당긴다. 피자·치킨·스파게티·돈까스·아이스크림…… 칼로리를 생각하면 평생 먹지 말아야 하는데 도저히 그럴 수 없는 음식들 말이다. 하지만 먹을 때 최소한 마음만이라도 편해야 하지 않을까? 오늘은 그냥 그러려니 하자. 더구나 평소에도 당분과 염분, 탄수화물이나 지방을 좋아했던 사람이라면 오늘 절대 유혹을 뿌리칠 수 없을 것이다. 역시 그러려니 할 수밖에.

하지만 유혹에 넘어갔든 영양식을 고수했든, 여전히 서너 시간마다 허기를 느낄 것이다. 프로게스테론이 계속해서 혈당을 민감하게 만들기 때문이다. 심한 공복감을 달래지 않으면 짜증 나거나 어지럽고 두통이 생길 수도 있으니 틈틈이 챙겨먹자. 컨디션 조절에 도움이 될 것이다.

또한 프로게스테론이 소화력을 약화시키기 때문에 두통과 함께 변비와 치질 혹은 대하증을 앓을 수 있다. 이럴 때 섬유질식품은 약이나 다름없다. 분말 형태의 기능성제품을 섭취하거나, 섬유질이 풍부한 샐러드와 콩, 현미를 맛있게 요리해서 먹어보자.

day 15

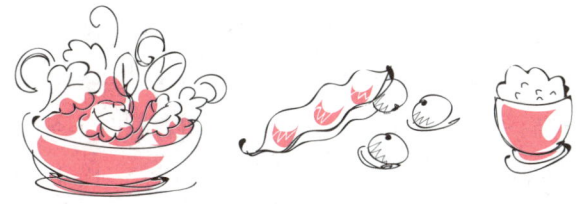

Day 16

본연의 모습으로

기분 Mood

오늘은 당신의 호르몬이 임신할 수 있는 기회가 끝난다고 믿는 날이다. (물론 이것은 공식적인 일정일 뿐이고, 모든 일에는 예외가 있는 법이니 콘돔을 늘 가까이 둘 것!) 따라서 에스트로겐과 테스토스테론은 남자를 만나라고 더 이상 유혹하지 않는다. 드디어 낡고 편안한 추리닝 차림으로 소파에 누워 만화책을 읽으며 시간을 보낼 수 있게 된 것이다.

여기서 핵심은, 남은 생리주기 동안 본연의 모습으로 되돌아간다는 사실이다. 중요한 문제를 살펴보거나, 목표를 점검하거나, 뜨개질이나 요리와 독서 같은 취미생활을 다시 시작하게 되는 것이다. 알다시피 생리주기 전반기 내내 남자사냥을 하느라 너무 바빴기 때문이다. 아무리 일상적인 생활이라 해도 분신술分

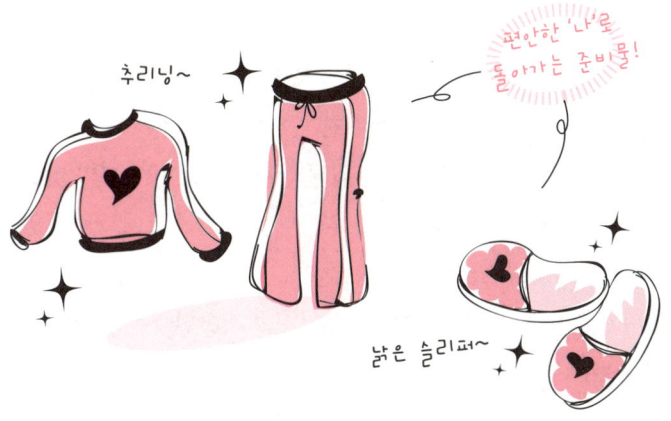

추리닝~

편안한 '나'로 돌아가는 준비물!

낡은 슬리퍼~

身術을 쓰지 않는 한, 양쪽 모두에게 열중할 수는 없는 거니까.

그리고 오늘은 호르몬 민감도와 복용하는 호르몬 피임약 종류에 따라 언짢은 기분을 느낄 수도 있다. 갑자기 흥분하거나, 자신에 대한 회의감이 깊어지거나, 우울함과 불안감을 느낀다거나 등등. 이러한 현상은 에스트로겐과 테스토스테론 금단증세 때문인데, 경우에 따라서 심하거나 약하게 경험한다고 한다. 하지만 어느 쪽이든 유쾌한 일은 아닐 테니 주의하는 것이 좋겠다.

또한 호르몬에 민감하지 않고, 피임약을 복용하지 않으며, 예비 생리전증후군에 시달리지 않는다 해도 에스트로겐과 테스토스테론 수치가 낮아지면 사색적이고 내성적으로 변하는 경향이 있다. 게다가 조용한 프로게스테론이 한몫 거들어 차분하고 침착한 기분을 선사하므로, 호르몬에 민감하다면 약간 우울해질 것이다.

day 16

프로게스테론은 호르몬 민감도와 상관없이 재미있는 짓을 하기도 한다. 바로 '애정으로 가득 찬 나날'을 일깨우는 것.[1] 즉 음식을 더 많이 준비하고, 애인을 위해 허브티를 끓이며(그가 맛있다고 말하기 전까지는, 생리전증후군 때문에 마구잡이로 사들였던 것 중 하나라고 말하지 말자), 앞으로 칩거하게 될 때를 대비해(곧 다가온다) 집을 좀 더 편안하게 가꾸고 싶어진다는 뜻이다.

확실한 세로토닌 촉진제

바닐라 향초를 켜거나, 바닐라 에센셜오일을 바르거나, 바닐라 추출물 냄새를 맡자. 연구에 따르면, 바닐라향을 맡기만 해도 세로토닌이 증가한다고 하니까!

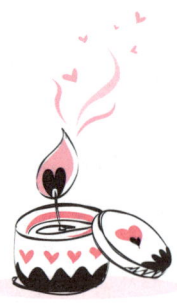

지적능력 Mind

어제부터 언어능력이 낮아지기 시작한 것처럼, 오늘부터는 기억력과 인식능력도 낮아지기 시작한다.[2]

사고력

어제의 절정상태에서 조금씩 낮아지기 시작한다. 하지만 그 차이는 아주 미미하다. 가령 새로운 요리의 레시피나 제품 사용설명서를 여러 번 읽게 될 때처럼, 어떤 일에 집중하려 할 때 문득 딴 데 정신이 팔릴 것이다. 평소에는 즉각적으로 내리던 결정들에 대해서도 좀 더 시간이 걸린다.

기억력
이름과 날짜, 사건들 대부분을 고스란히 떠올릴 만큼 여전히 기억력은 좋지만, 한두 가지 사소한 일은 잊을 수도 있다.

언어능력
프로게스테론 때문에 어제처럼 몇 번 말을 주저하게 되고, 지난 사흘 동안 그랬던 것처럼 어떤 낱말이 혀끝에서만 맴돌 뿐 입 밖으로 나오지 않는다. 하지만 말수가 줄어드는 것은 이러한 말실수 탓이 아니라 감소하는 에스트로겐과 테스토스테론 때문이다. 두 호르몬 수치가 낮아질수록 대화에 끼고 싶다는 생각이 사라지기 때문이다.

오늘 활발한 두뇌는?
🎧좌뇌에서 🎧우뇌로 논리적인 좌뇌에서 창조적인 우뇌로 한 발 더 가까워진다. 이 기간에는 우뇌와 좌뇌의 장점을 모두 활용할 수 있다. 이따금씩 상상력과 직관력을 발휘하면서도 실용적

인 면을 함께 고려한다. 다시 말하면 어떤 결정을 내려야 할 때, 인터넷으로 객관적인 자료를 철저히 검색하고 나서 다시 타로카드로 점쳐보고 싶은 충동을 느낀다는 뜻이다.

사랑 Romance
커플이라면........

당신의 애인에게 잠시 기쁜 소식이 있다. 자신을 사랑하게 만들다가도 자꾸만 다른 남자에게 눈길을 돌리게 하던 괘씸한 두 호르몬이 잠잠해졌기 때문이다. 지금은 오로지 그만이 세상에 존재하는 유일한 남자다.

그러나 좋은 일에는 마가 끼는 법! 한편으로 그에게서 탄식이 절로 나온다. 다른 남자에 대한 관심이 사라지는, 딱 거기까지만 에스트로겐과 테스토스테론이 줄어들었더라면 더없이 로맨틱하고 행복했을 텐데, 자신의 단점을 가려주던 은총도 함께 사라져 버린 것이다. 전과 달리 자신을 현실적으로 바라보는 당신이 얄궂을 뿐 어쩔 도리가 없다.

싱글이라면.....

혹시 오늘 아침 눈을 뜨자마자 경악하여 비명을 지르지는 않았는가? 아침햇살을 받으며 당신 옆에 누워 있는 꾀죄죄하고 땟국이 흐르는 남자, 도대체 누가 데려온 거지? 글쎄, 자세히 봤다면

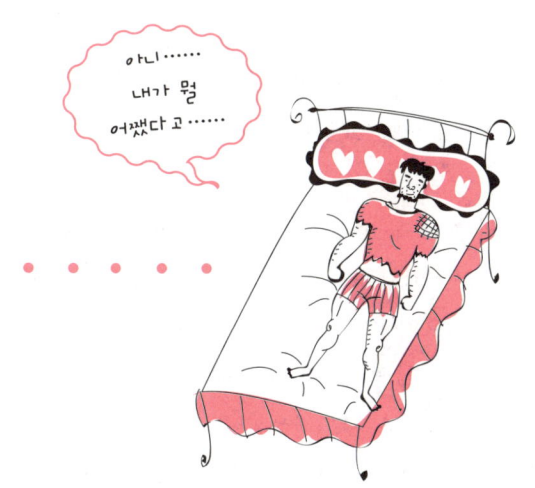

그 땟국이 근육 사이사이에 끼여 있다는 것도 발견했을 텐데? 지난 사흘 동안 각진 턱과 낮은 목소리의 건장한 그 매력남을 침대로 끌어들였던 사람이 누굴까? 자, 이제 기억이 난다면 마음을 가라앉히고 다음의 설명에 귀 기울여보라.

사실 비명이 터지고 숨이 턱턱 막히는 것도 무리는 아니다. 왜냐하면 그건 이제 가임기假妊期— 그리고 남자사냥 — 가 끝났다는 신호니까. 즉 오늘은 다시 말끔하게 면도한 얼굴로 나란히 앉아 여성잡지를 읽어줄, 좀 더 다정한 꽃미남에게 매력을 느낀다는 뜻이기도 하다. 설령 본드처럼 끈적이는 애정을 느끼게 해주는 옥시토신이 그 꽃미남에게 마음을 빼앗길 만큼 충분히 분비되지 않았다 해도, 정력남을 찾고 싶어지는 26일까지 시간은 충분하다. 그러니 생리주기 중반에 만난 땟국 흐르는 그 근육남을 내쫓을 생각이라면, 26일에 다시 한 번 행운을 시험해보라고 말한 뒤에 문을 닫도록.

만약 이미 그 땟국에게 '코가 꿰였다면' 당장 면도기, 남성용 향수와 무無 알코올 허브화장품을 사와서 그에게 쓰라고 말하자. 물론 그 터프가이는(코가 꿰였다고 하니 좀 더 듣기 좋은 호칭으로 바꿔주겠다) 투덜거릴 게 분명하니 당신이 인내심을 가지고 그에게 설명해주자. 부드러운 면을 보여준다면 남은 기간 동안 사이좋게 지낼 수 있을 거라고. 뭐라고? 바로 그렇게 해서 메트로섹슈얼이 탄생되었을 거라고?

섹스 Sex

테스토스테론은 성욕을 가볍게 진정시키는 지점까지 감소하고, 프로게스테론은 두뇌의 테스토스테론 수용체를 '틀어막기' 때문에 성욕을 자극하는 호르몬을 더욱 느끼지 못하게 된다. 그렇다고 해서 하루아침에 섹스에 대한 관심이 완전히 사라진다는 뜻은 아니다. 아직 정조대를 꺼낼 정도는 아니다. 그저 성적인 것들에 대한 강렬함이 사그라지기 시작했을 뿐이다. 예를 들어 전에는 에로틱한 생각이 눈을 한 번 깜빡일 때마다 떠올랐는데 지금은 두 번 깜빡여야 떠오른다거나, 전에는 단 몇 초만에 오르가슴을 느꼈는데 지금은 몇 분이 걸린다거나 하는 식이다. 점수로 비교하자면 10점 만점이었던 오르가슴이 오늘은 8, 9점 정도.

섹스에 대한 생각이 줄어드는 데에는 또 다른 이유가 있다. 생리주기 전반기와 달리 몸에 대한 자신감이 없기 때문이다. 후반기에는 에스트로겐과 테스토스테론이 줄어들면서 외모에 대한 자신감이 없어지고, 두 호르몬의 수치가 높았을 때에는 생각지도 않았던 흉터나 주름살 걱정이 많아진다. 게다가 프로게스테론이 증가하면서 자주 허기를 느끼고 식욕이 늘어나며 고칼로리 음식을 많이 찾는다. 그 때문에 몸무게가 엄청나게 늘어난 것 같은 기분이 든다.

진실은? 남자들에게 여자친구의 몸무게는 생각만큼 그리 중요한 문제가 아니다. 많은 설문조사에서 남자들은 깡마른 여자보다 통통한 여자를 좋아한다고 대답했다.[3] 더구나 이러한 설문조사는 아이스크림 회사의 의뢰로 이루어진 것도 아니다. 남자들은 그저 생리적으로 곡선미 있는 여자를 좋아한다.[4] 실제로 연구자들은 남자를 가장 흥분시키는 신체곡선을 정확히 지적하기도 했다. 엉덩이의 67%에서 80% 사이의 허리, 대략 골반 부위가 [5] 바로 그 곡선이다. 남성의 두뇌는 그곳에서 높은 출산능력과 강한 면역체계를 인식한다.[6]

하지만 단지 남자를 유혹하기 위해서만 프로게스테론이 식욕을 높이고 몸무게를 늘리도록 부추기는 것은 아니다. 몸에서 양육 시기를 대비해 지방을 축적하는 것이기도 하다. 수유기간에는

day 16

엉덩이와 허벅지의 지방을 이용해 모유를 공급하기 때문이다.[7]

더욱이 폐경기 때 몇 킬로그램쯤 더 살이 붙어 있으면 이행과정이 수월해진다. 이유는? 에스트로겐이 지방세포에 축적되어 있기 때문이다. 따라서 폐경기에 이르러 에스트로겐 분비가 중단된 여성은 지방의 에스트로겐을 이용해 폐경기 증상을 덜 심하게 겪는다.[8]

결론: 프로게스테론은 바보가 아니다. 그러니 몸에 좋은 과자를 선택해서 먹어라. 무엇 때문에 무조건 거부하는가? 포기하기에는 너무나 맛있다.

돈 Money

테스토스테론이 낮아져 은행에 10억쯤 있다는 자신감이 사라지고, 에스트로겐이 줄어들어 금전상태에 대해 전혀 낙관할 수 없는 지금, 어떤 소비욕구가 나타날까? 힌트를 달라고? 과소비의 반대말이 뭘까? (에헴) 답은 근검절약. (에헴)

자꾸 긁어대지 않으면 카드가 흐물흐물해질까 봐 걱정이라고? 그렇다면 저렴한 물건을 사거나 프로게스테론이 시키는 대로 고칼로리 음식에 돈을 쓰자.

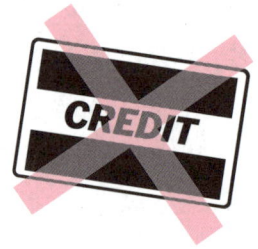

일 Career

변함없이 놀라운 협동정신을 발휘하는 당신. 어딜 가든지 누구에게나 귀염받을 만하다. 두뇌활동이 더뎌지고 있다고는 하지만, 슈퍼우먼 시기에서 사흘밖에 지나지 않았으니 벌써 어리벙벙해질 리가 없다. 아직도 좌뇌가 열심히 활동하고 있기 때문에 보고서 작성이나 자료분석 그리고 사실확인 같은 일에 훌륭한 실력을 발휘한다. 또한 상상력이 풍부한 우뇌 시기로 이행중이기 때문에 가끔씩 창조적인 직관력도 보여준다.

하지만 역시 최고의 은혜이자 혜택은 위기대처능력이다. 이 자리를 빌려 프로게스테론에게 감사하자. 이 호르몬은 스트레스에 대한 반응을 무디게 하여 어떤 상황에서도 냉정을 유지할 수 있도록 해준다. 다시 말해 중요한 고객의 예기치 않은 방문과 같은 비상사태에도 전혀 당황하지 않고 즉각 대처할 수 있다는 뜻이다. 누군가가 노르아드레날린 폭발버튼을 누를 경우만 제외한다면 말이다. 만약 당신이 사다놓은 간식을 누군가 몰래 먹어버렸다는 사실을 알게 된다면 냉정함이고 뭐고 무서운 복수를 꾀할 테니까.

기운 Energy

신나는 댄스음악보다는 차분한 클래식에 끌린다. 클럽에서 미친 듯이 플로어를 휘젓기보다는 편안한 산책을 즐기고 싶다. 하지만 여전히 밤새워 수다를 떨고도 다음 날 거뜬히 야근하고, 집에 돌아와 밑반찬까지 만들 만큼 힘과 지구력이 넘친다.

호르몬에 민감하다고? 그래도 정신없이 바쁜 하루를 무사히 버틸 만한 기운과 지구력은 갖고 있다. 다만 프로게스테론 때문에 늦은 밤까지 쌩쌩하지는 못하고, 9시 뉴스를 보다가 잠드는 정도?

먹을거리 Diet

이미 프로게스테론의 유혹에 넘어갔다고? 당분과 염분, 탄수화물과 지방, 영양가는 없으면서 쓸데없이 칼로리만 높은 음식들이 왜 이렇게 당기는 걸까? 앞으로 날이 갈수록 더 그런 음식이 먹고 싶어질 게 뻔하다. 곧 과자와 초콜릿이 찬장을 도배할 날이 닥쳐올 것이다.

그래도 어찌 다이어트를 포기할 수 있으랴. 어떻게든 프로게스테론이 부추기는 식욕을 거부하고 싶은 그 마음, 충분히 이해한다. 일단 고칼로리 음식부터 자제해보자. 식욕을 줄이는 데 도움을 줄 수 있을 테니까. 그래도 참을 수 없게 나쁜 음식들이 먹고 싶어진다면 10분간의 산책으로 배고픔을 잊어보자.

프로게스테론으로 인해 민감해진 혈당은 서너 시간마다 허기를 느끼게 한다. 이러한 공복감을 무조건 외면하게 되면 짜증이 심해지고 현기증과 두통으로 힘들어질 수도 있다. 그러니 틈틈이 간식을 챙겨먹거나 하루 대여섯 번의 가벼운 식사를 통해 혈당을 좀 더 안정적으로 유지하자.

또한 섬유질식품을 더 많이 먹도록. 섬유소가 풍부한 해조류나 샐러드 혹은 섬유질이 첨가된 과자를 먹자. 초콜릿쿠키보다는 맛이 없겠지만, 프로게스테론으로 인한 변비를 예방하는 데에는 도움이 될 것이다.

day 16

Day 17

현실 속으로

기분 Mood

연예정보 프로그램을 보기 전까지는 유명 연예인과 그들의 사생활을 까맣게 잊고 있었다고? 음, 인생의 중요한 문제도 그 잊혀진 스타와 비슷하다. 오늘 느닷없이 튀어나온 것만 같다.

핵심은, 이러한 문제들이 우선순위에 속하지 못하고 하위에 머물러 있어서 잊고 지내긴 했지만 언제나 존재하고 있었다는 사실이다. 그저 인식하지 못했던 것뿐이다. 생리주기 전반기에는 에스트로겐과 테스토스테론이 증가하면서 주위 사람과 사건들에 더 관심이 쏠렸기 때문이다. 하지만 14일부터 두 호르몬이 줄어들면서 인생을 좀 더 현실적으로 보기 시작했다. 그래서 지금은 현실을 원하는 대로가 아니라, 있는 그대로 보기 시작한다.

그 결과는? 꼴불견에다 덜떨어진 애인을 쫓아내야겠다고 마음먹는 것처럼 가벼운 결과일 수도 있고, 스스로 동성연애자라는 사실을 깨닫는 것처럼 심각한 결과일 수도 있다. 물론 힘든 깨달음도 있을 것이다. 가령 생리 때마다 나타나는 도벽. 이런 사실을 드러내는 것은 누구에게나 쉬운 일이 아니다. 하지만 생리주기 내내 낙천적인 생각만으로 모든 문제를 대충 얼버무리기만 한다면, 인생은 결코 발전하지 못할 것이다. 지금은 현실파악 시기로서, 상황을 개선하기 위해 조치를 취해야 한다.

다만 아쉬운 점이 하나 있다면, 오늘도 계속해서 예비 생리전증후군 금단증상을 느낀다는 것이다. 에스트로겐과 테스토스테론이 줄어들면서 발생하는 이 저주받은 증상은 두근거리는 심장과 극심한 우울, 눈물, 자신감 결여, 노르아드레날린 폭발의 위험이다. 하나같이 근심스러운 증세들뿐이지만, 그러나 금단증상이란 것은 충족되자마자 풀리는 간사한 존재다. 따라서 에스트로겐과 테스토스테론이 다시 증가하는 내일이 오면 예비 생리전증후군의 저주에서 벗어날 수 있을 것이다.

그러니 그때까지는 프로게스테론이 제공한 최상의 피신처인 집에 머무르며 안정을 취하는 것이 바람직하다. 더욱이 오늘은 생리주기 전반기 때와 달리 인테리어 프로그램을 보며 집을 새로 장식하거나, 하다못해 정리라도 하고 싶어지는 그런 날이니까.

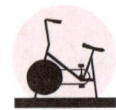 ## 확실한 세로토닌 촉진제

수영도 좋고 요가도 좋다. 어떤 식으로든 몸을 움직이자. 연구에 따르면, 실제로 모든 운동은 세로토닌을 증가시킨다고 한다.

지적능력 Mind

오늘의 두뇌활동 — 나쁘지는 않다. 오늘은 인식능력을 높이는 에스트로겐과 테스토스테론이 줄어들면서 두뇌능력이 중간수준으로 이동하는 날이니까. 따라서 두뇌활동도 22일까지는 평균치에 머문다. 좋아, 앞으로 6일 동안은 아무 문제 없다.

그렇다면 큰 프로젝트에 도전해보자. 애지중지하는 고양이가 영생을 누렸으면 좋겠다고? 참 꿈도 거대하다. 하지만 불치병에 걸린 고양이를 고쳐주고 싶은 마음은 충분히 이해할 수 있다. 자, 그럼 지금부터 고양이의 게놈지도genome map를 작성해볼까?

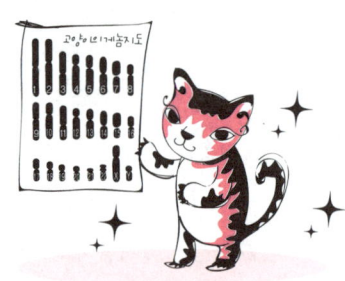

사고력

인식능력의 주기에서 중간쯤 해당하는 날이다. 여전히 집중력이 높고, 새로운 정보를 빠르게 흡수하며, 쉽게 결단을 내리는 등의 이점을 톡톡히 누릴 수 있다. 다만 호르몬 수치가 높았을 때에는 요리를 하면서 매니큐어도 바르고 일본어로 수다도 떨 수 있었지만, 솔직히 지금은 무리다.

기억력
슈퍼우먼에서 평범한 여자로 변신한 이후에도 당신은 여전히 날짜와 이름과 얼굴들은 기억하지만, 어떤 특별한 계획이나 약속은 곧잘 잊어버리곤 한다.

언어능력
프로게스테론 때문에, 머릿속에 떠오르는 말이 쉽게 입 밖으로 나오질 않는다. 오늘은 두 번 이상 말을 더듬는다. 이럴 수가, 점점 나빠지고 있군! 하지만 프로게스테론이 기운을 앗아가는 덕에 말수가 적어지니 좋은 점이 있기도 하다. 상대방의 말에 귀를 기울이는 모습도 나쁘진 않으니까. 게다가 그 상대방이 지금껏 당신의 수다에 밀려서 하고 싶었던 자랑을 참아왔던 사람이라면 얼마나 기쁘겠는가!

오늘 활발한 두뇌는?
🎧 좌뇌에서 🎧 우뇌로 세상은 늘 변한다. 소름 끼치던 애벌레는 아름다운 나비로 변신한다. 올챙이는 개구리가 된다. 마돈나는 두 아이를 둔 중년부인이 되었다. 마찬가지로 지금은 분석적

이고 논리적인 좌뇌에서 창조적이고 직관적인 우뇌로 바쁘게 이동중이다.

음, 그럼 어느 쪽이 좋은 걸까? 각각의 능력에 주목해보면 알 수 있듯이 둘 다 근사하고 매력적이다. 좌뇌 시기에는 가구치수를 밀리미터 단위로 잴 수 있고, 우뇌 시기에는 상대에게 벼르던 복수 방법을 100가지나 떠올릴 수 있다. 그렇다면 이동중일 때는? 행복하게도 두 세계의 장점을 모두 누릴 수 있다. 천재적인 직관력과 결합된 논리적인 지혜를.

사랑 Romance
커플이라면.......

불쌍한 당신의 남자. 폭락하는 에스트로겐과 테스토스테론 덕분에 작열하는 태양 아래 끌려 나온 흡혈귀 꼴이다. 드러나는 온갖 단점, 단점, 단점들! 당신뿐만 아니라 그 역시 더 이상 두 호르몬의 폭락에 대해 모른 척할 수가 없게 됐다. 이제 그가 할 수 있는 일이란, 낮아진 에스트로겐과 테스토스테론의 시험을 무사히 통과하는 일뿐이다. 쉽지는 않더라도 합격하면 후한 보상이 뒤따를 예정이라고 말해주자. 그때는 프로게스테론이 친절을 베풀어주라고 속삭일 테니까. 그래서 손수 특별요리를 해주거나, 심지어 떠먹여줄지도 모른다.

혹시 9일에, 애인에게 절대 리모컨을 넘겨주지 않겠다며 맹세했던 일이 기억나는지? 당신은 이렇게 말했었다 — 17일이 되면 리모컨을 비롯하여 식사 메뉴선택권 등등, 둘 사이에 필요한 결정권들을 너그러이 그에게 넘겨줄 것이라고. 결국 시간이 흘러 자기 주장이 강한 테스토스테론도 몰락의 길로 접어들어 예고했던 날이 오고야 말았다. 오늘 다시 리모컨과 온갖 결정권을 되찾은 애인에게 박수를.

싱글이라면........

에스트로겐과 테스토스테론은 왜 나를 떠난 것일까? 그때는 세상의 반이 남자고, 애인은 그저 주워담기만 하면 될 줄 알았는데. 이제 자신감은 사라졌고, 오늘은 그저 애인 없는 자신의 처지에 외로울 뿐이다. 그러나 좌절은 금물! 돌아오는 2일이면, 어떤 섹시스타가 결혼을 미룬 진짜 이유는 오로지 당신 때문임을 알게 될 테니까.

섹스 Sex

성욕이 심각한 수준까지 떨어지고, 성적 상상은 '18세 관람가' 등급이 아니라 '15세 관람가'에 머문다. 테스토스테론이 계속 하락하고, 프로게스테론이 '두뇌에 있는 테스토스테론 수용체 틀어막기' 작전에 열중하기 때문이다.

오늘 겨우 몇 차례 엄습하는 욕망의 불꽃에 몸을 던지기로 결심했다면, 애인에게 마음의 준비를 단단히 하라고 당부하자. 눈 깜짝할 사이에 끝나는 섹스는 그로서도 달갑지 않은 일일 테니까. 물론 오르가슴에 이를 수는 있지만, 생리주기 전반기보다는 다소 시간이 걸린다. 유두와 클리토리스의 민감도도 떨어진다. 시각, 소리, 냄새, 기분 나쁜 감촉에 쉽게 집중력까지 흐트러진다. 예를 들어 이틀 동안 자란 그의 턱수염이 뺨을 뚫고 광대뼈에 닿을 것처럼 느껴지는 식이다. 아이러니하게도, 절정에 이르는 시간이 오래 걸림에도 불구하고 에스트로겐이 줄어들었기 때문에 필요한 순간에 애액이 흘러나오는 속도가 느려진다. 따라서 참을성과 함께 보조윤활액을 준비해두는 센스도 필요하다.

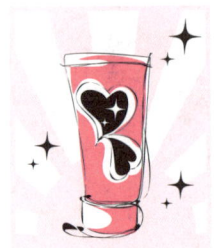

그렇다면 오르가슴 자체의 질은 어떨까? 그것은 여전히 느낄 가치가 있지만, 다만 "아! 아! 아!"가 아니라 "아!"에 그칠 뿐이다.

돈 Money

명품을 사기 위해 신용카드를 꺼내들었다고? 참아야 한다. 줄어드는 에스트로겐과 테스토스테론이 길길이 날뛰며 말릴 테니까. 미처 그 사실을 깨닫기도 전에 은행잔고에 대한 걱정과 죄책감이 기마부대처럼 행군할 것이다. 기마부대의 이름이 궁금하다면 선

두에서 펄럭이고 있는 깃발을 들여다보라. 보이는가? '빚더미.'

그러나 '빚더미' 기마부대가 아무리 무섭다고 해도 새 옷이나 화장품, 머리손질을 포기하기란 쉽지 않다. 최소한 에스트로겐과 테스토스테론이 줄어들어 외모에 대한 불안감이 고조되는 동안에는 절대 포기할 수 없다. 지금은 죄책감보다는 여드름 제거가 더 중요할 때다.

일 Career

일이 지겨워도 월급이 나오는 한은, 출근할 만한 가치가 있다고 생각했다.

솔직히 말하자면 목구멍이 포도청인 데다, 쥐꼬리만 한 월급이라도 붙들지 않으면 쇼핑과는 영영 작별해야 하므로 애써 자위했던 것뿐이지만, 어쨌든! 그렇게 믿었다. 하지만 지금 냉정하게 현실을 직시하건대, 그건 전부 에스트로겐과 테스토스테론이 조작한 정보에 불과했던 것이다. 도대체 어디에 출근할 만한 가치가 있다는 걸까? 뼈 빠지게 야근해봤자 그저 눈 밑의 다크서클만 짙어질 뿐이다. 동료직원이 상사의 뒷담화를 할 때 정중한 미소를 지으며 "그럴 수도 있겠죠" 하는 일 따윈 더 이상 없다. 맞장구를 치며 휴게실로 나가 더 신나게 씹자고 하면 모를까.

하지만 직장이 아무리 넌더리 나게 싫어도, 신기하게도 업무에는 아무 지장이 없다. 여러 가지가 이유가 있겠지만, 일단 좌뇌에서 우뇌로 이행하는 중이기 때문에 보고서와 자료에 대한 뛰어난 분석실력을 보인다거나, 창조적인 해결책과 기막힌 아이디어를 생각해낼 수 있어서 그럴 것이다.

또 테스토스테론이 감소하면서 일을 주도하거나 결정을 내리는 데에는 관심이 없어지고 다른 사람의 명령을 받는 게 도리어 편안하게 느껴지는 것도 무시 못할 이유 중 하나일 것이다. 누군가 노르아드레날린을 건드리지 않는 한은, 기분 좋게 팀워크에 충실할 수 있기 때문이다.

그런 데다 오늘따라 진심으로 이야기를 경청하는 당신에게 팀원들은 후한 점수를 줄 것이다. 사실 프로게스테론 때문에 말수가 줄어들고 먼저 대화를 끌어내지 않는 것뿐이지만 그 사실을 누가 알겠는가!

기운 Energy

좋다, 부인하지 말자. 여전히 기운과 지구력이 있다. 하지만 에스트로겐과 테스토스테론이 줄어들고 프로게스테론이 그 조용한 영향력을 계속해서 행사하기 때문에, 24시간 내내 움직일 만큼 커다란 열정과 활력은 없다. 물론 여전히 일상적인 일은 해낼 수 있다. 하지만 퇴근 후 회식자리에서 계속 하품을 할지도 모른다. 반면 호르몬에 민감하다면 이럴 때 유리하다. 몸에서 샘솟는 활력을 느낄 수 있을 테니까.

이럴 때 철분이 풍부한 음식을 섭취하고 10분 정도 낮잠을 자면 온종일 체력을 유지하는 데 도움이 된다. 하지만 회식은 다음으로 미루는 편이 낫다.

먹을거리 Diet

프로게스테론의 식욕에 굴복하는 건 섹스를 하고 싶다는 충동에 굴복하는 것과 같다. 일단 굴복하면, 더 많이 원한다. 다른 장소, 다른 사람, 그리고 다른 종류의 콘돔.

다이어트중이기는 하지만 당분과 염분, 탄수화물과 지방, 가공식품들을 먹기 시작했다고? 또다시 식욕을 주체할 수 없을 것 같다면 10분 정도 산책을 하자. 10분간의 산책만으로도 종일 무언가를 먹고 싶다는 욕망에서 어느 정도 벗어날 수 있을 테니까. 그리고 프로게스테론은 식욕뿐만 아니라 혈당과 변비에도 영향을 미치므로 각별한 주의가 필요하다. 브로콜리나 양배추처럼 섬유질이 풍부한 야채를 살짝 데쳐 간식으로 틈틈이 챙겨먹으면, 안정적인 혈당과 변비예방 그리고 공복감 해소까지 일석삼조의 효과를 거둘 수 있다. 만약 야채를 싫어한다면 생과일을 껍질째 먹어보자. 특히 사과와 귤의 껍질에는 수용성섬유질 '펙틴'이 다량 함유되어 있으므로 야채를 잘 먹지 않는 사람들에게 제격이다.

Day 18

예비 생리전증후군에서 해방

기분 Mood

오늘은 어느 정도 예비 생리전증후군 증상이 사라진다 — 아, 정말 알고 싶은 건 이게 전부다.

그래도 계속 읽고 있다면…… 그리고 이러한 변화가 일어날 때까지는 계속해서 느닷없이 찾아오는 에스트로겐과 테스토스테론 금단증상 — 불안, 초조, 우울, 자신감 부족 — 을 겪게 된다. 그리고 노르아드레날린 때문에 차가 막히거나 컴퓨터가 다운될 때마다 여전히 화를 터뜨릴 것이다.

그렇지만 일단 에스트로겐과 테스토스테론이 증가하면 금단 증상과 작별할 수 있다. 그런데 이 두 호르몬이 상승하기 시작했는지 어떻게 알 수 있을까? 종일 단 한 번도 기분변화가 없었거나, 어지간한 일에 화를 내지 않았다면 그게 바로 상승했다는 증거다.

    그러나 거기까지. 에스트로겐과 테스토스테론이 다시 증가해 기분을 안정적으로 만들어주긴 하지만, 생리주기 전반기 때 느꼈던 엄청난 에너지를 선사하지는 못한다. 이것은 두 호르몬의 잘못이 아니라, 프로게스테론이 지난 며칠간 난자가 수정될 경우를 대비해 자궁을 보호하려 하기 때문이다. 프로게스테론은 당신이 롤러코스터나 번지점프처럼 위험한 모험을 하지 못하도록 최선을 다한다. 대신 집에서 케이크를 굽거나, 목도리를 짜거나, 최신음반을 들으라고 간곡히 권유하는 것이다. 혹은 반드시 외출해야 할 일이 생긴다고 해도, 새로운 남자를 찾아 헤매는 파티는 모두 피하고 친한 친구들이나 가족과 함께 하기를 바란다.

지적능력 Mind

오늘 두뇌활동은 토크쇼에 출연한 배우의 경력과 비슷하다. 완전히 최정상에 있는 것은 아니지만, 아직 바닥까지 떨어진 것도 아니다.

사고력

속눈썹을 늘어뜨리고 오랜 시간 집중하는 당신. 사실 프로게스테론의 차분한 속성 때문이지만 사람들 눈에는 놀라운 집중력으로 보여진다. 그러므로 머릿속은 옆집남자에 대한 작업방법 구상으로 바쁘다 해도, 겉으로는 차분하게 미소지으며 아무도 눈치 채지 못하도록 하자.

기억력

지난 며칠 동안 알게 된 이름과 세세한 사항들은 기억할 수 있지만, 여전히 안경과 열쇠를 둔 위치는 가물가물하다.

언어능력

여러 번 말을 더듬긴 하지만 뭐 어떤가? 이것저것 얘기를 늘어놓고 싶은 기분도 아닐 텐데. 이 모든 게 프로게스테론이 증가해서 생긴 현상들이다. 말을 더듬는 것도, 별로 얘기하고 싶지 않은 것도.

오늘 활발한 두뇌는?

🎧 좌뇌에서 🎧 우뇌로 20일이 다가오면서 우뇌의 영향이 더욱 강해진다. 물론 논리적인 좌뇌도 아직 영향력을 행사하고 있는 상태. 덕분에 논리적인 좌뇌와 창조적인 우뇌가 어우러져 머릿속

은 독창적인 방법들로 가득하다. 어떻게 하면 나만의 독특한 계란말이를 개발할 수 있을까, 휴대폰 음성사서함 녹음을 어떻게 해야 튄다는 소리를 들을 수 있을까 등등.

사랑 Romance
커플이라면........

어제 현실을 파악하면서 둘 사이의 문제를 알게 되었다고? 그렇다면 오늘은 프로게스테론 민감도에 따라 그 문제에 대한 반응이 나올 차례다.

프로게스토론은 호르몬에 민감하지 않은 사람에게 조용하고 차분한 기분을 선사해준다. 그래서 둘 사이의 문제가 심각하지 않다면(알고 보니 그가 도박중독자이거나, 예전에 많은 여자들을 농락했던 파렴치한이 아니라면) 크게 신경 쓰지 않을 것이다. 문제가 엄연히 존재하긴 하지만 '이 세상에 완벽한 관계가 어디 있겠어'라고 관대하게 생각한다.

반면 호르몬에 민감하다면 프로게스테론 때문에 우울해져서 아주 사소한 일에도 실망하게 될 것이다. 가령 그가 사흘씩이나 속옷을 갈아입지 않고도 당당한 미소를 보낸다면, 그것은 반드시 헤어져야 할 이유다. 또한 그가 식탁에 음식 차리는 것을 도와주지 않는다면, 페미니즘의 이름으로 그 행동을 단죄해야 할 것 같다.

역시 제일 바람직한 경우는 아무 문제 없는 커플이다. 둘 사이가 좋다면 프로게스테론은 애인에게 다정히 대해주라고 속삭인다. 그래서 그에게 비타민을 챙겨주고, 영양식을 만들어주고, 작은 상처에 미니반창고를 붙여 '호오~호오~' 입김까지 불어주게 만들 것이다.

게다가 테스토스테론이 다시 늘어나고 있음에도 불구하고, 당신은 여전히 그가 주도권을 가지고 있도록 해준다. 이것은 그의 착한 행동에 대한 보상이라기보다는, 단지 프로게스테론이 통제욕구를 높이는 테스토스테론을 억제하기 때문일 뿐이다. 하지만 그가 계속해서 속옷을 자주 갈아입고 쓰레기 분리수거를 잘할 수 있도록, 그에게는 보상이라고 말해도 좋다.

싱글이라면........

에스트로겐과 테스토스테론이 증가하기 시작하면, 일단 걱정이 줄어든다. 얼마나 다행스러운 일인지 모른다. 사실 지난 며칠간 예비 생리전증후군에 시달리면서 앞으로 애인이 생기지 않을까 봐 얼마나 걱정했던지. 덕분에 결혼정보회사에 가입하려던 계획을 잠시 미룰 수 있다.

섹스 Sex

오늘 테스토스테론이 증가하긴 하지만, 프로게스테론은 포르노

사이트를 차단하는 청소년보호 프로그램과 같다. 그래서 테스토스테론 수치가 높았던 전반기처럼 섹시하다는 기분이 들지 않는다. 그 결과 성욕이 낮고, 유두와 클리토리스가 민감하지 않으며, 오르가슴을 느끼는 데 시간이 더 걸리고, 테스토스테론 수치가 높았던 시기에 비해 오르가슴의 강도도 낮다.

하지만 그렇다고 오르가슴을 포기할 수는 없는 일이니 테스토스테론 촉진제를 이용하여 돌파구를 마련해보자. 카페인, 불 보듯 뻔하게 이길 게임, 자신에게 유리한 경쟁…… 무엇이든 좋다. 그리고 증가하는 프로게스테론에 민감하지 않다면 와인을 마셔보는 게 어떨까? 기분이 우울할 때, 알코올이 다소나마 치유 효과가 있다는 것은 널리 알려진 사실이다. 하지만 어디까지나 기분전환에 그칠 따름이니 큰 기대는 하지 말자. 프로게스테론이 테스토스테론 작용에 필요한 수용체를 워낙 단단히 틀어막고 있기 때문에, 알코올로서도 낮아진 성욕을 부추기기엔 역부족이다. 그래서 뭔가 조금 효과가 있는 것 같기는 해도 결정적인 위력을 발휘하지 못한다는 생각을 하게 된다. 어쩌면 섹스를 방해하는 프로게스테론을 온종일 욕하고 싶어질지도 모르겠다. 하지만 본래 프로게스테론이 그러한지라 욕해본들 성격만 나빠질 뿐이니, 차라리 그 시간에 적으나마 성욕을 일으키는 편이 현명하리라.

day 18

돈 Money

지금은 씀씀이를 놓고 세 호르몬이 한 판 게임을 벌이는 중이다. 물론 세 호르몬이라고 해봤자 에스트로겐과 테스토스테론이 한 패이므로 두 호르몬 對 프로게스테론이라고 해야 옳다. 그렇다면 결과는? 소비를 좋아하는 에스트로겐과 테스토스테론이 늘어나기는 하지만, 지갑을 소비로부터 보호하고 싶어하는 프로게스테론도 만만치 않아서 결국 무승부로 끝난다. 하지만 승부와 상관없이, 에스트로겐과 테스토스테론이 줄어들었을 때 만큼 큰 걱정이나 죄책감이 느껴지지 않기 때문에 평소 찜해두었던 예쁜 핑크색 베르사체 핸드백을 사게 될 가능성이 높다.

일 Career

여전히 좀 더 현실적인 관점에서 직장을 바라본다. 어떻게 영업부 직원이면서 저토록 지독한 입 냄새를 풍길 수가 있을까? 뭐든 다 아는 척하는 거만한 상사가 애인찾기 사이트에 올린 프로필은 온통 거짓말투성이다.

하지만 섣불리 판단하지는 말도록. 프로게스테론의 민감도에 따라 직장 내 문제에 대한 반응도 달라지니까 말이다.

프로게스테론에 민감하지 않다면, 차분해져서 덤덤하게 대처한다. 문제가 있다는 사실은 인정하지만, '흠 없는 직장이 어디 있나?'라고 생각한다.

프로게스테론에 민감하다면, 우울해져서 깊이 실망한다. 1주 전에 왜 자신이 연봉인상이나 승진을 원했는지조차 이해할 수 없다.

이렇듯 호르몬 민감도에 따라 기분이나 상황이 달라지긴 하겠지만, 어쨌든 직장에서 당신은 중요한 역할을 하는 사람이다. 여전히 좌뇌에서 우뇌로 이행하고 있기 때문에 논리적인 업무와 창조적인 아이디어, 두 마리 토끼를 잡을 수 있을 테니까.

또한 테스토스테론이 증가하고는 있지만, 생리주기 전반기처럼 리더십을 발휘할 만큼은 아니기 때문에 결정을 내리는 다른 사람과 한 팀으로 일하는 것을 좋아한다. 그리고 에스트로겐이 상승하면서, 동료가 아무리 짜증 나는 짓을 해도 노르아드레날린 폭탄을 터트리지 않는다.

기운 Energy

오늘은 기운을 돋우는 에스트로겐과 테스토스테론 수치가 올라간다. 하지만 그건 차분한 프로게스테론도 마찬가지다. 그 결과? 정신없이 바쁜 하루를 버텨낼 인내심이 생긴다. 그저 그 속도가 노곤한 거북이 수준일 뿐이지만.

호르몬에 민감하다고? 그렇다면 프로게스테론 때문에 차분하고 나른해질 것이다.

먹을거리 Diet

프로게스테론은 "당분과 염분, 탄수화물과 지방이 많이 들어간 음식들은 맛있어. 너는 그걸 원해. 간절히 그걸 원해"라고 속삭인다. 이런 악마의 속삭임에 넘어가면 헤어나지 못할 것이 뻔한데 이를 어쩐다. 정말이지 너무 맛있고 달콤한 유혹이다. 하지만 성자聖者들이 겪었던 고난에서 깨달을 수 있듯, 뿌리치기가 어려운 유혹일수록 일단 뿌리치고 나면 의외로 쉽게 시들해지는 법이다.

그런데 이미 늦었다고? 저런. 그럼 최소한 패스트푸드만은 먹지 말자. 제일 좋은 방법은 지방덩어리인 과자를 멀찌감치 밀어놓는 것이고, 간단한 스트레칭이나 10분 산책도 추천할 만하다.

그리고 프로게스테론 때문에 민감해진 혈당을 고려하여 대여섯 번 정도로 나누어 식사를 하거나, 현기증에 대비해 서너 시간마다 간식을 먹자. 또한 프로게스테론의 영향을 받는 변비를 예방하기 위해서 보리빵 샌드위치나 기능성 섬유질제품을 섭취하는 것도 잊지 말도록.

많은 소금, 적은 붓기

이 무슨 불길한 말인지! 프로게스테론은 짭짤한 간식 — 버터로 범벅된 팝콘이나 짭조름한 과자, 프렌치프라이 — 이 당기게 한다. 그런데 하얀 소금을 한 알갱이 먹을 때마다 몸이 복어처럼 퉁퉁 붓는다니 어쩌면 좋을까? 방법은 간단하다. 바닷소금으로 바꾸면 문제 해결! 바닷소금은 화학구조가 다르기 때문에 식탁용 소금만큼 붓기를 유발하지 않는다.[1]

Day 19

미뤄두었던 문제를 해결하자

기분 Mood

오늘은 에스트로겐과 테스토스테론이 상승곡선을 타고 있는 중이다. 어쩐지 기분 좋은 소식이 가득할 것 같지 않은가? 당장 메신저부터 확인해보자. 하지만 접속중인 친구들과 술약속이라도 잡을 예정이라면 일단 클릭했던 마우스부터 치울 것. 그리고 달력을 보도록. 지금은 19일, 에스트로겐과 테스토스테론이 신나게 파티를 즐겼던 1일부터 13일이 아니다. 두 호르몬이 전보다 늘어나긴 했지만, 아직은 프로게스테론이 갑자기 들이닥친 부모님처럼 감시의 눈초리를 번득이는 날이다.

프로게스테론은 왜 그리도 고지식한 걸까? 별로 이상한 일은 아니다. 프로게스테론은 자궁에 있어 부모님이나 다름없으니까. 과학적으로 설명해보자면, 프로게스테론은 수정이 이루어졌을 경우에 자궁내막을 두껍게 하여 난자가 안전하게 보호받을 수 있는 환경을 만들어준다. 뿐만 아니라 클럽에서 춤을 추다가 다치지 않도록 세심한 신경을 기울이기도 한다. 때문에 프로게스테론의 입장에서 보면, 당신이 집에서 영양식을 먹으며 난자를 안전하게 지킬 때처럼 기쁜 일이 없다.[1] 그건 당신뿐만 아니라 태아에게도 더할 나위 없이 바람직하니까. 만약 영양식을 먹는 것이 무리라면, 소파에서 과자를 오물거리기만 해도 프로게스테론은 흡족해할 것이다.

그렇다고 해서 프로게스테론이 당신을 집에만 머무르게 한다고 착각하진 말자. 그저 차분한 기운을 불어넣고, 끊임없이 허기지게 만들어 집으로 몰아넣을 뿐이니까. 그래서 호르몬에 민감한 사람이라면, 차분함이 심해져 우울해지고 자신감이 없어지며 울고 싶어질 수도 있다. 하지만 프로게스테론은 퇴근한 당신을 클럽이 아닌 집으로 무사히 돌려보냈다는 사실에 뿌듯해한다.

그렇다면 늘어난 에스트로겐은 어디서 무얼 하고 있는 걸까? 왜 이런 상황에서 아무 일도 안 하는 것일까. 천만의 말씀! 사실 에스트로겐은 더없이 좋은 선물을 준다 — 행복한 호르몬 세로토닌. 이름부터 느낌이 좋은 이 호르몬은 또한 가장 뛰어난 노르아드레날린 폭탄 제거반이기도 하다. 다시 말해 세로토닌이 분비되면 성질 고약한 노르아드레날린이 줄어들어 훨씬 기분이 좋아진다는 뜻이다.

그러니까 더 이상 애인에게 숨어 있지 말고 나와서 함께 텔레비전을 봐도 괜찮다고 말하자. 그리고 갓 구운 시나몬빵을 가져오라고 부탁하자.

지적능력 Mind

에스트로겐과 테스토스테론이 증가하지만, 아직 두뇌활동이 뛰어나게 활발한 수준은 아니다. 얌전한 프로게스테론이 에스트로겐과 테스토스테론의 영향을 억제하고 있기 때문이다. 하지만 프로게스테론을 비난하지는 말자. 사실 당신을 침착하고 다른 사람의 이야기에 경청하는 모습으로 꾸며주는 것이 다 누구 덕분인가(겉으로는 진지하게 귀를 기울이고 있지만, 속으로는 가게에 가서 진열창에 놓인 도넛을 고르느라 정신없는데 말이다)? 모두 칭찬받을 만한 프로게스테론 덕분이 아니겠는가.

사고력

집중력과 학습능력 그리고 결정능력이 평균치인 지금, 몇 가지 일은 쉽게 처리할 수 있다. 가령 시험이나 보고서, 사다리게임을 하는 새로운 방법들. 하지만 보드게임에서 이기려면 좀 더 노력을 기울여야 할 것이다.

기억력

어중간한 기억력이 오히려 문제가 될 수도 있다. 기억력이 형편없어지는 28일이 가까워지면 무슨 말인지 이해할 수 있을 것이다.

언어능력

조용한 프로게스테론 때문에 수다 떨고 싶은 생각이 없다. 그런데 과연 그게 전부일까? 프로게스테론이 만들어낸 변명거리는 아니고? 아마도 프로게스테론은 자신이 늘어날수록 자꾸 말을 더듬게 된다는 사실을 숨기고 싶었을 것이다.

오늘 활발한 두뇌는?

🧠 좌뇌에서 🧠 우뇌로 프로게스테론이 계속해서 자기 반성적인 우뇌 시기로 몰아가면서 그동안 해결을 미뤄뒀던 문제와 걱정거리가 튀어나오기 시작한다. 공부가 더 하고 싶다든지, 내 사업을 시작할 수 있을까 의심스럽다든지, 또는 애인과 결별해야 할 이유가 자꾸만 눈에 들어온다든지 하는.

에스트로겐 수치가 높았던 시절에는 문제가 있더라도 이렇게 심각한 수준은 아니었는데, 오늘은 온통 생각할 일들뿐이다. 그렇다고 행동에 옮길 만한 자신감이 있는 것도 아니어서 그저 게으른 테스토스테론 때문에 생각만 급급할 따름이다. 다소 암담한 상황일 수도 있지만 앞으로 남은 주기 내내 이러한 문제와 걱정거리가 떠나지 않을 예정이므로, 해결해야 할 문제가 있다면 서두르는 것이 좋겠다. 더구나 오늘부터 22일까지는 에스트로겐과 테스토스테론이 높아지면서 기분이 안정되는 시기이기도 하니까. 생리전증후군이 나타나는 23일이 다가오면 문제가 더욱 크고 버겁게 느껴질 테니 서두르자.[2]

사랑 Romance
커플이라면........

자기 반성적인 우뇌는 곰곰이 생각하기를 좋아한다. 그래서 프로게스테론이 제출한 보고서, 즉 1일부터 13일까지 에스트로겐과 테스토스테론이 감춰주었던 애인의 단점을 낱낱이 파헤친 보고서를 읽으며 골몰하고 있다. 하지만 예리한 프로게스테론도 그다지 객관적인 성격은 아닌지라 자신에게 민감한 사람과 그렇지 않은 사람으로 나누어 보고서를 작성한 모양이다. 애인으로서는 욕을 해주고 싶은 상황이 아닐 수 없다.

① 민감하지 않은 사람의 경우: 온화한 프로게스테론 덕분에, 감전될까 봐 무서워하는 애인 대신 전구를 갈아준다. 단점이 단점으로 보이지 않고 그냥 단순히 성격이나 특징쯤으로 느껴진다. 스스로 고생을 자처하는 콩깍지가 씌었다.

② 민감한 사람의 경우: 울적한 프로게스테론 때문에 아무리 사소한 단점이라도 구제불능처럼 느껴진다. 애인의 단점을 고치

느니, 차라리 다른 남자를 만나는 게 백번 나은 듯하다. 단점이 단점에서 머무르는 게 아니라 치명적인 결별의 이유로 발전한다. 콩깍지는 고사하고, 평범한 수준의 안경(제 눈에 안경)조차 벗겨질 듯 말 듯 한다.

그리고 보고서 말미의 추가사항. 애인에게 아무 흠이 없다고? 미리 알려주지 않아도 생일이나 기념일을 모두 기억한다고? 몇 주 전부터 생일선물을 고민한다고? 게다가 다른 남자를 칭찬해도 맞장구를 쳐준다고? 그렇다면 프로게스테론은 당신에게, 애인을 위해서 따끈한 수프를 끓이거나 셔츠를 다림질해주라고 시킬 것이다. 어쩌면 코까지 풀어주라고 할지도 모른다. 또한 프로게스테론이 테스토스테론을 계속해서 차단하기 때문에, 통제하고픈 욕망이 낮아져서 그에게 많은 결정권을 주게 된다. 그러니 그에게 새로운 벨소리를 선택하거나 토스트에 바를 크림치즈를 고르라고 했다면 나중에 가서 딴소리하지 말자.

싱글이라면.......

옆에 고양이 일곱 마리와 개 세 마리가 있어도 여전히 누군가를 보살펴주고 싶다고? 그렇다면 지금은 프로게스테론이 팔 걷고 나서서 연인을 갈망하게 할 때다.

섹스 Sex

섹스 생각이 별로 없다. 유두와 클리토리스의 민감도가 많이 떨어지기 때문이다. 또한 테스토스테론 수치가 높았던 시기에 비해 오르가슴까지 도달하는 시간이 오래 걸리는 것도 무시 못할 이유 중 하나다. 그러나 가장 결정적인 이유는, 오르가슴에 도달한다고 해도 생리주기 전반기에 느꼈던 절정과 비교했을 때 그 발꿈치도 못 따라간다는 사실이다. 상황이 이런데도 콘돔을 꺼낼 이유가 있을까?

그렇다. 모든 것은 상대적이다. 생리주기 전반기에는 오르가슴이 디즈니랜드 같았다. 크고, 대담하며, 하늘을 나는 것 같았다. 하지만 지금은 이미 미키마우스와 신나는 시간을 보냈기 때문에 더 이상 시시한 동네 놀이동산에는 관심이 없다. 따라서 오르가슴도 전처럼 강렬하지 않다. 하지만 오해하지 말도록. 비록 예전 같지 않다 해도 오르가슴은 여전히 평범한 수준이니까. 다만 최고치와 비교하자면 불만스러울 수도 있다는 얘기다. 게다가 주기적으로 느끼는 오르가슴은 — 자위로 인한 것이든 섹스파트너를 통한 것이든 — 건강에도 좋다. 거짓말이 아니다! 오르가슴은 숙면을 유도하는 옥시토신과 스트레스를 감소시키는 도파민, 그리고 에스트로겐까지 분비한다.[3] 물론 분비량이 많을수록 기분은 더욱 좋아진다!

돈 Money

생리주기 전반기에는 에스트로겐과 테스토스테론이 증가하는 바람에 쇼핑을 즐기다 파산할 뻔했다. 프로게스테론이 때맞춰 강력하게 억제했기에 망정이지, 그대로 즐겼더라면 어떻게 되었을지 상상하고 싶지도 않다. 그리고 그 이후엔 에스트로겐과 테스토스테론이 프로게스테론에게 권력을 내어주면서 한동안 근검절약하는 생활이 이어졌다.

그러나 오늘 어디선가 달콤한 속삭임이 들려온다. "청구서 따위는 신경 쓰지 마." 짐작하는 대로 증가한 에스트로겐과 테스토스테론의 유혹이다. 그래도 어쨌든, 명품을 사러 백화점에 가고 싶은 기분이 들지는 않을 것이다. 아직까지는 프로게스테론이 충동을 억제하고 있는 중이니까. 하지만 프로게스테론 때문에 무언가를 사랑하고 돌보아주고 싶은 마음이 강한 상태이므로, 집 안을 아늑하게 꾸미는 데 필요한 주방용품이나 인테리어 소품에 대해서라면 신용카드의 안전을 보장 못한다.

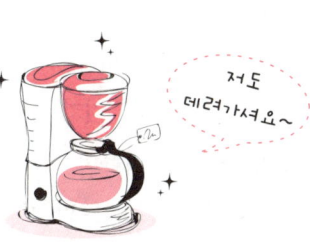

day 19

일 Career

어제와 마찬가지로 유능한 당신. 창조력, 작문실력, 협동정신이 좋아지면서 신제품이나 새롭게 개발할 분야, 프로젝트 등을 제안할 것이다. 그리고 어제보다 철저히 인생을 현실적으로 바라본다는 점도 주목할 만하다. 어제는 회사에 대한 불만을 찾아낸 뒤 호르몬에 둔감한 사람일 경우 그냥 묵묵히 참는 수준에서 끝났지만, 오늘은 침착하게 문제점을 인정하고 자신의 능력과 비교해보기도 한다. 어떻게 결론을 내리겠는가? 자신의 자리에서 모든 것을 감당할 수 있다고 생각하는가? 아니면 생각을 마치기가 무섭게 구인구직 사이트를 찾아볼 것인가?

전자를 선택한 당신은 호르몬에 둔감한 사람이다. 힘내어 열심히 일해라. 후자를 선택한 당신은 호르몬에 민감한 사람이다. 상사에게 들키지 않도록 조심하며 사이트를 뒤져라.

기운 Energy

호르몬에 민감하지 않다면, 프로게스테론이 증가하면서 맥이 빠진다. 에스트로겐과 테스토스테론이 꾸준히 늘어나고 있기는 하지만 두 호르몬이 주는 실질적인 도움이라고는, 그저 프로게스테론이 시리얼을 먹다가 잠들 정도로 기운을 빼앗아가지 못하도록 막아준다는 것뿐이다.

호르몬에 민감하다면, 증가하는 에스트로겐과 테스토스테론에게서 받는 도움은 더욱 줄어든다. 그래서 프로게스테론 분비량이 늘어날수록 더 피곤해진다. 더 피곤하다고? 그렇다, 점점 더 피곤해진다. 정말인지 확인해볼 만한 힘조차 없을 정도로.

먹을거리 Diet

프로게스테론의 자극을 받아 당분과 염분, 탄수화물과 지방, 기분전환용 음식이 못 견디게 먹고 싶다면 어쩔 수 없다. 먹는 수밖에. 하지만 일단 먹기 시작하면 양을 조절하기가 어렵기 때문에 신중하게 생각해야 한다. 자제하기 힘들다면 먹기 직전에 거울을 한번 들여다보는 것도 좋은 방법일 수 있다. 그리고 오늘도 변함없이 잊지 말아야 할 세 가지. 섬유질식품의 다량 섭취, 서너 시간마다 가벼운 간식 먹기, 10분간의 산책. 만약 보리빵에 질렸다면 섬유소가 풍부한 야채로 샐러드를 만들어도 좋고, 산책 나가기가 귀찮다면 요가비디오를 보며 쉬운 동작을 따라해보는 것도 좋다.

day 19

Day 20

우뇌로 전환

기분 Mood

드디어 논리적인 좌뇌에서 창조적인 우뇌로 이행 완료! 제법 머나먼 여정이었는데, 언제부터 시작했는지 기억할 수 있을까? 생리주기 후반부에 접어들었던 날, 14일이다. 그리고 오늘, 드디어 프로게스테론의 지시 아래 논리적이고 분석적인 좌뇌가 정서적이고 창조적인 우뇌에게 자리를 물려주었다. 이제 앞으로 2주 동안 이성보다 감성이 우대받고, 실용성보다 느낌에 의지하며, 육감과 직감을 신봉하는 시기가 도래한 것이다. 마이클 잭슨이 천 번이나 성형수술을 했다고 한들 이보다 더 중대한 사건일 수 있을까? 적어도 자기 자신에게 있어서는 말이다.

그리고 우뇌가 대세를 잡았든 좌뇌가 물러났든(같은 말이다) 여전히 실세는 프로게스테론이라는 점을 기억하도록. 다소 기운이 없고 차분해지더라도 그냥 받아들이자. 특히 호르몬에 민감한 사람이라면 그런 기분이 한층 심해져 눈물이 나거나, 우울하거나, 의기소침해질 수도 있다. 슬픈 영화를 보지 않았는데도.

그렇다면 에스트로겐과 테스토스테론은 어떤가? 프로게스테론이 스포트라이트를 받고 있긴 하지만, 에스트로겐과 테스토스테론 역시 기분을 안정시키기 위해 세로토닌과 도파민을 분비시키는 등 무대 뒤에서 최선을 다한다.

지적능력 Mind

에스트로겐과 테스토스테론이 꾸준히 증가하고는 있지만, 프로게스테론이 이 두 호르몬의 효과를 억제하기 때문에 두뇌능력은 평균치에 그친다. 그리 나쁜 수준은 아니다. 특히 창조적인 우뇌에 의지할 수 있다고 생각한다면 더욱 그렇다.

사고력

집중력과 인식능력 그리고 결정능력은 아직 무슨 일이든 할 수 있다. 주말여행 계획을 세운다거나 30분만에 CD를 정리해야 하는 것처럼 조금 더 수고로운 일들, 혹은 나눗셈을 하거나 잡지 읽기처럼 조금 덜 수고로운 일들 모두 쉽게 처리할 수 있을 것이다.

기억력

13일만큼 기억력이 높지는 않다. 하지만 28일과 비교했을 때, 오늘의 두뇌는 흡사 스펀지가 물을 흡수하는 수준이다. 파이π의 십억 번째 소수점 자리까지는 기억하지 못해도, 중요한 서류를 둔 장소나 오늘 새로 시작하는 텔레비전 프로그램 정도는 기억할 수 있다는 뜻이다.

언어능력

프로게스테론이 상승하면서 당신은 최고의 말더듬이가 된다.

오늘 활발한 두뇌는?

우뇌 자기 반성적인 우뇌 시기에는 가족과 연인, 현재 하고 있는 일, 세워둔 목표 같은 중요한 문제가 늘 머릿속에 맴돈다. 경우에 따라서는 휴대폰 벨소리를 바꾸는 일이 목록에 올라갈지도 모르겠다.

거기다 오늘 어떤 결정을 내려야 한다고? 그렇다면 당연히 우뇌다운 감성과 직관에 따를 것이다.[1] 예를 들어 식당을 선택할 일이 있다고 할 때, 좌뇌 시기라면 식당 위치와 음식의 가격과 맛에 중점을 두었을 것이다. 그러나 오늘은 편안한 분위기나 친절한 서비스를 가장 먼저 고려한다. 그리고 새로운 인터넷 쇼핑몰을 찾아 구매하려고 할 때는, 글쎄 아마 점성술 책을 뒤적거리겠지. 결정을 내리는 일이 지루했던 때가 언제였더라?

사랑 Romance
커플이라면.......

오늘 둘 사이에 문제가 있다고? 호르몬에 민감한 사람과 둔감한 사람에 따라 사정이 달라지는데 어느 쪽부터 시작할까? 그래, 우선 민감한 사람부터. 지금쯤 서글픈 눈으로 애인을 바라보고 있을지도 모르니까 말이다.

솔직히 애인이 완벽할 수 없다는 사실은 은근히 받아들이기 어려운 진리다. 특히 호르몬에 민감한 사람이라면 이 어려운 진리가 아예 이해할 수 없는 진리로 느껴질 수도 있다. 더구나 그를 좀 더 멋진 모습으로 바꾸기 위해 노력한 경우라면 좌절감으로 인해 자기 연민을 느낄지도 모른다. 아니, 당연히 느낀다. 왜 아니겠는가? 밑 빠진 독에 물을 붓고 난 후, 우리들은 깨어진 독을 원망하기보다는 헛고생만 한 자신에 대한 회한에 젖기 마련이니까.

그렇다면 어떤 호르몬이 이런 짓을 하는 걸까? 기운을 앗아가는 프로게스테론이여, 자수하라. 하지만 호르몬에 둔감한 사람이라면 섣불리 원망해서는 안 될 일이다. 프로게스테론이 기운을 앗아가기는커녕 온화한 기분을 선사할 테니까.

아니, 온화한 기분이라니? 어째서? 이유는 아무도 모른다. 그

day 20

냥 프로게스테론이 부리는 변덕일 뿐. 하지만 변덕치고는 차이가 크다. 호르몬에 민감한 사람을 자기 연민에 빠지게 하는 애인의 단점이, 둔감한 사람에게는 대수롭지 않게 느껴지니 말이다. 최악의 경우라 해도 단점을 인정하며 가엾이 여기는 정도에 그친다. 신이 아닌 이상 눈에 띄는 단점들을 항상 감싸줄 수야 없겠지만, 최소한 그를 억지로 바꾸기 전까지만이라도 따뜻하게 대해줄 것이라는 얘기다.

그에 비해 아무 문제가 없는 완벽한 연인이라면, 무조건 애인을 사랑하고 보살펴주고 싶다는 프로게스테론의 충동에 마음껏 빠져들어라. 단 친구들 앞에서 지나치게 자랑하지는 말자!

싱글이라면........

프로게스테론은 완벽한 커플뿐만 아니라 싱글에게도 '사랑해주고 싶어'라는 욕망을 불어넣는다. 하지만 사랑을 베풀고 싶어도 상대가 있어야 할 거 아닌가. 따라서 싱글은 사랑해주고 싶은 욕망이 강렬해지는 만큼, 연인과 그와의 관계에서 느낄 수 있는 친밀감과 안정감 같은 것을 갈망한다. 아 참, 하나 더. 열심히 비난할 대상도.

섹스 Sex

프로게스테론이 증가하는 대신에 성욕, 유두와 클리토리스의 민감도, 절정, 오르가슴의 강도는 낮아진다. 솔직히 기쁜 소식은 아니다. 하지만 오늘 엄습하는 몇 번의 흥분을 모두 동원해 강한 오르가슴을 느낄 수 있다면, 조용한 옥시토신과 스트레스를 낮추는 도파민 그리고 기분을 좋게 하는 에스트로겐으로 보답받게 될 것이다.

돈 Money

집을 더 아름답게 꾸미라고 계속해서 강요하는 프로게스테론 때문에 당장 예쁜 쿠션을 사러 나가야만 할 것만 같다. 외출이 불가능할 경우에는 인터넷 쇼핑몰에 접속하지 않으면 큰일이라도 날 듯 위기감이 느껴진다. 그렇다면 이미 증가하는 에스트로겐과 테스토스테론의 술수에 넘어간 상태다. 두 호르몬은 당신이 테이블보를 여러 개 사더라도 죄책감을 느끼지 못할 거라며 장담하고 있다. 자, 돈을 쓰자!

일 Career

상사가 무리한 업무량을 요구하거나, 사소한 일에 짜증을 낸다고? 그러나 유능한 사람은 언제나 위기를 기회로 이용하는 법. 혹시 상사가 약간의 창조성과 참신한 생각이 필요한 문제로 골머리를 앓고 있지는 않은가? 만약 그렇다면 지금이 좋은 인상을 줄 기회다.

상상력? 지금 가지고 있다. 문제해결? 식은 죽 먹기다. 그럼 연봉인상은? 상사가 불쾌한 기분을 삭이고 있을 때 획기적인 아이디어로 설득할 수 있다면 해볼 만하다. 음, 차라리 문서로 제안해보는 게 어떨까? 그러면 상사의 마음이 가라앉을 때까지 기다리지 않아도 되니까. 게다가 우뇌 시기에는 말보다 글로 생각을 전달하는 게 훨씬 정확하기도 하다.

여전히 하루의 대부분을 직장에서 보내고 있지만 그곳이 전혀 즐겁지 않다고? 그렇다. 원래 직장이라는 곳은 드라마와는 사뭇 다르기 때문에 도전욕구나 즐거움은 고사하고, 애인 하나 건질 수 없는 경우가 태반이다. 그래도 프로게스테론에 민감하지 않은 사람은, 나름대로 만족하며 희망을 갖는다. 일장일단이 있다고 생각하고, 잘생긴 회계부 직원이 얼마 전 애인과 헤어졌다고 추측하는 식이다. 반면 프로게스테론에 민감한 사람은, 새로운 고용주를 위해 창조적인 제안들을 아껴두고 싶어질지도 모른다. 다람쥐가 알밤을 모으듯, 언젠가는 관심을 보여줄 누군가를 위해서.

기운 Energy

설거지. 진공청소기. 바느질. (조용한 프로게스테론에 민감하지 않은 사람이라 해도, 절대 하고 싶지 않은 일들.)

일어나기. 깨어 있기. 늦게까지 깨어 있기. (조용한 프로게스테론에 민감한 사람이라 해도, 정말 하기 싫은 일들.)

아, 조용한 프로게스테론. 클럽 근처 접근금지를 총괄하는 책임자.

먹을거리 Diet

지옥으로 가는 길은 달콤한 유혹으로 뒤덮여 있다. 하지만 지옥으로 가는 고속도로는 콘칩과 탄산음료와 초코칩 쿠키로 뒤덮여 있고, 곳곳에 패스트푸드점이 성업중이다. 지금 당신은 어느 길에 있을까?

프로게스테론과 식욕은 밀접한 상관관계가 있다. 여러 번 언급했다시피 프로게스테론은 계속해서 당분과 염분, 탄수화물과 지방, 기분전환용 음식을 원하게 한다. 끈질긴 유혹에 넘어가 그런 음식을 먹었을 경우, 그것으로 만족하는 것이 아니라 오히려 자꾸만 더 먹고 싶도록 만든다. 그러므로 식욕이 왕성할 때에는 10분간의 산책으로 물리치는 것이 좋다.

게다가 프로게스테론 시기에는 혈당에 대한 민감도가 높아진다. 그러므로 이에 따른 현기증과 짜증을 예방하기 위해 서너 시간마다 가벼운 식사를 하자. 그리고 프로게스테론으로 인한 변비를 예방하고 싶다면 섬유질식품을 손에서 놓지 말도록. 플레인요구르트에 딸기를 넣어 만든 샌드위치는 식사대용으로도 훌륭하다.

Day 21

느긋한 나른함

기분 Mood

오늘도 호르몬에 민감한 당신은 울적한 마음으로 하늘을 바라본다. 기분을 차분하게 가라앉히는 프로게스테론 때문에 기운 없고, 쓸쓸하며, 텔레비전에서 조금만 슬픈 내용을 봐도 눈물이 쏟아져 내릴 것 같다. 생각해보면 특별히 우울한 일이 있는 것도 아니다. 그저 안톤 슈낙의 수필, 《우리를 슬프게 하는 것들》에 나오는 것처럼 사소하고 흔한 일들마저 슬프게 느껴질 뿐이다.

호르몬에 민감하지 않다면 그 정도로 우울해지지는 않겠지만, 역시 프로게스테론으로 인해 침착해진다. 그래서 코앞에서 짜릿한 일이 생기더라도 태연을 유지한다. 하지만 마음속까지 그런 것이 아니라, 단지 그 반응을 겉으로 드러내지 않을 뿐이다.

혹시 일정한 양의 프로게스테론을 배출하는 단산성 호르몬 피임약을 먹었는가? 그렇다면 다소 우울할 수도 있으나 그 효과는 미미할 것이다. 왜냐하면 오늘은 일단 프로게스테론이 천연 호르몬과 이상성 및 삼상성 호르몬 피임약을 복용했을 때만큼 높은 수치가 아니기 때문이다. 따라서 일정한 양을 배출하는 정도라면 약간 우울함을 느끼는 것에서 끝날 확률이 높다.

또한 오늘은 호르몬에 대한 민감도나 복용한 호르몬 피임약 종류와는 상관없이, 증가하는 에스트로겐에게 주목할 필요가 있다. 왠지 기쁜 소식일 것 같지 않은가? 그렇다. 에스트로겐이 증가하면 신경안정제 역할을 하는 프로게스테론 효과가 억제되고, 기분 좋은 세로토닌과 도파민이 분비된다. 뿐만 아니라 테스토스테론이 증가하면서 몸매에 대한 자신감이 생기는 것도 빼놓을 수 없는 희소식이다. 그러나 테스토스테론은 그러한 자신감과 어울리지 않게 호전적인 성향이 있어서 이따금씩, 특히 프로게스테론이 주는 자극 때문에 식욕과 붓기가 거의 절정에 이르고, 생리전 통증이 28일까지 이어지리라는 것이 뚜렷하게 드러날 때는 더욱 호전적이 된다.

하지만 에스트로겐과 테스토스테론이 증가하기는 했어도, 여전히 그 수치는 생리주기 전반기처럼 적극적으로 모험을 감수할 만한 수준에 이르지 않았다. 왜 모험을 할 수 없느냐고? 그건 프로게스테론에게 물어보도록. 난자가 수정되었을지도 모른다고 생각하는 프로게스테론은, 대담한 모험을 필요로 하는 곳이나 위험한 장소에 당신이 가지 못하도록 주의를 기울인다. 따라서 친한 친구나 가족과 함께 익숙한 곳에 있을 때 가장 편안하고 안정적인 기분이 들 것이다.

지적능력 Mind

인식능력을 높이는 에스트로겐과 테스토스테론이 증가하기는 하지만, 프로게스테론 때문에 두뇌활동은 생리주기의 평균치에 멈춘다. 맞다, 괴로운 일이다. 하지만 달리 무슨 뾰족한 수가 있겠는가?

사고력

호르몬의 분비량이 중간 정도일 때에는, 집중력과 정보흡수력 그리고 결정능력도 중간이다. 최고도 아니지만 최저인 것도 아니다. 그나마 다행스러운 일이다.

기억력

사소한 일이라면 여전히 대부분 기억할 수 있다. 그런데 왜 은행 잔고나 신용카드 한도액은 잘 떠오르지 않는 걸까? 하지만 솔직히 그렇게 세세한 것까지 기억하는 일은 무리다. 게다가 그런 건 모를수록 좋지 않을까?

언어능력

프로게스테론 때문에 대화하면서 손해 보는 일이 한두 가지가 아니다. 결정적인 순간에 특정어휘를 떠올리지 못하는 것도 그렇거니와 쉽게 대답하지 못하고 말을 더듬는 것도 불만스럽다. 하지만 그에 앞서서, 별로 말하고 싶은 기분이 아니기 때문에 사람들은 그저 '요즘 말수가 줄어들었네'라고 생각할 뿐이다.

오늘 활발한 두뇌는?

🧠 우뇌 아, 우뇌 시기. 어떤 문제든지 천재적인 해결책을 내놓는다. 예를 들어 유행이 지난 투명가방을 멋들어진 어항으로 바꿔보는 건 어떨까? 창조적이지 않은가? 어항이 완성되었다면 한가로이 헤엄치는 물고기들을 보면서 이런저런 상념에 잠겨보자. 하지만 진지한 생각은 다소 무리가 있으므로, 조만간 시도해볼 초콜릿 마사지에 대한 의학적 고찰 정도가 적당할 것 같다. 그런데 어항은 그렇다 치고, 왜 느닷없이 사색에 빠지는 걸까? 사색가 프로게스테론과 자기 반성적인 우뇌가 결합하여 실용적인 대안을 심사숙고하기 때문이다. 하지만 우뇌는 중대한 문제에 대해 골몰하길 원치 않으므로 그 심사숙고에 큰 의미를 두지는 말자.

우뇌와 프로게스테론은 얼핏 봤을 때 잘 어울리는 한 쌍인 것 같으면서도 은근히 차이점이 많다. 각자 좋아하는 공간만 봐도 그렇다. 우뇌는 서류들이 가득 쌓여 있고 포스트잇이 잔뜩 붙어 있는 곳을 좋아하지만, 프로게스테론은 깔끔하게 정돈된 곳을 좋아한다. 그렇다면 이 두 호르몬 사이에서 어떻게 처신해야 할까? 간단하다. 엄청난 양의 서류와 메모지 더미 위에서 업무를 처리하고, 집에 와서는 한 시간 내내 화장실 청소에 매달리면 된다. 구석구석 반짝거리는 화장실을 보면 프로게스테론도 만족할 테니까. 또 오늘은 작문실력과 감수성이 풍부해지는 날이기도 하니 적절한 기회에 써먹도록 하자.

사랑 Romance
커플이라면.........

애인에게 단점이 아예 없거나, 반대로 단점만 가득할 수도 있을까? 그럴 리가. 그저 호르몬 민감도에 따라 다르게 보이는 것일 뿐이다. 그리고 아무리 호르몬에 둔감한 사람이라도 애인의 단점을 아예 무시하는 건 아니다. 몇 가지 흠이 있긴 하지만 장점이 더 많다고 생각하는 것뿐이다.

따라서 호르몬에 민감한 사람이라면 '장점은 두 배 크게, 단점은 두 배 작게'라는 격언을 떠올릴 필요가 있다. 세상에 단점만 가지고 있는 남자가 어디 있겠는가? 프로게스테론 때문에 기분이 우울해져서 단점만 크게 보이는 것이라고 생각하자.

흠잡을 데 없이 완벽한 남자를 만나고 있다고? 그렇다면 프로게스테론의 지시에 따라 그를 아기처럼 보살피고 사랑해주도록.

싱글이라면.........

프로게스테론의 자극 때문에 사랑을 베풀고 싶다는 충동이 든다. 그래서 애인을 사귀어 뭐든지 해주고 싶다. 그를 위해 고기를 구워서 잘라주고, 등을 긁어주고, 온갖 응석을 다 받아주고 싶다. 하지만 지금 당장은 애완동물만이 그 혜택을 아낌없이 누릴 뿐이다. 그래서 개나 고양이들이, 주인이 애인을 데리고 집에 오면 그를 내쫓으려고 기를 쓰는 게 아닐까?

섹스 Sex

프로게스테론은 계속해서 성욕을 낮추고 유두와 클리토리스의 민감도를 줄이며 오르가슴에 이르는 시간을 길게, 길게, 길게, 길게 만든다. 그러나 고생 끝에 낙이 오는 법!
오르가슴까지 이르는 길이 험난해서 그렇지, 일단 절정에 오르면 끝까지 버텼다는 것에 대해 큰 기쁨을 느끼리라. 음…….
당신은 큰 기쁨을 누리겠지만, 사실 불쌍한 그는 산소통과 1주간의 휴식이 필요할지도 모른다.

까짓 거~
수십 통 사다 주지 뭐~

돈 Money

집 안을 예쁘게 꾸미고 싶어하는 프로게스테론은 여기저기 어울릴 만한 장식품들을 사라고 자꾸 부추긴다. 소비를 억제하는 프로게스테론의 본성도 집을 꾸미겠다는 욕구 앞에서는 무용지물. 덕분에 다른 소비는 그럭저럭 참을 수 있어도, 예쁜 소품들은 절대 포기가 안 된다.

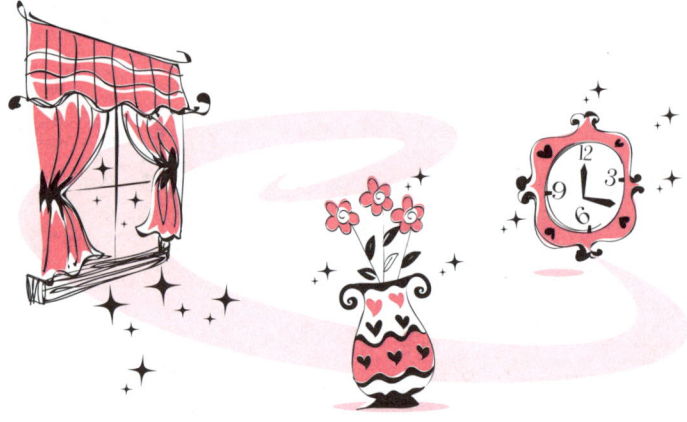

일 Career

- 장점: 창조력, 문제해결, 브레인스토밍, 작문.
- 단점: 없다. 당신은 기막힌 아이디어나 해결방법을 찾아야 하는 팀의 소중한 재산이다. 우뇌가 활발해지고 있는 당신은 멋진 아

이디어를 제안할 수 있다.

그런데 상사와 동료가 코앞에 있는 창조적인 천재를 못 알아본다고? 프로게스테론에 민감하지 않다면, 차분하기 때문에 별로 신경 쓰지 않는다. 도리어 그들의 손해라고 생각할 정도다. 뿐만 아니라 받아들여지지 않은 아이디어는 퇴근하자마자 다른 곳에 활용한다.

반면 프로게스테론에 민감하다면, 기분이 저조하기 때문에 동료가 당신의 기막힌 아이디어를 알아보지 못할 때 모욕감을 느낀다. 그들의 일처리에 심각한 문제가 있다고 생각하며, 어떤 경우든 회사가 망해 이직하는 것은 시간문제라고 장담한다. 따라서 당신은 서둘러 퇴직금을 챙겨 다른 곳으로 옮겨갈 결심을 하게 되리라.

기운 Energy

호르몬에 민감하지 않다고? 프로게스테론 때문에 차분한 명상가 같은 기분이 들 것이다. 그렇다고 아주 어려운 수준까지는 아니지만.

호르몬에 민감하다고? 프로게스테론 때문에 피곤하고 나른하며 낮잠을 자고 싶을 것이다. 30분 넘게 암호해독이라도 한 것처럼 말이다.

먹을거리 Diet

당분과 염분, 탄수화물과 지방, 기분전환용 음식을 향한 이 끝도 없는 욕망! 엄청난 의지 없이는 절대 제과점이나 패스트푸드점을 그냥 지나칠 수가 없다. 그래도 용케 참았다면 당신의 투철한 의지에 박수를 보내고 싶다. 하지만 너무 자랑하지는 말자. 다이어트중인 친구들이 당신이 마실 라떼에 휘핑크림을 몰래 넣고 싶어질지도 모르니까.

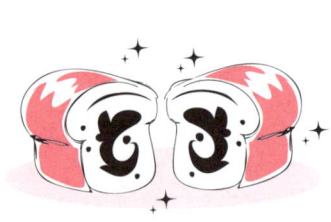 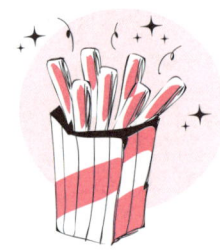

그렇다면 지금까지 식욕에 굴복하여 부지런히 먹어댔던 사람들은 어떡해야 하나? 의지박약이니까 그냥 포기하고 살아야 할까? 비법을 이미 알고 있으면서 그러면 곤란하다. 식욕이 왕성해질 때는 10분간 산책을. 혈당이 불안정해서 쉽게 짜증이 나거나 초조하다면 서너 시간마다 가벼운 간식을. 건포도나 말린 바나나를 먹으면 공복감 해소에 좋으며 덤으로 충분한 섬유질까지 섭취할 수 있다. 특히 생리 때마다 몸이 붓거나 변비에 잘 걸린다면, 가끔 치질과 대하증까지 나타난다면 섬유질식품은 약이나 다름없다. 열심히 챙겨먹자!

day 21

Day 22

폭풍 전야

기분 Mood

프로게스테론 때문에 놀라울 만큼 평온하고 차분한 나머지 명상이라도 하고 있는 기분이다. 더구나 고도의 집중력까지! 솔직히 스스로도 경탄을 금치 못하지만, 그래도 다른 사람들에게는 원래 성격이 침착해서 그렇다고 말하자. 그러다 탄로나면 어떡하냐고? 성격이 바뀌었다고 둘러대면 그만이지 뭐. 미리부터 걱정할 필요는 없다.

차분하고 집중력이 높아져서 좋긴 한데 어쩐지 더 나른해지고 우울한 기분이 든다고? 자꾸만 울고 싶다고? 흠, 이런 '괴현상'을 규명하기 위해서는 먼저 프로게스테론 효과에 대한 이해가 필요하다.

오늘 당신의 프로게스테론은 천연 호르몬인가? 아니면 이상성, 삼상성 호르몬 피임약을 복용한 상태인가? 셋 중 하나에 해당한다면 프로게스테론 효과가 가장 큰 편에 속한다. 반면 일상성 호르몬 피임약을 먹었다면 효과는 조금 덜하다. 프로게스테론이 최고치까지 오르지 않기 때문이다. 그리고 빼놓을 수 없는 질문, 호르몬에 민감한가? 첫 번째 경우이면서 호르몬에 민감하기까지 하다면 효과는 배가된다. 그러니까 위에 나타난 괴현상은, 결국 프로게스테론 효과가 너무 지나쳐서 나타나는 것이다.

아니, 그럼 오늘도 프로게스테론의 독주란 말인가? 그렇진 않다. 어제도 말했다시피 에스트로겐과 테스토스테론이 꾸준히 증가하고 있는 중이니까. 그리고 오늘은 에스트로겐과 테스토스테론이 조금 더 늘어나서 생리주기 중 두 번째로 절정에 이르는 날이기도 하다(만약 일상성 호르몬 피임약을 먹었다면 그 수치가 다소 줄어들겠지만). 그러나 '두 번째'라는 타이틀이 무색하게도 지금 에스트로겐과 테스토스테론은, 그 절정에 맞서려는 생리 전 흉악 2인조 — 붓기와 통증 — 와 함께 있다. 따라서 주기 전반기처럼 강한 자신감과 적극적인 성향을 기대하고 있다면 아직 더 기다려야 한다. 그리고 사실 일방

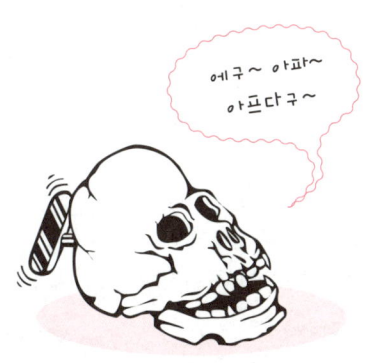

에구~ 아파~
아프다구~

day 22

적인 독주는 아니라 해도 프로게스테론은 충분히 위력적이다. 따지고 보면 에스트로겐과 테스토스테론이 생리주기 전반기만큼 자신감과 모험심에 넘치지 못하는 이유도, 다 인자하기 그지없는 프로게스테론 때문이다. 인자한 프로게스테론은 수정되었을지도 모르는 난자를 안전하게 지키고 당신을 보호하기 위해서 심혈을 기울인다. 그래서 오늘은 편하고 익숙한 장소에 있을 때 가장 행복하다. 또한 프로게스테론의 유혹 중 몇 가지를 과감하게 뿌리칠 수가 있다면, 오히려 집 근처에 기분전환용 식품들을 살 수 있는 가게가 많다는 사실이 행복하게 느껴질 것이다.

지적능력 Mind

오늘은 두뇌능력이 평균치를 유지하는 마지막 날이다. 아쉬운 마음으로 열심히 활용하자. 내일이면 에스트로겐과 테스토스테론 수치가 낮아지면서 두뇌능력도 덩달아 떨어질 테니까. 한때는 자신이 천재임을 일기장에 고백하기도 했었으니, 내일로 예정된 몰락은 서글프기만 하다. 그래도 설마 단 한 번에 나락에 떨어지는 건 아니겠지.

사고력

집중력과 학습능력 그리고 결정능력이 낮아지기 시작하는 내리막길. 이 정도만 말해도 충분할 듯하다.

기억력

날짜와 이름, 중요한 일들을 떠올려 보자. 모두 기억나는가? 그렇다면 오늘 해야 할 중요한 일 하나를 추가 하자 — 기억력이 떨어질 날을 대비해서 수첩 사기.

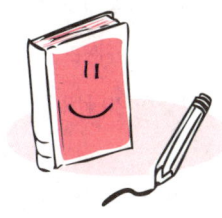

언어능력

프로게스테론이 기억력과 언어능력을 떨어뜨리기 때문에 말은 더욱 느려지고, 생각을 말로 표현하기까지 조금 더 시간이 걸린다. 혹시 마음에 걸린다면, 이야기를 강조하기 위해서 천천히 말하는 거라고 사람들에게 둘러대자.

오늘 활발한 두뇌는?

🧠 우뇌 창조적인 해결방법을 모래사장의 모래알만큼 떠올릴 수 있다. 애인이 매번 리모컨을 찾아 헤맨다고? 그렇다면 그가 쓰는 병따개에 리모컨을 붙일 것이다. 룸메이트가 계속 당신의 값비싼 샴푸를 몰래 쓴다고? 그러면 내용물을 다른 곳

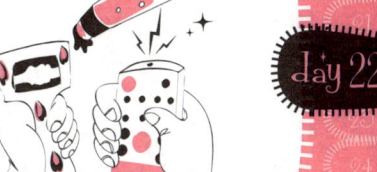

day 22

에 옮기고 싸구려 제품을 넣으리라. 고양이가 의자다리를 자꾸 긁는다고? 그렇다면 향기가 나는 스티커를 붙여 의자를 보호할 것이다. 와, 가구도 보호하고 장식효과까지!

그러나 사이다의 탄산가스 기포처럼 떠오르는 생각은 거기에 그치지 않는다. 가령 투자한 펀드의 수익률이나, 자신이 글래머 룩을 입을 수 없는 이유에 대해 생각한다면 침착한 프로게스테론이 자기 반성적인 우뇌와 결합해 명쾌한 해답을 내려줄 것이다.

또한 우뇌 시기에는 글이 술술 써진다. 그러니 문서로 중요한 일을 처리할 예정이라면 얼른 시작하도록 하자.

사랑 Romance
커플이라면........

애인에게서 황당한 결점을 발견했다고 치자. 예를 들어 당신이 만들어준 음식마다 마요네즈를 듬뿍 뿌려먹는다면 어떨까? 호르몬에 민감하지 않은 사람이라면, '뭐 어때'라고 너그러이 생각할지도 모르겠다. 그러나 호르몬에 민감한 사람이라면, 모든 일에 신경을 끊고 싶어질 것이다. 마요네즈고 뭐고 더 이상 생각조차 하고 싶지 않겠지. 고쳐줘야겠다는 의욕 역시 땅 밑으로 꺼져버릴 테고. 역시 결점이라는 것은, 얼마든지 너그럽게 봐줄 수 있다 해도 없는 게 나은 법이다.

만약 애인에게서 아무런 단점도 발견할 수 없다면 얼마나 행복할까! 더구나 오늘은 그를 아껴주라는 프로게스테론의 부추김이 생리주기 중에서 최고조에 달하는 날이기도 하다. 그러니만큼 애인에게 아무런 단점이 없다면, 식사할 때 숟가락을 손에 쥐어주고, 생선살을 꼼꼼하게 발라주는 등 살갑게 대할 것이다.

싱글이라면.......
프로게스테론이 커플인 여자에게만 '돌봐주고 싶어!'라는 마법을 거는 것은 아니다. 싱글에게도 똑같이 누군가를 애지중지 아껴주고 싶어하도록 주문을 건다.

섹스 Sex

열심히 노력해서 나쁜 것은 없다. 그 대상이 일이라면 경제적 자립과 해외여행이 가능할 것이고, 섹스라면 오르가슴에 도달할 수 있을 것이다.

그런데 그걸 누가 몰라서 안 하겠는가? 말처럼 쉽지 않다는 게 문제지. 섹스만 해도 그렇다. 오늘처럼 프로게스테론이 테스토스테론 수용체를 막고 있는 날이라면, 당연히 오르가슴에 도달하기가 어려울 수밖에 없다. 아니, 그냥 어려운 정도가 아니라 아주 많이 힘들 것이다. 하지만 원래 목표라는 것은 높고 어려울수록 성취감이 뿌듯한 법. 아무리 힘들더라도 일단 오르가슴을 느끼게 된다면, 정말 그만한 가치가 있음을 알게 될 것이다.

돈 Money

소비를 억제하는 감시자이자 집 꾸미기의 대가인 프로게스테론. 타고난 소비가인 에스트로겐과 테스토스테론. 각기 다른 취향의 호르몬들 덕분에 당신의 소비패턴은 뒤죽박죽이다. 프로게스테론 때문에 포푸리나 레이스로 장식한 테이블보를 덜컥 집어드는가 하면, 에스트로겐과 테스토스테론 때문에 값비싼 아이크림을 사기도 한다.

솔직히 스스로도 기가 찰 노릇이지만 어쩌겠는가. 에스트로겐과 테스토스테론이 늘어나면서 소비에 대한 죄책감이 낮아진 데다, 그걸 감시할 프로게스테론은 인테리어에 푹 빠져 있는 것을.

일 Career

창조적인 우뇌가 얼마나 대접받을 수 있는지 보여주마! 뭐 사실 굳이 대접받기를 바라지 않아도 오늘 당신은 상사가 가장 총애하는 부하직원이다. 타사他社에 빼앗긴 고객을 끌어올 만큼 획기적인 아이디어를 척척 제시하는 데다가, 뛰어난 영감까지 제공하는데 누군들 총애하지 않겠는가! 그리고 우뇌 시기에는 말보다 글로 생각을 표현하기가 훨씬 쉽다. 따라서 상사에게 기막힌 아이디어를 제안할 계획이라면, 직접 얘기하기보다는 이메일을 이용하는 것이 효과적이다.

제안서를 작성했는데 상사가 받아들이질 않는다고? 프로게스테론에 민감하지 않다면, 너무나 침착해서 별다른 영향을 받지 않을 것이다. 상사가 거절한 아이디어 말고도 또 다른 아이디어가 많으니 괜찮다며 대수롭지 않게 생각한다.

하지만 프로게스테론에 민감하다면, 우울한 기분 탓에 상사가 거절할 기미를 보이기만 해도 바로 낙심해서 다른 아이디어를 제안하기가 꺼려질 것이다. 그래도 뭐 괜찮다. 2일이 되면 좀 더 낙천적인 기분이 들고, 창조적인 우뇌를 활용할 수 있을 테니까. (그때에도 역시 당신은 상사에게 여러 가지 제안서들을 제출하게 될 것이다.)

기운 Energy

오후 내내 눈앞에 폭신폭신한 침대가 떠다니는가? 호르몬에 민감한 사람이라면 몇 번이고 고개를 끄덕이리라. 반면 호르몬에 둔감한 사람이라면 고개를 갸우뚱하며, 그 정도는 아니지만 명상음악회에 참석한 기분이라고 대답할 것이다. 하지만 어느 쪽이든 원인제공자는 하나다. 조용하고 침착한 프로게스테론.

먹을거리 Diet

끈적끈적하고 달콤한 시나몬빵. 고탄수화물에다 기름기 가득한 프렌치프라이. 생크림을 잔뜩 얹은 케이크. 그동안 이런 음식들을 갈망했다면, 이 문장을 다 읽기도 전에 가장 가까운 가게로 달려가지 않고는 못 배길 것이다.

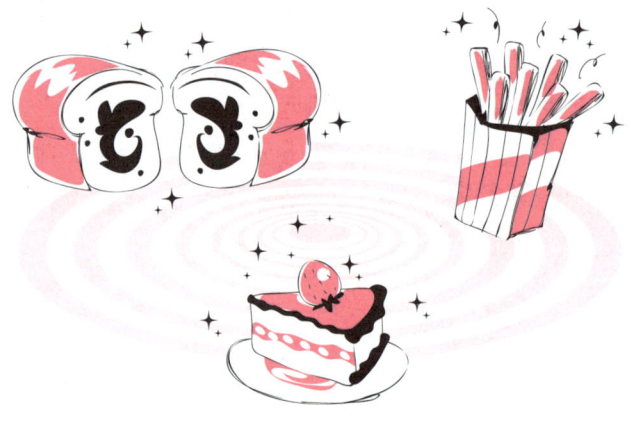

아직도 뛰쳐나가지 않고 계속 읽고 있다고? 아주 좋다. 그렇다면 이제부터 당분과 염분, 탄수화물과 지방, 가공식품을 멀리할 수 있으리라. 자, 식욕을 떨쳐내기 위해 산책을 해보는 것이 어떨까? 그렇지 않으면 침대에 누워서, 음식에 대한 공상을 하느라 이불 속을 냉장고로 만들지도 모르니까.

유혹에 넘어갔든 그렇지 않았든, 변비에 좋은 섬유질식품을 계속 챙겨먹고, 저혈당과 찌뿌드드해지는 기분을 막기 위해 서너 시간마다 가볍게 식사를 하자.

day 22

Day 23

생리전증후군으로 침잠

생리전증후군 주의!

생리전증후군과 예비 생리전증후군은 얼핏 보기에 접두사 하나 밖에 차이 나지 않는 것 같지만, 사실 호르몬 금단증상 면에서는 생리전증후군 쪽이 훨씬 강렬하다.[1] 금단이라는 말에서 느껴지는 어마어마한 퇴폐성 혹은 고통 때문에 어떻게든 피해볼 방법을 궁리하고 있다면 포기하라. 당신의 호르몬이 천연이든, 아니면 호르몬 피임약을 먹었든 금단증상을 피해갈 수는 없기 때문이다.

하지만 원칙은 그렇다고 해도 저마다 느끼는 생리전증후군 증상은, 천연 호르몬이냐 혹은 어떤 종류의 호르몬 피임약을 복용했느냐에 따라 달라지니 아래 분류를 참고해보자.

❋ 천연 호르몬인가? 배란기 때 난자가 수정되지 않았다면, 오늘부터 28일까지 에스트로겐과 테스토스테론, 프로게스테론의 금단증상을 골고루 경험한다.

❋ 프로게스테론만 함유된 호르몬 피임약을 먹었나? 오늘부터 26일까지는 프로게스테론을 제외한 두 호르몬, 즉 에스트로겐과 테스토스테론 금단증상만 겪을 것이다. 그나마 다행이라고? 방심은 금물. 약에서 끌어온 프로게스테론마저 바닥나는 26일을 주의 깊게 체크하도록. 그때부터 28일까지 프로게스테론이 합류한 세 호르몬의 금단증상 모두를 경험할 수 있을 테니까.

❋ 에스트로겐과 프로게스테론이 함유된 호르몬 피임약을 먹었나? 금단증상을 일으키는 세 호르몬 중에서 큰 축이 빠진 셈이다. 그러므로 당연히 생리전증후군 효과를 훨씬 적게 느낄 수 있다. 하지만 그렇다고 해서 생리전증후군에서 완전히 벗어날 수 있다는 뜻은 아니니 오해하지 말기를. 에스트로겐과 테스토스테론이 함유된 호르몬 피임약을 복용했던 많은 여성들도, 이즈음에 생리전증후군을 경험했다고 하니까. 이것은, 즉 호르몬이 바닥나는 26일 전까지는 미미하나마 생리전증후군을 경험할 확률이 높다는 얘기다. 그럼 문제의 26일이 오면 어떻게 변할까? 안타깝지만 이 경우에도 28일까지 에스트로겐과 테스토스테론, 프로게스테론의 완벽한 금단증상을 느낄 것이다.

day 23

여기서 잠깐 어떤 호르몬이 어떤 금단증상을 일으키는지 짚고 넘어가자. 그렇지 않으면 금단증상이 느껴질 때, 아무 호르몬에게나 닥치는 대로 저주를 퍼부을지도 모르니까.

우선 에스트로겐. 줄어드는 에스트로겐은 갑작스러운 초조, 우울, 불안을 낳는다. 시작부터 심상치 않다. 그러다 금단증상이 나타나면 기분을 안정시켜주는 세로토닌 수치를 낮춰 노르아드레날린 폭발에 불을 붙이기까지 한다. 우울한 데다 노르아드레날린까지 폭발하다니! 어떤 모습일지 상상이 가는가? 가령 애인이 새로 산 소파에 커피를 쏟았다고 치자. 그 상황에서 할 수 있는 일이라고는 손가락 하나 까닥하지 않은 채 "짜증나, 짜증나 죽겠다고!"를 연발하는 것뿐이다. 더 심한 경우라면 아예 헤어지자고 할지도 모른다.

테스토스테론 금단증상은 자기 외모와 능력에 대한 불안감을 일으킨다. 몇 번이나 머리를 매만져도 남자모델이 더 예쁜 것 같고, 보고서를 아무리 여러 번 검토해도 원숭이가 더 잘할 것만 같다.

한편 프로게스테론 금단증상은 사소한 일에 눈물을 쏟게 하는 특징이 있다.[2] 지하철에서 신문을 수거하는 노인들이나, 길거리에 버려진 인형만 봐도 눈시울이 뜨거워질 정도다. 그러니 마스카라가 번진 얼굴을 옷소매로 닦지 않도록 늘 휴지를 가지고 다니자.

호르몬에 관련한 이야기가 나올 때마다 빠짐없이 등장하는 얘기지만, 이러한 증상들이 빈도수나 정도의 차이 없이 누구에게나 똑같이 나타나는 것은 아니다. 호르몬 민감도와 복용한 호르몬 피임약의 종류에 따라 증상이 약하고 드물게 일어날 수도 있고, 수시로 극심하게 나타날 수도 있다. 그러니 자신에게 맞는 유형을 골라 주의 깊게 읽어보도록 하라.

여기서 작은 희소식 하나. 생리전증후군이 어떻게 나타나든, 금단증상이 온종일 계속되지는 않는다. 생리주기라는 이름의 짜증나는 고속도로 요금소에서, 동전을 떨어뜨리지 않고 가능한 빨리 요금을 지불한 후 빠져 나가고 싶을 뿐.

생리전증후군을 더 심하게 앓는다고?

호르몬에 민감하든 둔감하든, 오늘부터 23일까지 카페인은 가급적 자제하자. 커피와 녹차, 이온음료, 칼루아kahlua 등의 카페인 함유 음료는 생리전증후군을 악화시킬 수 있다고 한다. 작은 불안감이 뼛속까지 긴장시키는 신경과민으로 발전하고, 무심코 흘린 눈물이 통곡으로 바뀌는 걸 원하지 않는다면 커피 대신 과일주스를 마셔라.[3]

day 23

✦ 울고 싶다고?

눈물을 흘리자! 눈물은 기분을 북돋는 엔도르핀을 분비한다. 그건 눈물방울이 마스카라를 번지게 만들기도 전에 기분이 좋아진다는 뜻이다![4]

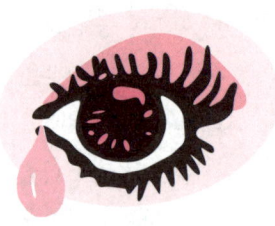

기분 Mood

금단증상이 없을 때에는 종일 평정을 유지한다. 세 호르몬 모두 활발함과는 거리가 멀기 때문이다. 프로게스테론은 차분하고, 에스트로겐과 테스토스테론은 수치가 낮아 사색과 자기 반성에 빠져 있는 중이다. 뭐라 할까, 그 모습은 어딘가 포크가수와 비슷하지만 기타와 마약중독은 없다.

그러나 언제 또다시 그 평온함을 깨고 금단증상이 나타날지 모르므로, 모든 것에 익숙하고 어떤 일이든 예측 가능한 집에 있는 것이 최고다(물론 옆집에서 느닷없이 부부싸움이라도 한다면 곤란하겠지만).

좋아하는 일을 하면 우울했던 기분이 풀리며, 세상은 살 만한 곳이라는 생각이 든다. 어째서일까? 낮아졌던 세로토닌이 기운을 회복하여, 싸움꾼 노르아드레날린을 억제하기 때문이다. 아,

사랑스러운 세로토닌. 기운을 북돋아주고 싶은데, 무슨 일을 해주면 좋아할까? 일단 즐겁거나 절대 짜증나지 않는 일들을 해보자. 가령 맛있는 아이스크림을 먹는다거나, 좋아하는 음악을 들으며 거품목욕을 한다거나, 부드럽게 발마사지를 받는다거나 하는 일들. 휴, 세로토닌 수치 높이기가 이렇게 힘들 줄이야. 게다가 하나같이 돈 드는 일 투성이 아닌가!

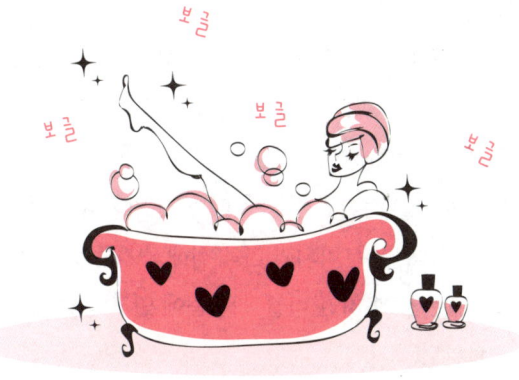

지적능력 Mind

어제 예고했던 대로, 오늘부터 두뇌활동이 낮아지기 시작한다. 오늘 하루만 그런 게 아니라 22일까지! 물론 두뇌활동이 저조해지는 것과 기억상실증은 다르므로, 글자를 못 읽거나 돈계산을 못할 정도로 변하는 것은 아니다. 하지만 영어단어를 외워야 한다면 연습장을 빽빽이 채우고 또 채워야 할 것이다.

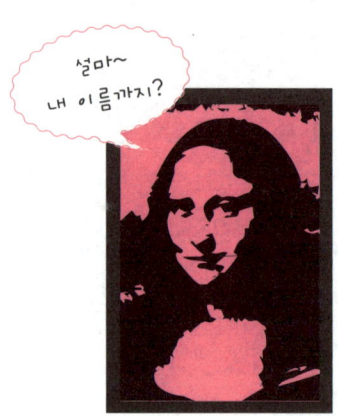

설마~ 내 이름까지?

사고력

집중력과 정보흡수력에는 아무 문제가 없다. 그러나 호르몬 감소 때문에 기분이 '그때그때 달라요'이므로 결정능력에는 조금 문제가 생길 수도 있다. 그런데 참 이상하게도, 변덕스러운 기분은 화가 나거나 우울할 때 유쾌한 기분으로 바뀌기는커녕 강도만 더 심해진다. 따라서 갑작스럽게 노르아드레날린이 분비되면 더욱 심해질 가능성이 높다. 예를 들어 슬플 때는 차에 치인 비둘기를 품에 안고 동물병원으로 달려갈지도 모른다.[5]

그러므로 취업이나 재테크 혹은 일생의 진로를 정하는 일처럼 중요한 결정은, 에스트로겐과 테스토스테론이 자신감과 낙천적인 기분을 선사하는 6일까지 미뤄두자. 그때가 되면 쉽게 결정을 내리고, 또한 자신이 내린 그 결정에 자신감을 느낄 수 있을 테니까.

기억력

이름과 날짜, 물건 놓아둔 장소를 대부분 기억할 수 있다. 하지만 에스트로겐 수치가 높았을 때에는 쉽게 떠올렸던 사실을 종종 잊어버린다. 그러므로 만약 당신이 빙고게임 마니아라면 절대 판돈을 크게 걸어서는 안 된다. 잘못하다가는 집을 날릴 수도 있으니까.

언어능력

프로게스테론 때문에 어떤 특정낱말이 잘 떠오르지 않고, 곧바로 대답하기가 곤란할 때가 있다. 그래서 말끝마다 "음, 그러니까" "저기, 그게 뭐더라" 같은 말이 딸려온다.

오늘 활발한 두뇌는?

🧠 **우뇌** 노르아드레날린에 휘말려 너무나 매정한 당신이다. 가령 애인이 온라인으로 박찬호 친필사인이 담긴 야구공을 샀다고 하자. 기뻐 날뛰는 그의 면전에 대고 당신은 "차라리 적립식펀드에 투자했어야지"라며 냉랭한 반응을 보인다. 혹은 우표수집이 취미인 친구가 해리포터 기념우표를 샀노라 자랑하면, "너희 엄마가 전화하셔서 우시더라. 우리 집 애물단지가 이젠 낭비병까지 들렸다고 말야"라고 대답하는 식이다.

오, 제발 진정하라. 사람들이 당신만큼 진실을 명확하게 보지 못하는 건 그들 탓이 아니다. 당신이 냉철한 판사처럼 시시비비를 가릴 수 있는 것은, 직관력 뛰어난 우뇌가 도움을 주기 때문이다. 그러니 우뇌에게 감사하면서 조금만 그 냉철한 직관력을 누그러뜨리자. 다른 사람에게 상처를 주면서까지 판사인 양 행동할 필요는 없으니까.

또한 오늘은 창조성과 작문실력, 자기 반성적 성향이 두드러지는 날이기도 하다. 한동안 인터넷 블로그 관리에 소홀했다면 프로필을 업데이트하고, 새로운 소식으로 단장해보는 게 어떨까.

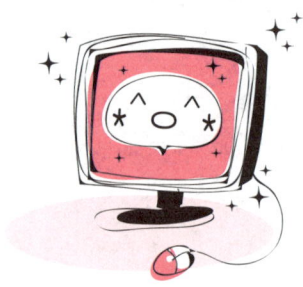

사랑 Romance
커플이라면........

기분을 안정시키는 세로토닌 수치가 낮아지면 악담을 퍼붓는 노르아드레날린이 주도권을 잡는다. 애인에게 흠이 있다면, 오늘이 바로 디데이D-day이다. 그가 식사중에 물을 엎지르기만 해도 신경이 곤두서고 버럭 화가 치민다. 노르아드레날린의 위력을 모르는 그로서는 그저 어안이 벙벙할 수밖에. 불쌍하게도! 노르아드레날린의 폭격을 그가 무사히 피할 수 있도록 방법을 가르쳐주자. 포근하게 안아주거나 따뜻한 거품목욕을 시켜주는 정도의

착한 행동만으로도 당신의 세로토닌 수치가 높아져 화를 가라앉힐 수 있다고.[6]

둘 사이에 아무 문제가 없다고? 그렇다면 거실에서 함께 춤을 추며 맛있는 케이크를 먹여주자. 인자한 프로게스테론이 (수시로 폭발하는 노르아드레날린의 폭격에서 무사히 벗어난) 완벽한 그에게 충분한 보상을 해주라고 속삭일 테니까.

싱글이라면........

에스트로겐과 테스토스테론이 줄어들면 싱글은 당장 외모에 대한 자신감부터 낮아진다. 자신감 부족은, 곧 남자를 사귈 수 없을지도 모른다는 불안감으로 이어져 싱글이 느끼는 위기감을 더욱 부추기기 마련이다. 어쩌면 너무 불안한 나머지 인터넷에서 옛 남자친구를 검색해보거나 동창찾기 사이트에서 고등학교 시절 남자들을 찾아보려고 기웃거릴지도 모른다. (오싹!)

섹스 Sex

성욕은 거의 없다. 섹스에 대한 생각보다 애인을 진공청소기로 밀어버리고 싶다는 생각이 더 자주 든다. 그리고 섹스를 할 때에는 호르몬 금단증상 때문에 애인의 사소한 말 — "불 끄지 마" — 에도 화가 난다. (생리전증후군 때문에 부풀어 오른 뱃살을 드러내기가 얼마나 꺼림칙한지 뻔히 알면서!) 하지만 근사한 섹스가 이루어지지 않는 이유가 단지 그것뿐일까? 오늘 당신은 신체적으로도 불리한 점이 많다. 일단 유두와 클리토리스의 민감도가 떨어지고, 오르가슴에 도달하는 시간도 평소보다 오래 걸린다. 그리고 에스트로겐 수치가 낮다는 것은 애액이 거의 나오지 않는다는 뜻이다. 또 에스트로겐과 테스토스테론이 줄어들면서 소리[7](느닷없이 들려오는 차량경보기) 혹은 냄새[8](쓰레기통에서 썩어가는 귤 껍질), 시각[9](더께로 때가 낀 그의 손톱)에 집중력이 흩어져서 섹스에만 몰입하기가 힘들다. 따라서 그가 당신에게 오르가슴을 선사할 예정이라면 사전에 철저한 준비를 해야 할 것이다.

하지만 이러한 모든 악조건에도 불구하고 성욕은 갑작스럽게 엄습하곤 한다. 그러므로 성욕이 수그러들거나 애인이 노르아드레날린 폭탄을 건드리기 전에 침대로 직행하고 싶다면, 방을 환기시킨 후에 좋아하는 CD를 틀어놓고, 집중력이 떨어지지 않도록 불을 끄는 것이 좋다.

그렇다면 오르가슴의 질은 어떨까? 이 모든 골칫거리를 감당하면서도 절정에 이를 만큼의 가치가 있을까? 오르가슴을 지진의 진도에 비유하자면, 약 4.5리히터이다. 온 나라를 뒤흔드는 강진은 아니지만, 선반에 놓인 유리잔이 흔들리고 벽에 살짝 금이 갈 정도는 된다.

음, 오르가슴을 느끼고 싶었는데도 애인이 너무 피곤해하거나 애액이 나오지 않아서 그냥 일찍 끝내버렸다고? 그렇다면 자위를 하자. 일단 오르가슴을 느끼면 고통을 없애는 엔도르핀이 분비되고(풍선처럼 부풀어서 건드리기만 해도 아팠던 가슴의 통증을 잊고, 짧지만 기분 좋은 휴가를 보낸다는 뜻이다), 아울러 에스트로겐도 분비된다(다시 기분이 밝아지고, 생리전증후군 증상이 한결 누그러진다는 얘기다).

오늘은 무슨 텔레비전 프로그램을 볼까?

오늘부터 28일까지는 시트콤이나 코믹 영화, 생리전 통증을 잊게 해줄 만한 재미있는 개그 프로그램을 보자.

돈 Money

"앞으로 어떻게 먹고 살아야 하나!" 당신이 내지른 소리에 에스트로겐과 테스토스테론은 움찔하며 숨을 죽인다. 당연하지! 두 호르몬이 줄어드는 바람에 돈 걱정이 끊이질 않는 것을. 거기다 불편한 생리전증후군 때문에 약도 사야 한다.

저런. 쇼핑을 하면서 느끼게 되는 불안감을 피하고 싶은가? 그렇다면 가격이 저렴한 것으로 조금만 사면 된다. 껌 한 통이나 머리핀 한두 개 정도라면 무난하지 않을까? 어림없는 소리라고?

그럼 이렇게 생각해보자. 소비를 자제하는 만큼 은행잔고가 늘어난다! 소 귀에 경 읽기라고? 그렇다면, 더 이상 할 말이 없다. 쇼핑을 계속 하는 수밖에.

일 Career

일에 대한 걱정이 늘어난다. 혹시 해고라도 당할까 봐 잔뜩 움츠리고 있다면 안심해도 좋다. 당신의 업무능력은 부족하지 않으니까. 그저 긍정지수를 높이는 에스트로겐과 안도감을 높이는 테스토스테론이 부족할 뿐이다. 사실 무엇이 걱정이겠는가? 우뇌 시기에는 회의 때 제안할 창조적인 아이디어와 해결방법이 무수히 떠오른다. 그러므로 사직서를 제출하기 전에, 지금 이 기분을 잘 기억해두었다가 1일에 어떻게 달라지는지 살펴보자.

확실한 세로토닌 촉진제

닭고기를 먹거나, 우유를 마시거나, 트립토판(tryptophan; 동물의 영양에 필요한 아미노산—옮긴이)이 함유된 음식이나 음료를 섭취하자. 이 아미노산은 세로토닌 분비의 필수품이다. 그리고 많이 섭취할수록 몸에서 세로토닌을 많이 만들어낸다.

기운 Energy

최근 며칠 동안 프로게스테론 때문에 마음이 가라앉고 나른했다. 그럼 에스트로겐과 테스토스테론이 더욱 줄어든 오늘은 어떨까? 조퇴하지 않고도 그럭저럭 버틸 만한 지구력이 있긴 하지만, 하품이 멈추질 않는다면 잠시 일을 미루자. 눈썹 위에 성냥개비를 올려놓고 기지개를 켜봤자 생각만큼 기운이 샘솟지는 않을 테니까.

여기서 호르몬과 관련하여 한 가지 짚고 넘어가야 할 아이러니가 있다. 막상 집에 돌아가 피곤한 몸을 침대에 누인다 해도, 좀처럼 깊은 잠에 빠질 수가 없으리라는 사실이다. 온몸이 아프고, 피부가 예민해져서 부드러운 천도 따갑게만 느껴지며, 시트에 떨어져 있는 부스러기가 자갈 같다. 또한 냄새와 소리에도 민감해져서, 옷에 밴 고기 냄새나 길고양이 울음 소리에 신경이 곤두서기 일쑤다. 무시하고 잠을 청하려 해도 도저히 그럴 수가 없다.

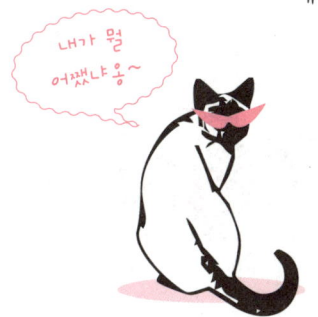

도대체 원인이 뭘까? 단적으로 말해, 줄어드는 에스트로겐 탓이다. 그리고 원인을 하나 더 찾자면, 줄어드는 에스트로겐으로 인해 폭발하는 노르아드레날린 때문이기도 하다. 사소한 일에 버럭 화를 낼 만큼 성질 고약한 노르아드레날린은 낮 시간뿐만 아니라 깊은 밤에도 폭발한다.[10] 그러니 한밤중에 깨어나 잠을 설치는 것도 무리는 아니다. 또한 어렵사리 다시 잠을 청한다 해도 숙면을 취하기는 어렵다. 따라서 다음 날 아침이면 기운을 솟구치게 하는 호르몬이 부족해서, 그리고 밤새 잠을 설쳤기 때문에 더욱 지치고 힘이 든다.

다행히도, 숙면할 수 있는 방법들이 있다. 통증을 줄이기 위해 취침 30분 전에 이부프로펜이나 아세트아미노펜acetaminophen을 먹고[11], 냄새를 없애기 위해 창문을 열어 환기시키며[12], 백색소음기[13](일정한 주파수 대역에서 일정한 음압을 지닌 사운드를 발생시켜 실내외 소음을 차단시키는 시스템을 갖춘 기계이며 집중력 향상에 도움을 준다고 함-편집자 주)를 틀고, 최대한 편안하고 말끔히 정돈된 침대에서 잠들도록 노력하자. 만약 커피를 즐기는 사람이라면 카페인이 생리전증후군 증상을 악화시킨다는 사실을 잊지 말도록.

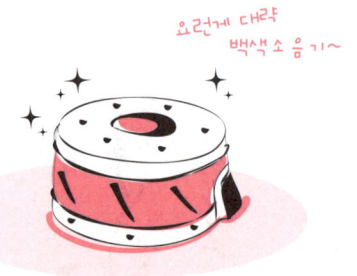

요런게 대략 백색소음기~

그 외에 기운을 돋우고 싶다면 종일 에너지를 샘솟게 해주는 단백질이나 철분이 풍부한 간식을 먹자. 그리고 낮잠을 즐기는 것도 좋다. 연구에 따르면, 휴게실에서 10분만 눈을 붙여도 퇴근할 때까지 기운을 차릴 수 있다고 한다.[14]

먹을거리 Diet

지금까지 건강에 해로운 것만 먹었다고? 프로게스테론 수치가 떨어지면서 당분과 염분, 탄수화물과 지방, 가공식품을 먹고 싶다는 욕구도 조금 줄어든다. 그렇다고 아이스크림이나 땅콩버터를 완전히 외면한다는 뜻은 아니니 너무 기뻐하지는 마라. 뭐, 친구에게 마지막 남은 쿠키 하나 정도는 줄 수 있겠지. 최소한 한 입만이라도.

반대로 나쁜 음식을 멀리했다면 식욕은 현저히 떨어졌을 것이다. 그렇지만 다이어트에 실패한 친구들이 당신을 묶어놓고 억지로 케이크를 먹일지도 모르니 너무 자랑하지는 말도록.

그리고 오늘 프로게스테론이 줄어들기 시작했지만, 여전히 혈당은 민감하다. 그러니 허기를 없애기 위해 서너 시간마다 간식을 챙겨먹자. 혈당조절에 효과적인 방울토마토와 미역샐러드, 삶은 달걀로 도시락을 준비하면 끼니로도 먹을 수 있다. 또한 프로게스테론으로 인한 변비를 예방하기 위한 섬유질식품도 잊지 말자. 아침이 되면 대장大腸이 고마워할 테니까.

건강 Health

에스트로겐과 테스토스테론이 이번 주기에 들어 두 번째로 줄어들면서, 건강에 적신호가 켜진다.

- ❋ 23일부터 28일까지 급격하게 변하는 호르몬 수치는 수많은 만성적 질병을 재발시킨다 — 천식과 당뇨, 소화장애나 섬유근육통fibromyalgia, 다양한 경화증과 관절 류머티즘, 심장 두근거림이나 얼굴 화끈거림, 여드름과 각종 피부 트러블 등.[15]

- ❋ 편두통 주의: 에스트로겐이 갑자기 줄어들기 때문에 두통이나 편두통이 발생할 확률이 높아진다. 특히 두통에 자주 시달리는 사람이라면 화학조미료나 카페인을 피하자. 편두통을 일으키는 주범이니까. 또한 평소에 두통약을 복용했다면 지금 당장 사다놓자.

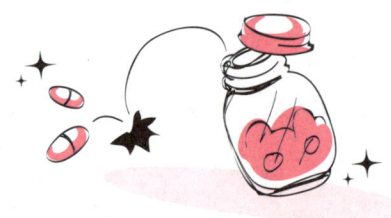

조심! 에스트로겐과 테스토스테론이 줄어들면서 운동신경과 민첩성이 떨어진다. 더욱이 오늘부터 28일까지는 술을 마시면 더 빨리 취한다. 술이 약한 사람이라면 가급적 약속을 다음으로 미루는 것이 좋겠다.

아야! 오늘부터 1일까지는 줄어드는 에스트로겐이 진통제 역할을 하는 엔도르핀 수치를 낮추므로 통증에 점점 민감해진다. 따라서 에스트로겐이 증가해서 다시 둔감해지는 2일까지 다이빙이나 복싱다이어트처럼 격렬하고 위험한 운동은 피하는 것이 좋다.

day 23

Day 24

우울, 또 우울

기분 Mood

분명 인생이 언제나 음울한 것은 아니다. 그러나 적어도 오늘은 감정적이고 침울하다. 그 이유가 궁금하다고?

먼저 에스트로겐 금단증상은 갑작스러운 초조감과 불안감을 일으키고, 울고 싶거나 우울한 기분까지 덤으로 선사한다. 또한 기분을 안정시키는 세로토닌 수치가 낮아져 주위 사람들에게 노르아드레날린 폭발을 일으키기도 한다. 때문에 당신이 고뇌에 찬 시를 쓰거나 새까만 터틀넥 스웨터를 입은 것을 보고 재미있어 하던 사람들은 당황해서 슬금슬금 피할 것이다.

한편 테스토스테론이 줄어들면서 자신감을 잃기 시작해서 재주와 능력, 특히 외모에 심각한 회의가 든다. 그래서 화장을 열 번이나 고치고도 '출산드라'가 자신보다 더 예쁜 것만 같다.

이제 그만 듣고 싶다고? 하지만 아직 프로게스테론이 남아 있다. 한 가지 다행한 사실은 프로게스테론은 두 호르몬만큼 증세가 심각하지 않다는 점이다. 마찬가지로 그 수치가 줄어들긴 했지만 텔레비전 광고를 보고 마스카라 범벅이 되도록 울지는 않는다. 다만 케이블 텔레비전 고장처럼 사소한 일에 눈물을 글썽일 뿐.

물론 아무리 의학적인 근거가 있다 하더라도 모든 사람이 똑같은 증상을 느끼는 것은 아니다. 호르몬 민감도와 복용한 호르몬 피임약 종류에 따라 생리전증후군의 강도와 횟수도 달라진다. 또한 생리전증후군의 강약과 무관하게 이러한 금단증상이 계속해서 나타나는 것은 아니므로 지레 겁 먹을 필요는 없다. 어쩌다 한 번씩 드물게 나타날 테니까. 그리고 금단증상이 없을 때에는 낮은 에스트로겐과 테스토스테론 때문에 생각이 많아지고, 프로게스테론 때문에 말수가 적어진다.

오늘은 어디에 가고, 무슨 일을 할까? 세 호르몬 모두 하락세를 보이고 있기 때문에 기운이 없고 용기가 부족하다. 그래서 새로운 모험을 시도하기보다는 익숙한 곳에서 즐거움을 찾을 것이다. 따라서 외식을 하거나 공연을 보러 외출하는 대신에 친구들을 집으로 초대해서 맛있는 피자를 먹도록 하자.

day 24

지적능력 Mind

에스트로겐과 테스토스테론이 증가하면 두뇌활동이 좋아진다. 반대로 에스트로겐과 테스토스테론이 감소하면, 흠, 무슨 말을 할지 알겠지?

사고력

칵테일을 몇 잔 마시지도 않았는데 세상이 빙글빙글 돌아간다고? 집중하기가 힘들다고? 현명한 결정을 내리지 못하겠다고? 오늘부터 28일까지는 그럴 것이다. 하지만 희소식이 있다. 아무리 집중하기가 어렵다고 해도 변기에 머리를 넣고 물 내리는 수준은 아니라는 사실.

기억력

줄어드는 에스트로겐과 테스토스테론 때문에 확인하지 않은 주문서들이 '받은편지함'에 가득 차 있다.

언어능력

낮은 에스트로겐과 프로게스테론 때문에 별로 수다 떨고 싶은 기분이 아니다. 어차피 프로게스테론 때문에 가끔씩 말을 더듬거나 말실수를 할 테니 차라리 조용히 있는 편이 나을 수도.

오늘 활발한 두뇌는?

두뇌 오늘은 무슨 일에나 창조력을 발휘한다. 스테인드글라스로 꾸민 개집이나, 당근 즙으로 물들인 국수, 매니큐어로 덧칠한 슬리퍼. 그 밖에 무엇이든 창조의 신비를 선사할 것이다.

사랑 Romance
커플이라면........

빈 우유곽을 냉장고에 넣는다. 더러운 양말을 아무렇게나 던진다. 멍청하게 눈을 껌벅거린다. 애인은 무심코 저지른 것일지 몰라도, 당신에게는 노르아드레날린 폭탄에 불을 붙이는 일들이다. 그러다 폭탄심지가 다 타들어가면? 엄청난 폭발이 그를 덮치리라. 불쌍하게도.

반면 그가 하는 행동에 아무런 흠이 없고, 노르아드레날린이라는 여신의 예쁜 발 밑에 공손히 맛있는 음식과 최신 DVD를 바친다고? 그렇다면 이번에는 당신이 프로게스테론의 권고에 따라 다정한 사랑으로 보답해줄 차례다. 그에게 달콤한 코코아를 타주고, 어깨를 주물러주고…… 또 뭐가 있을까? 아, 그가 노래를 부르며 샤워하다가 미끄러지지 않도록 욕실바닥에 미끄럼방지 스티커를 붙여주는 것도 좋겠다.

day 24

싱글이라면······

과연 애인이 생길까? 새로운 남자를 사귈 만한 매력이 남아 있기는 한 걸까? 자기 반성적인 성향이 강한 우뇌와 외모에 대한 낮은 자신감 때문에 온통 고민투성이다. 어쩌면 고민에 고민을 거듭하다가 오래 전 차버렸던 남자에게 전화하고 싶어질지도 모른다. 아무리 외로움이 골수에 맺혀도 차마 그짓만은 하고 싶지 않다고? 그렇다면 마음을 가라앉히고 그와 헤어진 이유를 떠올려 보자. 아마 이 세상에 남자가 그 사람 하나뿐이라고 해도 다시 찾고 싶은 생각이 싹 달아날 테니까.

섹스 Sex

오늘은 예기치 못한 성욕이 일어나며, 28일까지 계속해서 증가한다. 섹스를 갈망하는 테스토스테론이 점점 심각한 수준으로 떨어지고 있는 중이고, 성욕을 억제하는 프로게스테론도 여전히 활동중인데? 맞다, 그런데도 오늘 당신은 섹스를 원한다.

당황스럽기는 연구가들도 마찬가지다. 그들은 예상에서 벗어난 이러한 정열이 자궁내막에서 일어난 기현상 때문이라고 추측한다.[1] 자궁내막이 두꺼워질수록 질 부위로 더 많은 피가 모이기 때문에 느닷없이 흥분한다는 것이다.[2] 그 결과 성욕이 높아질 뿐 아니라 오르가슴도 훨씬 강렬해진다. 하지만 이것은 어디까지나 추측일 뿐이며, 정확한 이유는 아직까지 밝혀지지 않았다. 아,

복잡한 설명은 이제 그만. 이유야 어찌됐든 이를 악물 정도로 강렬한 절정에 다다른다는데, 무슨 설명이 더 필요하랴!

하지만 이 점만은 꼭 기억하자. 에스트로겐과 테스토스테론 수치가 낮아서 집중력이 쉽게 흐트러지기 때문에, 오르가슴에 이르기 위해서는 약간의 노력이 필요하다는 것. 이를 테면 침대에 누워 열심히 환상 속에 등장하는 멋진 남자를 생각하다가도, 곧바로 테이블 위에 켜놓은 아로마 향초에서 주방세제 냄새를 연상하는 식이다.

그리고 오늘 알아야 할 또 다른 사실은, 섹스를 하는 동안 처음부터 끝까지 부족한 애액에 시달린다는 점이다. 그건 낮은 에스트로겐 때문이니까 불감증이니 뭐니 엉뚱한 자학은 하지 말도록. 또한 남은 주기 동안 에스트로겐은 더욱 낮아질 테니 반드시 보조윤활액을 사두자.

돈 Money

생리전증후군 때문에 짜증 난다는 건 불 보듯 훤한 사실이다. 가슴이 너무 아파 숨도 쉬기 힘들다. 기분이 수시로 바뀐다. 그리고 붓기는, 음…… 물풍선보다 더 빵빵하다고만 해두자.

그런데 이 모든 증상이 쇼핑과 무슨 관계냐고? 악마의 속삭임처럼 들리겠지만 매우 끈끈한 관계를 맺고 있다. 쇼핑은 엔도르핀 수치를 높여 통증을 완화시키고, 기분을 북돋아서 생리전증

day 24

후군 증상을 덜어준다. 그뿐 아니라 쇼핑을 하면서 걸으면, 붓기를 유발하고 가슴을 아프게 하는 물살도 사라진다!

경고 하나. 감당 못할 만큼 카드를 긁지 말자. 지금은 에스트로겐과 테스토스테론이 줄어들어서 돈 걱정이 늘어난 상태다. 즉 쇼핑할 때에는 기분이 좋았다가, 집에 돌아오자마자 카드 할부금보다 은행융자를 먼저 갚아야 한다는 사실을 깨닫고는 금세 절망한다는 뜻이다.

일 Career

일에 대한 걱정이 끊이질 않는다. 직장이 안정적인지, 장래가 보장되는지, 자신이 회사의 기대에 부응할 만한 능력을 가지고 있는지 확인하고 싶다. 에스트로겐과 테스토스테론 수치가 낮아지면서, 상사한테 "잘했어요! 당신의 평생직장은 우리가 확실히 보장합니다!"라는 보증서를 받고 싶다.

오죽하면 그런 데까지 상상력이 뻗쳤을까…… 그 심정을 충분히 이해할 수 있고 안쓰럽기도 하다. 요즘처럼 고용불안이 만연한 시대에 그런 걱정을 안 해본 사람이 어디 있겠는가. 하지만 꼭 보증서를 받아야만 업무능력에 자신감을 가질 수 있는 것은 아니다. 문제를 해결하고, 참신한 아이디어를 생산해내는 우뇌가 있지 않은가! 덕분에 거의 모든 상황에서 훌륭한 해결방법을 찾아내고 창조적인 제안을 할 수 있을 것이다. 또한 에스트로겐과 테스토스테론 수치가 떨어지는 바람에 그동안 자신의 재능을 잊고 있었다면, 차분히 글로 되새겨보자. 아울러 자신의 경력사항을 글로 기록해본다면 자신감 회복에 많은 도움이 될 것이다.

기운 Energy

에스트로겐과 테스토스테론이 계속해서 하락세를 그리는 가운데, 기운과 지구력도 동반추락하고 있는 중이다. 그 결과 피곤하고 나른한 기분이 종일 가시질 않는다. 자고 싶은 생각뿐이다. 그러나 곧잘 노르아드레날린이 폭발하는 바람에 낮잠을 자도 체력이 회복되지 않고, 통증과 냄새와 소음에 더욱 예민해져서 자꾸만 잠을 설친다.[3] 이러다가는 정말 술기운이라도 빌려 잠을 청해야 할 판이다.

딱한 사정은 알겠지만 그래도 술은 자제하도록. 기절할 만큼 술을 마신다면 정말 기절할지는 몰라도 숙면을 기대하기는 어렵다. 수면제도 마찬가지다. 일시적으로 효과가 있긴 하지만, 호르몬이 낮은 시기에 수면제를 복용하면 그렇지 않아도 나빠진 단기기억력이 더욱 나빠진다. 그러니 너무 성급하게 잠들려 하지 말고, 차근차근 방법을 생각해보자.

우선 따뜻한 우유나 카모마일[4] 차를 마시는 고전적인 방법도 있고, 백색소음기로 실내외 소음을 막는 방법도 있다. 통증과 냄새에 예민하다면 취침 30분 전에 진통제를 먹고, 냄새 나는 것을 멀리 치우도록. 숙면을 취하려면 무엇보다 먼저 편안한 분위기를 만들어야 한다.

낮 시간을 활기차게 보내고 싶다고? 그렇다면 카페인을 피하자. 카페인은 생리전증후군 증상을 악화시키고, 노르아드레날린 폭발을 자주 일으킨다. 그러므로 카페인 대신 철분이 풍부하고 기운을 돋우어주는 살코기와 생선, 달걀과 녹황색채소 등을 섭취하는 편이 건강에 좋다.

먹을거리 Diet

당분과 염분, 탄수화물과 지방, 가공식품이 당긴다고? 당기면 먹어야지! 평소에도 늘 그런 음식을 먹었고, 건강에도 아무 문제가 없었다고? 그럴 수도 있다. 하지만 그렇다고 배터지게 먹지는 말자.

더 이상 이런 음식들이 당기지 않는다고? 그렇다면 당신은 평소에도 이런 음식들을 즐기는 편이 아니었을 것이다. 앞으로도 먹지 않을 생각이라면 평생 제과점에는 발도 들여놓지 말기를.

그리고 변함없이 오늘도 챙겨먹어야 할 섬유질식품. 서너 시간마다 상큼한 과일과 맑은 녹차 등을 먹으면 공복감을 달랠 수 있고 변비도 예방할 수 있다. 물론 다이어트에도 좋고!

확실한 세로토닌 촉진제

다이어트는 잠시 잊고 탄수화물을 마음껏 먹자! 탄수화물이 세로토닌 수치를 높인다는 사실이 밝혀졌다. 현미밥이나 통밀빵처럼 '좋은 탄수화물', 즉 가공하지 않은 곡물을 먹는 것이 요령이다. 흰 빵이나 감자칩처럼 가공한 '나쁜 탄수화물'은 프로게스테론이 부추기는 식욕만 높일 뿐이니 가능한 멀리하자.

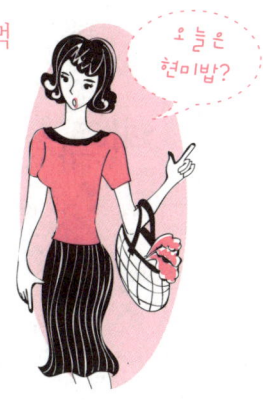

오늘은 현미밥?

Day 25

예측할 수 없는 감정

기분 Mood

줄어드는 에스트로겐과 테스토스테론, 프로게스테론 때문에 하루 종일 변덕이 죽을 끓는다. 세 호르몬은 감정이라는 인형을 차지하기 위해 가위바위보를 하는 아이들 같다. 그러나 오늘은 그리 착한 아이들이 아니므로, 누가 이기든 기분이 언짢기는 매한가지다. 가령 에스트로겐이 줄어들면 불안하고 슬퍼지며, 테스

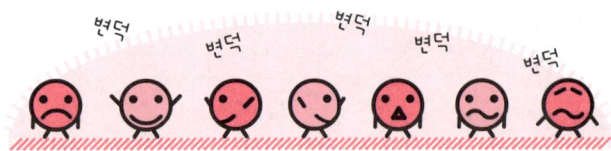

토스테론이 줄어들면 자신감과 안정감이 부족해지고, 프로게스테론이 줄어들면 낙엽만 떨어져도 눈물을 흘리는 소녀처럼 금세 눈시울이 붉어진다. 뿐만 아니라 노르아드레날린 역시 시시각각 감정을 위협하기는 마찬가지여서, 사소한 일에도 화가 치밀어 오른다.

결국 어느 한쪽이 우위를 차지할 때마다 몸살을 앓는 것은 감정이다. 커피에 설탕을 넣다가 느닷없이 울음을 터뜨리고, 다음 순간 빚 독촉을 받는 사람처럼 불안해졌다가, 금세 또 모든 일이 다 잘 풀리는 것 같고 심지어 행복해지기까지 한다. 아주 잠깐 동안은. 하지만 고객센터에 전화했을 때 "모든 상담원이 통화중이오니 잠시만 기다려주십시오"라는 음성안내를 듣게 되거나, 무심코 발가락을 찧기라도 한다면 그 즉시 분노가 폭발할 것이다.

휴, 이러다가 정말 신경안정제라도 먹어야 하는 게 아닐까? 저런, 무슨 나약한 소리를. 이건 모두 세 호르몬이 감정을 놓고 서로 실랑이를 벌이는 과정에서 생긴 현상이라고 앞서 설명하지 않았던가. 더구나 이러한 감정의 기복이나 노르아드레날린 폭발은, 호르몬 민감도와 복용하는 호르몬 피임약의 종류에 따라 차이가 있을 수 있다. 자주 심하게 경험하는 경우가 있는가 하면, 드물고 약하게 경험할 수도 있으니 무작정 신경안정제를 떠올리지는 말자. 알다시피 호르몬은 떨어질 때가 있으면 반드시 올라갈 때도 있으니까.

day 25

한편 금단증상이 나타나지 않을 때에는 에스트로겐과 테스토스테론 수치가 낮아서 자기 반성적이 되며 생각이 많아진다. 또한 프로게스테론 때문에 감정을 쉽게 드러내지 않는다. 하나같이 스릴 있는 모험이나 위험에 어울리지 않는 성향들뿐이다. 맞다. 그래서 오늘은 친한 친구와 함께 익숙한 장소에 있을 때 가장 아늑하고 행복하다.

확실한 세로토닌 촉진제

불을 하나 더 켜자! 연구에 따르면, 빛에 많이 노출될수록 세로토닌이 증가한다!

지적능력 Mind

에스트로겐과 테스토스테론이 줄어들면서 두뇌활동도 발 맞추어 둔해진다. 하지만 창조적인 우뇌가 재빠르게 나서서 이러한 단점을 보충해주니 그나마 다행이 아닐 수 없다.

사고력

솔직히 멍청하다는 소리를 들을 정도는 아니다. 하지만 사용설명서를 읽거나 재미없는 텔레비전 프로그램을 볼 때처럼, 지루한 일에는 집중하기가 더 힘들어진다. 그리고 수시로 변하는 기분에 맞춰서 결정을 내리다가 치명적인 실수를 저지르기도 한다. 하지만 사실 그건 변덕스러운 기분 탓이라기보다는 에스트로겐과 테스토스테론이 줄어들었기 때문이다. 즉 두 호르몬이 다시 늘어나는 6일이 오면 좀 더 현명하고 정확하게 결정할 수 있다는 뜻이다. 따라서 저울질하던 남자 중에서 한 명을 애인으로 발탁하거나, 많은 돈을 주식에 투자할 예정이라면 6일까지 미루도록.

기억력

중요한 일은 기억할 수 있다. 집이 어딘지, 차를 어디에 주차했는지 정도는 문제 없다. 하지만 간식거리를 사러 자주 들르던 회사 옆 가게 이름은? 음, 미스터리다.

언어능력

프로게스테론 때문에 자꾸만 말을 더듬거린다. 에스트로겐과 테스토스테론이 줄어들면서 적당한 말을 떠올리기가 버거워진다. 두 호르몬이 작당하여 혀를 굳히는 것만 같다.

오늘 활발한 두뇌는?

🎧 **우뇌** 우뇌 시기에는 엄청난 창조력을 발휘한다. 스타킹으로 만든 꽃다발을 선물해서 친구를 기쁘게 할 수도 있고, 반대로 세

제가루를 마약가루라고 속여서 놀라게 할 수도 있다. 하지만 뒤따르는 죄책감을 느끼고 싶지 않다면 나쁜 쪽으로 장난치지는 말자. 그럼에도 친구의 놀란 표정이 보고 싶은 나머지 이미 일을 저질렀다면, 당신이 그럴 수밖에 없었던 이유를 써서 이메일로 보내주도록. 설령 친구의 화가 풀리지 않는다 하더라도, 최소한 우리 뇌가 자랑하는 작문실력을 뽐낼 수 있을 테니까.

해야 할 일을 마무리 짓고 나면, 자기 반성적인 성향 때문에 더욱더 중요한 문제들에 대해 골몰하게 될 것이다. 이를 테면 헤어지고 나서도 계속 전화하는 옛 애인을 어떻게 할 것인지, 상사에게 좋은 인상을 주기 위해 어떤 일을 해야 하는지 등등.

사랑 Romance
커플이라면.......

화가 치민 노르아드레날린 여신을 달래는 데에는 선물이 최고다. 물론 그 사실을 당신도, 애인도 알고 있다. 그럼 이제 남은 일은? 그가 공손히 갖다 바치는 여행 티켓이나, 평생 무료 식사권을 우아하게 집어 드는 일뿐이다. 에스트로겐 수치가 높았던 시절이라면 굳이 공물을 상납받지 않아도 애정에 문제가 없었겠지만 지금은 상황이 다르다. 그러니, 거두어들인 금품으로 화를 다스리자.

그런데 애인이 선물 따윈 필요 없을 정도로 완벽하다고? 그렇다면 당신은 부유한 노르아드레날린 여신보다 행복한 여자다. 다정한 프로게스테론이 지시하는 대로, 달콤한 쿠키와 케이크를 구워 그에게 선물하도록.

싱글이라면……

어쨌든 남자를 만나고 싶다. 줄어드는 에스트로겐과 테스토스테론 때문에 자신감은 완전 상실이고, 세상에서 자신이 가장 멍청하고 못생긴 것 같다. 그럼에도 불구하고 높아진 성욕은 남자를 만나라고 부추긴다. 하지만 솔직히 이렇게 열악한 상황에서 괜찮은 남자를 기대할 수는 없는 법. 기껏해야 헤어졌던 옛 애인이나, 터프가이인 양 으스대는 꼴불견들을 만나겠지. 에스트로겐 수치가 높았던 시절에는 상상조차 할 수 없는 일이지만, 지금은 어쩔 수 없는 일이다. 일단 급한 불부터 끄고 봐야 하니까.

하지만 여러 번 언급했다시피 호르몬은 줄어들 때가 있으면 늘어날 때도 있는 법이다. 따라서 다시 에스트로겐 수치가 높아지는 1일이 오면, 지금 저지른 어리석은 행동을 두고두고 후회하게 될 것이다. 따라서 만약 섹스로 인해 분비되는 옥시토신의 힘으로 그와 끈끈한 정을 쌓지 못했다면, 다음 주기가 시작될 무렵 헤어질 가능성이 높다.

섹스 Sex

어제, 즉 24일부터 다시 성욕이 높아지기 시작했다. 그래서 28일이 가까워지고 있음에도 불구하고 테스토스테론 수치가 높았던 시절처럼 짜릿한 절정을 느낄 수 있다. 물론 좋은 일이긴 하지만, 한편으론 그 이유가 궁금하다. 어떻게 이런 기현상이 일어난 것일까?

아직 확실하게 밝혀진 바는 없지만, 연구가들은 두꺼워진 자궁내막 때문이라고 추측한다. 자궁내막이 두꺼워지면 아래쪽에 많은 혈액이 몰려서 쉽게 흥분한다는 것이다. 추측대로라면, 자궁내막이 더 두꺼워지는 오늘은 '그곳'에 더 많은 피가 몰리므로 성적흥분을 자주 느끼게 될 것이다.

그런데 정말 테스토스테론 수치가 높은 시기처럼 강렬한 오르가슴을 느끼고 또 절정에 이를 수 있을까? 그렇지는 않다. 에스트로겐과 테스토스테론이 줄어들고 있는 오늘은, 소리와 냄새에 예민해지고, 시야에 집중력이 흐트러지며, 지난 며칠 동안 우뇌가 골몰했던 문제들로 인해 생각이 많아진다. 거기다 피스톤운동에만 정신이 팔린 무신경한 애인에게 화까지 난다면, 절정은 아예 먼 나라 얘기가 될 것이다. 또한 오늘은 에스트로겐 수치가 낳기 때문에 애액분비량도 미미하다. 그러므로 보조윤활액에게 도움을 청해보는 것이 어떨까? 종일 쓰라리고 아픈 삽입의 흔적을 원치 않는다면 말이다. 게다가 테스토스테론 수치가 높을 때보다 오르가슴에 도달하는 시간이 오래 걸린다는 점 역시 무시 못할 골칫거리 중 하나다.

따라서 애인이 조급하게 군다면, 그가 사정한 후 자위도구를 꺼내자. 그런데 왜 그렇게까지 오르가슴에 연연해야 하냐고? 오늘은 자위든 섹스든 오르가슴을 얻는 방법이 중요한 것이 아니다. 정말 중요한 사실은 오르가슴이 통증을 없애는 엔도르핀을 분비시키고 에스트로겐 수치를 높인다는 점이다. 즉 기운을 북돋고 생리전증후군 증상을 누그러뜨리는 데 지대한 도움을 준다는 뜻이다. 그렇다면 다소 힘들고 시간이 걸리더라도 오르가슴을 느낄 가치는 충분하지 않을까?

돈 Money

에스트로겐과 테스토스테론이 줄어들면서 돈 걱정이 늘어난다. 하지만 어쩐지 쇼핑을 하면 생리전증후군의 고통이 줄어들 것만 같다. 설령 그것이 불필요한 충동구매라 할지라도.

어느 쪽을 선택해야 할까? 정말 어떻게 하지?

물론 이 책이 당신의 선택을 결정해줄 수는 없다. 하지만 쇼핑을 하면 엔도르핀이 분비되어 즐거워지고, 생리전증후군을 누그러뜨리는 데 도움이 된다고 말해줄 수는 있다. 또한 립스틱이나 CD처럼 조그만 물건만으로도 엔도르핀을 분비하기에 충분하다는 것도 잊지 말도록. "쇼핑은 의학적으로 일종의 생리전증후군 치료나 다름없다"는 말도 소비에 대한 죄책감을 덜어줄 수 있으니 참고하고, 결정은 직접 내리자!

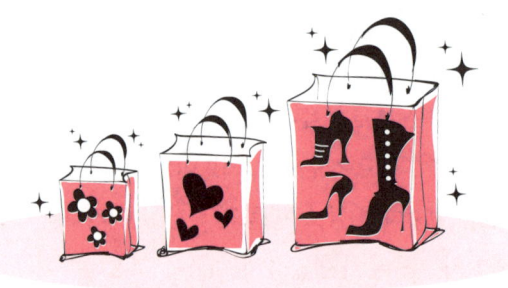

일 Career

자기 반성적인 우뇌 시기에는 에스트로겐과 테스토스테론이 꾸준히 줄어들면서 직장이 안정적인지 걱정되고, 이따금 자신의 적성에 맞는 일인지 생각하게 된다.

현재의 직장에 머물러 있기로 결정했다면, 우뇌를 활용해 창조적인 프로젝트와 새로운 해결방법들을 제안해서 좋은 인상을 줄 수 있다. 또한 두뇌활동이 낮아지면서 생기는 말실수들을 뛰어난 작문실력으로 보충할 수도 있을 것이다. 혹은 인터넷 메신저 대화창을 기발하고 재미있는 메시지들로 채우리라.

기운 Energy

13일의 활발한 행동들이 모두 기억나는가? 하지만 오늘은 그런 일을 하고 싶다는 생각조차 들지 않는다. 에스트로겐과 테스토스테론이 계속해서 줄어드는 바람에 기운과 지구력이 바닥까지 떨어진 상태다. 그러니 여기서 무슨 활발함을 기대할 수 있을까? 대신 카페인을 많이 섭취하거나(하지만 좋지 않은 생각이다. 카페인은 생리전증후군을 더욱 악화시키니까), 다른 사람에게 일을 부탁하거나, 나쁜 습관을 없애기 위해 노력하는 정도라면 할 수 있을 듯하다.

통증, 냄새와 소음, 노르아드레날린 폭발 때문에 잠들기가 힘든가? 그렇다면 취침 전에 진통제를 먹어서 통증을 경감시키자. 자주 환기를 시켜서 냄새를 없애고, 백색소음기나 에어컨을 이용해서 소음을 줄이자. 노르아드레날린 폭발이 걱정스럽다면 카페인 섭취를 줄이거나 자제해보도록. 최소한 잠을 깨우는 폭발 횟수가 더 늘어나는 일은 없을 것이다. 그리고 무엇보다 기운을 돋우는 음식으로 체력이 떨어지지 않게끔 신경 쓰자. 견과류나 야채샐러드, 단백질과 철분이 풍부한 육류가 효과적이다.

day 25

먹을거리 Diet

생리전증후군이 한창인 지금, 가장 중요한 것은 기분이다. 그러므로 14일부터 당분과 염분, 탄수화물과 지방, 가공식품에 빠져 있었다면 지금 굳이 끊을 이유는 없다.[1] 기분이 좋아지는 음식을 먹어도 수시로 우울해지는데, 만약 그것까지 못 먹게 된다면 그 스트레스를 어떻게 감당하겠는가.

또한 지금까지 이런 기호식품에 손을 대지 않았더라도, 오늘은 애써 참을 필요가 없다. 물론 맛있는 음식을 먹는다고 단번에 기분이 좋아지는 것은 아니겠지만, 적어도 먹지 말아야 한다는 스트레스에서 벗어날 수는 있으니까. 그렇더라도 절대 섬유질식품을 거르지는 말자.

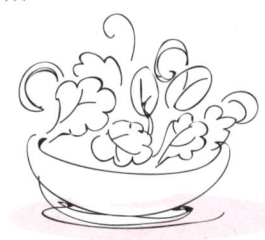

건강 Health

에스트로겐이 줄어든다는 것은 건강에 적신호가 켜질 가능성이 높아진다는 뜻이다.

❋ 천식 주의: 천식의 75%가 생리중이나 그 직전에 일어난다.[2]

※ 편두통 주의: 에스트로겐이 줄어들어 오늘부터 3일까지는 편두통이 발병할 확률이 높다. 따라서 카페인과 염분이나 방부제가 많이 함유된 편두통 유발식품을 피하자.

day 25

Day 26

파란만장 섹시녀

기분 Mood

살짝 건드리기만 해도 물이 넘치는 컵. 바로 오늘 당신의 위험천만한 모습이다. 우울하고, 느닷없이 눈물이 흐르며, 노르아드레날린이 폭발하고, 거기다 호르몬 금단증상까지 위력을 발휘하여 그야말로 걸어다니는 폭탄이다. 특히 호르몬에 민감한 사람이라면 더욱더. 에스트로겐과 테스토스테론이 줄어들기 때문에 감정이 매우 자주, 그리고 몹시 강렬하게 바뀐다.

호르몬 피임약을 먹었더라도 소용 없다. 23일에서 말하지 않았던가? 호르몬이 바닥나는 26일을 주의 깊게 체크하라고. 어떤 피임약을 먹었든, 오늘은 생리전증후군이 악명을 떨치는 날이다. 그러니 애인이 있다면 생리전증후군에 시달리는 당신을 조심하라고 미리 알려주자. 그렇지 않으면 당신이 홧김에 무슨 짓을 저지를지 모르니까.

하지만 아무리 생리전증후군이 심하다고 해도, 만약 하루 종일 걸어다니는 폭탄이라면 누가 당신 곁에 남아 있겠는가? 호르몬 민감도가 어떻든, 혹은 호르몬이 바닥이 났든 남아 있든 금단증상이 종일 이어지는 것은 아니다. 수치가 낮긴 해도 세 호르몬이 최선을 다해 차분한 기분을 주기 때문에 중간중간 평정을 유지할 수 있을 것이다. 하지만 의욕까지 선사하는 것은 아니므로 발랄한 모습을 회복하기에는 무리다. 글쎄, 달콤한 과자를 먹으면 조금 효과가 있을지도 모르겠지만.

오늘 기분은 대강 이러하지만, 줄어드는 호르몬으로 인해 생기는 다른 변화들도 조금씩 있다. 낮아지는 테스토스테론 때문에 새로운 모험을 기피하게 되고, 하락하는 에스트로겐 때문에 주위 사람과 일에 다소 예민해질 수 있다. 그래서 모든 일이 안정적이고 익숙할 때 가장 행복하다. 즉 클럽이나 영화관을 멀리한다는 뜻이다. 대신 조용하게 천천히 행동할 때 매우 흡족해진다.

지적능력 Mind

에스트로겐과 테스토스테론 수치가 떨어지고, 그와 함께 두뇌활동도 저조해진다. 남은 희망이라고는 아직도 녹슬지 않은 창조성뿐이다.

day 26

사고력
자주 집중력이 흐트러질까? 대부분 그렇다. 새로운 정보를 흡수하기가 힘들까? 어쨌든 조금은. 결정을 내리기가 어려울까? 의심할 나위 없이.

기억력
기억력 향상에 좋다는 은행잎 추출액을 지금 먹으면 효과가 있지 않을까? 물론 도움이 될 수도 있을 것이다. 그러나 같은 값이면 전자수첩을 사는 쪽이 훨씬 더 효율적이다.

언어능력
프로게스테론이 줄어들면서 말 더듬는 증세가 사라졌다! 그런데 어째서 나아졌다는 사실을 깨닫지 못하는 걸까? 결론부터 말하자면 분명히 좋아졌다. 다만 에스트로겐과 테스토스테론의 감소로 인해 여전히 적재적소에 필요한 말이 잘 떠오르지 않고, 곧잘 말문이 막히는 것뿐이다.

오늘 활발한 두뇌는?
🧠 우뇌 에스트로겐과 테스토스테론이 줄어들면서 사고력과 기억력 그리고 언어능력이 떨어지는 대신, 창조력을 발휘한다. 이직을 준비하는 직장동료가 자기소개서에 넣을 '흥미로운' 구절을

부탁하나? 눈 깜짝할 사이에 그녀를 매력적으로 보이게 할 만한 문구를 생각해낸다.

하지만 그렇다고 종일 창조적인 생각만 하고 살 수는 없는 노릇이다. 만약 그랬다면 벌써 인생이 열댓 번쯤 바뀌고도 남았으리라. 창조적인 생각을 하지 않을 때에는 내면으로 관심이 쏠린다. 예전에 세웠던 목표(토익 만점)를 생각하면서도 새로운 계획(요리학원 등록)을 떠올리거나, 해결해야 할 문제(새로운 미용실 선택)에 집중하는 식이다.

사랑 Romance
커플이라면........

애인이 변기뚜껑을 내려놓지 않았다. 마지막 남은 과자 한 봉지를 먹어버렸다. 자, 그럼 여기서 퀴즈. 다음 순간 이어질 상황은? 정답 — 당신의 엄청난 노르아드레날린 폭발에, 그는 망치로 내리친 냄비처럼 찌그러진다.

물론 이런 비극이 아니라 해피엔딩일 수도 있다. 우선 애인이 어느 한 구석 흠잡을 데가 없다면 얼마든지 가능하다. 그리고 드문 일이긴 하지만 당신이 그를 잘 훈련시켰다면 가능할 수도 있다. 그에게 보상을 해줘야 하는 후자의 경우라면, 프로게스테론의 권유에 따라 달콤한 말로 기운을 북돋아주고 맛있는 음식을 만들어주자. 머리를 쓰다듬어주는 스킨십도 괜찮은 방법이다.

day 26

싱글이라면........

혹시 16일에 문 밖으로 쫓아냈던 꾀죄죄하고 땟국이 흐르던 남자를 기억하는지? 드디어 그가 자신의 행운을 다시 한 번 시험해볼 수 있는 날이 왔다. 물론 당신은 그때와는 달리 에스트로겐과 테스토스테론 수치가 낮아져서 외모에 대한 자신감을 잃었지만, 이상하게도 성욕은 높아져 섹스파트너를 찾는 데 관심이 생긴다. 그 결과 에스트로겐 수치가 높았던 시절에는 눈길조차 주지 않았던 남자일지라도, 침대에서 실력행사를 할 수 있을 것 같으면 관심이 생긴다.

외모에 대한 자신감 상실로 인해 나타나는 변화는 그뿐만이 아니다. 에스트로겐과 테스토스테론 수치가 높았던 시기에는 꿈도 꾸지 않았던 성형수술을 고려해보기도 한다. 그러나 고통이 따르는 일은 나중으로 미루자. 에스트로겐과 테스토스테론이 상승하여 외모에 대한 자신감이 높아지는 1일이 오면, 가슴을 쓸어내리면서 병원에 가지 않아 다행이었다고 생각할 테니까.

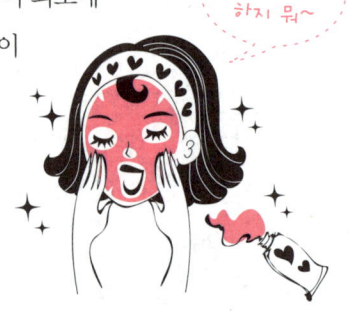

섹스 Sex

호르몬이 줄어들었다. 노르아드레날린이 폭발한다. 우울하다. 그런데 성욕은 높다. 그래서 근육남에게 관심이 쏠린다.

충분히 그럴 수 있는 일이지만, 그래도 어딘가 좀 의심쩍다. 이런 상황에서 성욕이 높아지다니 이상하지 않은가? 논리적으로 생각하면 분명 그렇다. 그러나 성욕이 높아지는 이유는, 단적으로 말해 자궁내벽이 두꺼워져서 많은 양의 혈액이 아래쪽으로 몰리기 때문이다. 혈액이 많이 모이면 모일수록 흥분을 느끼는 강도 또한 높아진다. 테스토스테론 수치가 올라가거나 굉장히 야한 생각을 할 때처럼.

자, 이제 이유를 알았으니 만족스러운가? 그렇다면 섹스나 자위를 통해 그 엄청난 오르가슴의 바다에 뛰어들자. 그러면 일시적으로 통증을 차단해주는 엔도르핀과 숙면을 도와주는 옥시토신, 그리고 기분이 좋아지는 에스트로겐 분비량이 늘어나 생리전증후군을 누그러뜨릴 수 있다.

이 정도로는 굳이 오르가슴을 느껴야 할 이유를 모르겠다고? 정말? 그렇다면 당신은 오르가슴을 한 번도 경험해보지 못한 사람일 것이다. 좋다, 어떤 경우든 섹스 관련 책을 사서 읽어보자. 책이 아니라 만화나 비디오 등 성적 판타지를 제공할 만한 것이라면 뭐든지 상관없다. 일단 시도해보도록. 최소한 아무 시도도 하지 않은 것보다는 만족스러운 결과를 가져다줄 테니까.

day 26

확실한 세로토닌 촉진제

연구에 따르면, 몇 분간의 마사지만으로도 세로토닌 수치를 올릴 수 있다고 한다. 그러니 애인에게 마사지를 부탁하자. 설령 그가 성의 없이 몇 번 문지르다가 그만둔다 해도.

물론 혼자서 해보는 방법도 있다. 아로마 오일을 마사지크림에 섞어 바른 후에 마사지용 지압볼을 손에 쥐고 굴리면 긴장완화와 피로회복에 매우 효과적이다.

돈 Money

인간의 몸은 기분이 좋아지는 방법을 항상 알려주는 것 같다. 수분이 부족하면 몸은 갈증이 난다며 물을 마시라 하고, 영양이 부족하거나 공복시간이 길어지면 몸은 배고프다며 꼬르륵거린다. 마찬가지로 엔도르핀이 줄어들면, 친절한 몸은 쇼핑을 하라고 권한다. 적어도 줄어드는 에스트로겐과 테스토스테론이 돈을 펑펑 쓰게 할 때까지는. 그리고 돈이 바닥나면 몸은 손바닥 뒤집듯 돌변한다. "네 은행잔고가 바닥났어"라고 했다가, "넌 평생 빚더미에서 헤어나오지 못할 거야"라고 이죽대기 일쑤다. 망할, 망할, 망할! 진정하라. 그렇다고 노르아드레날린 폭탄을 터뜨려선 안 된다. 지금은 에스트로겐과 테스토스테론이 하락하고 있는 시기이므로 어느 정도 과소비에 대해 걱정과 죄책감을 느끼기 마련이니 너무 울컥하지 말도록.

일 Career

일을 하다 보면, 분명 일이 잘 풀리지 않을 때도 있기 마련이다. 하지만 에스트로겐과 테스토스테론이 줄어드는 시기에는 그럴 때가 훨씬 많다. 상사가 보내준 유머메일이 재미없고, 봉급도 너무 적은 것 같고, 사무실의 텁텁한 공기에 구역질이 난다.

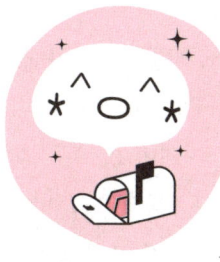

하지만 이 모든 악조건을 잘 넘길 수만 있다면, 창조적인 아이디어와 획기적인 해결방법을 떠올리고, 훌륭한 보고서를 쓰며, 상사의 재미없는 이메일에 *^o^* 로 시작하는 답장을 보낼 수 있을 것이다. 그것도 아주 마음 편하게!

기운 Energy

줄어드는 에스트로겐과 테스토스테론은 친구들과의 술자리나 클럽파티, 또는 심야영화처럼 흥미로운 일을 엄두조차 내지 못할 정도로 몸을 늘어지게 한다. 그래서 그냥 집에 틀어박혀 있고 싶은 마음뿐이다. 물론 계속되는 불면도 무시 못할 이유 중 하나다. 그러므로 우선 숙면으로 기운을 회복해야 한다. 취침 전에 진통제를 먹고, 방을 환기시키고, 백색소음기를 켜자. 노르아드레날린 폭발 때문에 잠에서 깨어나 다시 잠들기 힘들다면 따뜻한 우유나 카모마일 차를 마셔보도록. 아울러 낮 시간에도 활기차

day 26

게 지내고 싶다면 카페인을 멀리하자. 카페인에 각성효과가 있는 것은 사실이지만 아주 잠깐일 뿐이고, 결국 생리전증후군을 악화시킨다. 그 대신 철분과 단백질이 풍부한 음식을 챙겨먹으면, 기운을 잃지 않으면서 생리전증후군도 누그러뜨릴 수 있다.

먹을거리 Diet

그동안 먹을거리에 대해 얘기할 때마다 등장했던 단골 메뉴들 — 당분과 염분, 탄수화물과 지방, 기분전환용 음식 — 이 드디어 유혹의 손길을 거두기 시작했다! 원인제공자였던 프로게스테론이 줄어들기 시작한 것이다. 따라서 1일부터 12% 정도 덜 먹기 시작한다. 하지만 그 사실에 감격한 나머지 제과점 앞을 활보하지는 말기를. 지금은 1일이 아니라 26일이다. 어쩌면 마지막 식욕을 불태워 남아 있는 도넛을 모조리 먹어치울지도 모르니까.

반면 계속해서 이런 음식들의 유혹을 뿌리쳤다면, 프로게스테론이 지배하는 기간 내내 식욕이 줄어든다. 그러나 너무 자랑하지는 말자. 당신이 먹을 토마토에 친구들이 설탕을 듬뿍 뿌릴 수도 있으니까.

수치가 점차 낮아지고 있긴 하지만 오늘도 여전히 프로게스테론의 영향력은 만만치 않다. 그러므로 편안한 위장과 안정적인 혈당을 유지하고 싶다면 꾸준히 섬유질식품을 먹고, 서너 시간마다 가볍게 식사를 하자. 식욕이 떨어져서 그동안 곧잘 먹었던 섬유질식품이 당기지 않는다면 새우나 게를 먹는 게 어떨까? 동물성 섬유질인 키토산이 풍부하게 들어 있으므로 튀겨 먹으면 금상첨화.

Day 27

나만의 오두막

기분 Mood

- 과거: 여자는 마을에서 마련해준 생리 오두막에 들어가 생리중인 다른 여자들과 오들오들 떨며 지낸다.[1]

- 현재: 여자는 거실 소파에서 뒹굴며 친구들에게 전화를 건다.

- 과거: 생리 오두막에서 지내는 동안 통증을 없애줄 만한 것들을 찾아서 먹어보고, 야생딸기 입술연지를 발라본다. 그리고 족장이 얼마 전 누구에게 벌을 내렸다거나, 부족에서 가장 건장한 남자가 누구라거나, 조만간 메뚜기 떼가 몰려올 거라는 소문에 대해 수다를 떤다.

- 현재: 생리가 시작되기 전에 진통제를 먹고, 최근 출시된 립글로스를 발라본다.

- 과거: 출혈이 시작되면 생리 오두막에 들어가 휴식을 취한다.

- 현재: 27일부터 줄어드는 호르몬이 편히 쉬라는 메시지를 보냈기 때문에, 출혈이 시작되기도 전에 이미 휴식을 취한다.[2] 그 메시지는 대략 다음과 같다.

  ❋ 운동신경이 둔해져서 식탁 모서리와 의자에 자주 부딪히는 날이면 더욱 조용해지고, 행동이 느려지며, 피부가 통증에 예민해진다.

  ❋ 여전히 느닷없이 불안했다가 초조해지고, 우울했다가 울고 싶어지면서 감정이 바쁘게 오르락내리락한다. 그리고 "이 옷 입으면 뚱뚱해 보여?"라는 질문을 하고는, 애인이 "응"이라고 대답하기도 전에 눈치 채고 노르아드레날린을 폭발시킨다.

  ❋ 감정의 기복이 심하지 않거나 노르아드레날린 폭발이 일어나지 않을 때에는 기운이 없고 가슴 부위가 아파서 외출할 엄두도 내지 못한다.

이런 상황이니만큼, 신나게 놀고 싶은 마음은 부디 자제하기를. 어차피 밤새 놀고 싶어지는 4일이 돌아오면 휴식을 취할 시간조차 없어질 테니까. 그러니 지금 당장은 편히 쉬고 싶은 충동에 몸을 맡기고 여유를 갖자. 그러면 세로토닌과 엔도르핀 수치가 높아져 한결 기분이 밝아지고 통증도 줄어들 것이다.

day 27

지적능력 Mind

에스트로겐과 테스토스테론이 완전히 바닥나기까지는 이제 단 하루 남았다. 다시 말해 두뇌능력이 이보다 더 나쁠 수 없다는 뜻이다.

사고력

전화벨소리, 인터넷 메신저의 신호음, 옆에서 시끄럽게 울려대는 타이핑 소리 등 사소한 일에 집중력이 흐트러진다. 그리고 정말 사소한 일 — 마스카라 색깔이나 이모티콘 표정 — 을 결정하는 데에도 시간이 한참 걸린다.

기억력

기억력을 높이는 에스트로겐이 다시 상승할 때까지 현재수준에 만족하자. 그 방법밖에 없다. 그리고 사실 치매환자처럼 심각한 수준도 아니지 않은가?

언어능력

분명 상사에게 "내용이 약합니다"라고 말하려고 했는데, 불쑥 "내용이 야합니다"라는 말이 튀어나오면 무안하기 마련이다. 아주 쉬운 단어조차 기억나지 않을 때에는 완전 절망이다. 하지만 세상만사 마음먹기에 달렸으니 이렇게 바꿔서 생각해보자. 한 달

내내 유창한 말솜씨를 뽐낸다면 어떤 일이 벌어질까? 아마도 상사가 지루한 업무를 잔뜩 떠맡기지 않을까? 잊지 말자, 때로는 부족한 언어능력이 필요이자 미덕인 경우도 있음을!

오늘 활발한 두뇌는?

우뇌 우뇌의 가장 큰 특징은 뛰어난 창조력이다. 따라서 문제가 생길 때마다 즉시 해결할 수 있다. 예를 들어 상사를 욕하지 않아도 되는 직장을 찾아야 한다면? 창조적인 기지를 발휘해 (잘생긴) 영화배우의 개인비서 자리를 알아볼 것이다. 집에서 운동을 하고 있을 때 갑자기 아령이 필요하다면? 페트병에 물을 담아 쓸 것이다.

반면 해결해야 할 문제가 없을 때에는 자신의 내면으로 관심이 쏠린다. 이루고 싶은 목표나 연봉인상, 지금껏 사귀었던 남자들의 장단점에 대해 곰곰이 생각에 잠길 것이다.

사랑 Romance

커플이라면.......

에스트로겐과 테스토스테론이 줄어드는 시기에 애인의 단점을 외면하기란 쉬운 일이 아니다. 계속해서 단점이 보이고, 또 보인다. 하지만 그의 어리석은 행동에 화를 내기도 힘들 만큼 기운이 없다. 드디어 평화가 찾아온 셈이지만 글쎄……. 정말 마음까지 그럴까? 원래 영리한 고양이는 기운이 없을 때 더욱 열심히 발톱을 다듬는 법이다.

설령 애인에게 흠이 없다 하더라도, 오늘은 예전처럼 살가운 사랑을 베풀어주고 싶지가 않다. 정말 완벽한 애인이라면 최대한 칭찬하는 뜻에서 리모컨을 넘겨줄지도 모르지만. 그러나 아낌없이 주는 사랑의 전도사 프로게스테론은 떠났고, 이제 당신이 애인의 사랑을 받을 차례다. 그러니 그에게 요리를 시키거나 최소한 주문전화라도 걸라고 말해보기를.

싱글이라면.......

성욕은 높지만, 밖으로 나가 애인을 찾고 싶은 마음은 별로 없다. 그렇지만 금욕생활을 선언한 것은 아니기에, 남자를 만날 기회가 생기면 일단 접근하고 본다. 단, 잊지 말아야 할 주의사항이 있다. 에스트로겐과 테스토스테론 수치가 낮기 때문에 외모에 대한 자신감이 부족하다는 사실! 이 부족한 자신감은 곧장 남자를 고르는 수준으로 이어져서, 에스트로겐 수치가 높은 시기보다 훨씬 기준에 못 미치는 남자를 선택할 수도 있다. 물론 이성적으로는 그러고 싶지 않겠지. 하지만 감정적으로는 아니다. 섹스는 그냥 섹스 아닌가? 그리고 섹스를 통해 분비되는 옥시토신 때문에 그에게 끈끈한 정을 느끼지 않는 한, 별로 문제될 것도 없다. 하지만 속된 말로 '그 놈의 정'에 휘말릴 경우에는 얘기가 사뭇 달라진다. 어쩌면 아이를 갖거나, 돈을 합쳐 집 장만을 하고 난 후에야 오늘 저지른 잘못을 깨달을 수도 있으니까. 그러면 평생 그에게 매여 살아야 할지도 모른다.

섹스 Sex

자궁내막이 두꺼워지면서 더욱 쉽게 흥분하고, 성욕은 점점 높아지며, 오르가슴도 훨씬 강렬해진다. 따라서 오늘 준비해야 할 일이 하나 있다. 애인이 다른 일로 시간을 빼앗기기 전에 먼저 유혹할 것!

확실한 세로토닌 촉진제

따뜻한 물로 샤워를! 연구에 따르면, 잠깐 동안의 샤워만으로도 세로토닌이 충분하게 분비된다고 한다.

돈 Money

5일간의 생리전증후군을 겪고도 하루가 더 남아 있는 지금, 충동구매에 빠져들 준비가 완벽하다.

줄어드는 에스트로겐과 테스토스테론은 흥청망청 돈을 써대는 이 엄청난 씀씀이에 대해서 뭐라고 얘기할까? 솔직히 지금은 두 호르몬이 무슨 말을 하든 귀에 들리지도 않을 것이다. 설혹 잔고를 걱정할 때라며 위협하더라도, 당신은 수십만 원짜리 스카프를 목에 두를 테니까.

일 Career

에스트로겐과 테스토스테론이 꾸준히 줄어들면서 직장의 단점이 더 쉽게 눈에 띈다. 하지만 연애와 마찬가지로, 기운이 없는 탓에 당장 뛰쳐나가기는 무리다. 차라리 화장실 벽에 '거지 같은 회사'라고 낙서를 한다거나 사무기기를 몰래 빼돌리는 정도라면 모를까. 반면에 정말로 직장이 좋아지거나, 최소한 일 년은 더 버틸 수 있다고 생각하는 경우도 있을 것이다. 후자에 속한다면 뛰어난 창조성과 놀라운 문제해결능력, 월등한 작문실력을 마음껏 활용해보자. 업무에 많은 도움을 주는 이 능력들은, 우뇌 시기에 맛볼 수 있는 유쾌한 매력이기도 하니까.

✵ 생리통 조심!

오늘부터 이부프로펜(애드빌advil, 모트린Motrin 같은)을 먹기 시작하자. 그러면 프로스타글란딘(prostagladin; 염증과 생리통의 원인이 되는 생리활성물질-편집자 주)의 분비를 막아 1일에 나타나는 생리통을 예방하거나 아예 없앨 수 있을 것이다.[3]

기운 Energy

철분과 단백질이 풍부하고 기운을 북돋아주는 음식들을 먹지 않았나? 그렇다면 당장은 가만히 서 있을 만한 기운도 없을 것이다. 줄어드는 에스트로겐과 테스토스테론이 기진맥진하게 만들 테니까. 그러니 지금이라도 부지런히 챙겨먹자.

숙면을 원한다면 잠자리에 들기 30분 전쯤 진통제를 먹고, 방을 환기시키고, 백색소음기를 틀자. 노르아드레날린 폭발 때문에 자다가 깼을 때에는 텔레비전 대신 뜨개질을 하거나 잡지를 읽도록. 잠을 설치기 쉬운 밤에 흥분은 금물이다.[4] 밤을 꼬박 새울 수도 있으니 신경 쓰지 않아도 되는 차분한 일을 하자.

먹을거리 Diet

프로게스테론이 완전히 바닥나기까지 딱 하루 남았다. 식욕이 점점 떨어지고 있으므로, 더 이상 음식에 집착하지 않는다. 오늘도 여전히 버릇처럼 간식을 오물거릴 수도 있지만 게걸스러운 식욕에 끌려 다닐 일은 없으니 안심하자.

유혹에 굴복해서 몸에 좋지 않은 음식들을 먹었든 그렇지 않았든 간에, 프로게스테론 수치가 아직 제로는 아니다. 즉 프로게스테론으로 인한 변비를 여전히 조심해야 한다는 뜻이다. 그러니 변함없이 섬유질식품을 먹고, 서너 시간마다 식사를 가볍게 하자.

Day 28

내 호르몬은 어디로?

기분 Mood

에스트로겐과 테스토스테론, 프로게스테론이 모두 바닥까지 떨어지고, 물귀신처럼 당신까지 끌고 내려간다.[1] 즉 초조함과 불안감, 우울함과 노르아드레날린 폭발 같은 금단증상을 오늘 하루 더 견뎌야 한다는 뜻이다. 호르몬 민감도에 따라서 이러한 증상을 빈번히 심하게 경험하거나, 혹은 드물고 약하게 겪을 수도 있다.

호르몬 수치가 낮을 때에는, 형언하기 힘든 심신의 불편함이 끝도 없이 계속되고, 소음과 냄새와 짜증 나는 일들로 인해 주변 상황에 극도로 예민해진다. 게다가 오늘은 내면에 숨어 있던 고집쟁이가 튀어나와 제멋대로 행동하기도 한다. 뭐든 자기 뜻대로 하지 않으면 짜증을 부리거나, 화를 내거나, 불만을 터트리는 것이다.

　하지만 누가 당신을 욕할 수 있겠는가? 이미 당신은 너무나 무거운 짐을 짊어진 상태다. 통증이 느껴지고 고통스럽다. 기운이 없고 우울한 데다 신경이 둔해져서 문이나 책상 모서리에 자꾸만 부딪힌다. 아, 생리전증후군이 겉으로 확연히 드러나는 병이라면 얼마나 좋을까? 그러면 모두 오늘 당신이 많이 아프니 정성껏 간호받아야 한다는 것을 알 수 있을 텐데. 또한 굳이 생리중이라고 민망하게 고백할 필요도 없으리라. 그러나 생리전증후군은 목발을 짚은 환자처럼 눈에 보이는 증상이 아니므로 가슴앓이만 할 뿐이다.

지적능력 Mind

머리가 완전히 멈춘 것 같지만, 실제로 그런 것은 아니다. 그저 생리주기 중에서 두뇌활동이 가장 저조할 뿐. 그래도 대다수 남자들의 평소수준보다는 높다.

사고력

한마디로 머릿속이 멍하다. 얼마나 멍한지 알고 싶다면, 일단 이 책에 집중하도록. 집중력이 흐트러져서 다음 장을 넘겨보거나 딴 청 피우는 자신을 발견할 수 있을 테니까.

기억력

지금까지 읽은 내용의 요점을 정리해서 외워보도록. 반에 반도 기억나지 않는다고? 그럴 줄 알았다.

언어능력

가끔 — 아니, 종종 — 혀가 딱딱하게 굳어버린 것 같다. 따라서 지금은 얘기하고 싶은 기분이 아닌 것이 오히려 축복이다.

오늘 활발한 두뇌는?

🧠 우뇌 매 순간마다 영감을 얻는 것 같다면, 그건 창조적인 우뇌가 한창 주가를 올리고 있기 때문이다. 그래서 눈 깜짝할 사이에 근사한 아이디어를 떠올린다. 가령 포스트잇 뒷면으로 먼지를 떼낸다든지 등등.

에스트로겐과 테스토스테론이 줄어들수록 우뇌는 절정에 이른다. 자기 반성, 직관력, 상상력이 풍부한 우뇌가 좋긴 하지만 두 호르몬이 줄어드는 게 너무 아깝다고? 그렇다면 우뇌가 자랑하는 능력들을 이용해 호르몬 금단증상을 극복해보자. 방법은 의외로 간단하다. 재미있는 일을 하는 것이다. 그러면 기분 좋은 세로토닌과 도파민 그리고 엔도르핀이 분비되어 금단증상을 경감시킬 수 있다.

자, 그럼 여기에 우뇌 특유의 창조력을 더해보자. 핫초코에 초콜릿을 두 배로 넣고, 속옷을 드라이어로 덥혀 입으면 어떨까? 기분이 좋아질 뿐만 아니라 건강에도 좋다.

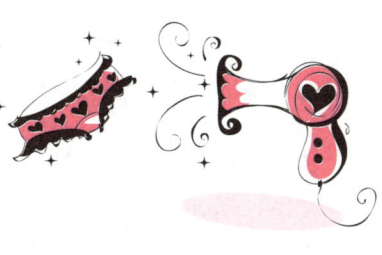

확실한 세로토닌 촉진제

사악한 쾌락에 빠지는 것이 답이다. 그러면 세로토닌과 엔도르핀 수치가 올라가 기분이 좋아지고 통증을 누그러뜨릴 수 있다고 한다. 흠…… 사악한 쾌락이라. 여러 가지 방법을 궁리해보자. 케이크 위에 얹은 크림만 날름 먹거나, 급하다며 애원하는 룸메이트를 무시하고 오랫동안 기분 좋게 거품목욕을 즐기는 건 어떨까? 혹은 과감히 리모컨을 독차지해서 온 식구가 하루 종일 같은 채널만 보게 하는 것도 괜찮을 듯하다.

사랑 Romance
커플이라면……

- 환상: 프로게스테론 수치가 높았던 시절, 당신이 베풀었던 극진한 사랑에 감동한 애인이 이번에는 받은 만큼 보답하고자

한다. 그래서 차를 끓여주고, 피자를 사오고, 발마사지를 해주는 등 온갖 서비스에 몸을 아끼지 않는다.

- 현실: 당신의 애인은 사랑을 베풀어줘도 돌아서면 까먹는 유형이거나, 얼마 전 기억상실증에라도 걸린 것이 틀림없다. 그렇지 않고서야 당신의 침통한 얼굴을 보면서 한다는 소리가 고작 "무슨 일 있었어?"뿐이겠는가!

- 환상을 현실로 만드는 방법: 원하는 바를 솔직하게 말하자. 사실 그는 내심 사랑을 베풀 수 있는 기회를 기다리고 있을지도 모른다.[2] 다만 섣불리 행동했다가 오히려 역효과만 일으킬까 봐 머뭇거리는 것일 지도 모른다. 따라서 애인에게 사랑의 서비스를 받고 싶다면 정확하고 구체적으로 지시를 내릴 필요가 있다.[3] 하지만 불행히도 바닥난 에스트로겐과 테스토스테론으로 인해 자신감을 잃었기 때문에 직접적으로 요구하기가 힘들어진다. 그 대신 은근한 암시와 의미 있는 시선, 텔레파시를 보내려고 할 것이다. 하지만 그건 벽에 대고 말하는 것과 같다. 남성의 두뇌는 여성의 섬세한 언어를 파악하지 못하기 때문이다. 그러니 어찌하겠는가. 안타깝지만 원하는 것을 얻으려면 용기백배하는 수밖에. 대담하게 말을 꺼내 직접 부탁해보자. 물론 무엇을 왜 어떻게 원하는지 정확하게 설명해주는 것도 잊지 말도록. 가령 밀크셰이크를 부탁하고 싶다면, 그걸 마시면 엔도르핀이 분비되어 기분이 좋아질

테니 사다달라고 하자. 발마사지도 마찬가지로, 마사지를 받으면 세로토닌이 분비되어 기분이 좋아진다는 설명을 곁들이면 훨씬 효과적이다. 아울러 그에게 분명히 말하자 — 오늘은 부탁할 일이 많을 것 같으니 만약 친구들과 약속이 있다면 취소하고 당신 곁에 있어 달라고. 그가 다소 부담스러워하는 것 같다고? 그러면 더없이 사랑스러운 미소를 띄우고 속삭이자. 곁에 있어준다면 너무너무 행복할 것 같다고.

싱글이라면........

성욕은 높지만, 에스트로겐과 테스토스테론이 너무 낮아서 그저 생각뿐이다. 에너지 수치는 제로이고, 자신감은 사람들에게 잊혀진 연예인 수준인 데다가, 가슴통증이 너무 심해서 10미터 반경 내 접근금지 표지판을 내걸고만 싶다.

생리통 조심!

오늘부터 이부프로펜(애드빌, 모트린 같은)을 먹기 시작하자. 그러면 프로스타글란딘의 분비를 막아 1일에 나타나는 생리통을 경감시키거나, 운이 좋다면 아예 없앨 수도 있다.

섹스 Sex

두꺼워진 자궁에 몰리는 혈액은 최근 며칠 동안 성욕과 강렬한 오르가슴을 보장해주었다. 그리고 오늘은 생리가 하루 앞으로 다가온 날이자, 혈액이 가장 활발하게 자궁으로 몰리는 날이기도 하다. 이쯤이면 지금 어떤 상황인지 알겠는가? 맞다. 화장실에 가거나 집에 불이 났을 때에만 침대에서 일어난다.

하지만 외면할 수 없는 문제가 있다. 가슴이 아프고, 에스트로겐이 밑바닥에 이르러 아주 부드러운 손길조차 야구방망이로 얻어맞는 것처럼 느껴진다는 사실이다. 어떻게 할까? 아쉽게도 특별한 방법이 없다. 그냥 자위를 하거나 애인한테 부드럽게 다뤄달라고 부탁하는 수밖에.

그뿐이 아니다. 에스트로겐과 테스토스테론이 줄어들면서 집중력이 쉽게 흐트러지는 것도 골치 아픈 문제다. 그렇다고 줄어드는 호르몬을 나무랄 수도 없는 일이니, 대신 산만해지지 않도록 미리 노력해보는 게 어떨까? 가령 며칠째 입은 애인의 속옷 냄새가 괴롭다면, 빨래바구니에 던져넣고 방을 환기시키자. 몸매에 자신이 없다면, 조명을 어둡게 하자. 옆집부부가 시끄럽게 싸운다면, 음악을 크게 틀자. 섹스중에 애인이 자꾸 말을 건다면, 나중에 맛있는 피자를 만들어줄 테니 지금은 조용히 하라고 타이르기를.

한 가지 더. 에스트로겐 수치가 낮다는 것은 애액분비가 느리고 양이 적다는 뜻이다. 따라서 오르가슴을 포기하는 일이 없도록 보조윤활액을 이용해보자. 알다시피 오르가슴은 보조윤활액을 사용할 만한 가치가 충분하니까.

돈 Money

주기 마지막 날인 오늘은 기운이 없다. 그래서 쇼핑을 하러 돌아다닐 힘도 없다. 하지만 그게 무슨 대수인가? 돌아다닐 힘이 없다면, 집에서 쇼핑하면 그만이다. 아무리 기운이 없다 해도 카탈로그를 훑어보거나, 홈쇼핑을 시청하거나, 인터넷 쇼핑몰을 검색할 정도의 힘은 있을 테니까.

 물론 에스트로겐과 테스토스테론이 줄어들어서 이런 충동구매에 많은 죄책감을 느낄지도 모른다. 아니, 최소한 두 호르몬은 어떻게든 죄책감을 느끼게 하려고 노력할 것이다. 하지만 예전에 생리전증후군 치료법으로 쇼핑을 추천했던 것 역시 두 호르몬이므로, 사실 설득력 없는 노력이기도 하다. 따라서 죄책감 따위는 거뜬히 물리치고 쇼핑전선에 뛰어들 것이다.

일 Career

창조적인 아이디어나 독창적인 해결방법을 떠올리거나 기막힌 제안서를 쓸 일이 있다면, 오늘 당신은 완벽한 적임자다. 우뇌 시기일 때에는 이러한 능력을 쉽게 발휘할 수 있으니까.

그러나 에스트로겐과 테스토스테론 수치가 너무 낮기 때문에 체력적으로 힘든 일은 엄두도 내지 못한다. 따라서 직장에 영원한 헌신과 충성을 맹세해야 한다면, 에스트로겐과 테스토스테론이 다시 증가하기 시작하는 내일로 미루도록.

기운 Energy

오늘의 몸 상태를 자동차에 비유해보면, 하루 종일 털털거리는 자동차다. 계기판의 주유등에 불이 들어와 있고, 다음 주유소까지는 최소한 24시간을 더 가야 한다. 그곳에 도착해야만 기운을 주는 에스트로겐과 테스토스테론이 다시 상승하기 시작할 텐데, 아직은 갈 길이 멀기만 하다. 따라서 힘과 지구력이 바닥에 떨어진 지금은 턱없이 부족한 에스트로겐 때문에 숙면을 취할 수가 없다. 과자 부스러기가 떨어져 있는 매트리스가 울퉁불퉁한 자갈밭처럼 느껴지고, 침대 스프링의 작은 삐걱거림에도 잠을 설친다. 아주 미미한 냄새와 소리만으로도 잠이 달아난다.

하지만 그렇다고 해서 숙면을 포기할 수는 없다. 취침 30분 전에 진통제를 먹고, 창문을 열어 방을 환기시키고, 백색소음기를 켜두자. 그리고 노르아드레날린 폭발로 잠에서 깨버렸다면, 양의 숫자를 세거나 지루한 책을 읽어보자.

먹을거리 Diet

프로게스테론이 낮아지면서 식욕도 떨어진다. 하지만 심한 생리 전 통증 때문에 과자나 아이스크림 등 기분을 달래줄 수 있는 고칼로리 식품들이 자꾸 생각날 것이다. 어차피 내일은 12% 덜 먹게 될 테니 안심해도 좋다. 또한 프로게스테론 효과가 줄어들고 있긴 하지만 여전히 소화기능과 혈당에 영향을 미칠 수 있으므로 섬유질식품을 꾸준히 먹자. 시금치샐러드에 달콤한 드레싱을 뿌리거나, 배고플 때마다 마른 다시마조각을 씹으면 효과적이다.

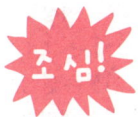

에스트로겐과 테스토스테론 수치가 바닥나면서 운동신경과 손재주도 급격히 둔해진다. 다시 말해 인라인스케이트나 브레이크댄스는 절대 즐기지 말라는 뜻이다. 아마추어라면 더더욱 자제해야 한다. 오늘은 프로라도 다리가 부러질 수 있는 날이니까.

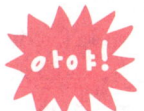

에스트로겐 수치가 급격히 떨어지고, 덩달아 통증을 없애는 엔도르핀도 줄어들면서 통증에 훨씬 민감해진다. 그러므로 까슬까슬한 스웨터는 상상만으로도 몸이 괴로울 정도다.

Endnotes

들어가면서

1. 사람의 몸에는 수백 가지 호르몬이 흐르고 있으며, 저마다의 고유 기능이 있다. 본서는 생리를 하는 여성에게 가장 큰 영향을 주는 3대 호르몬 에스트로겐, 테스토스테론, 프로게스테론을 다룬다. → 15p

2. 심리학자 데이비드 웨슬러David Wechsler(남녀 모두에게 평등한 조건의 IQ테스트를 개발함)는 미로 퍼즐을 푼 여성의 비율이 8%인 반면에 남성은 92%나 된다는 것을 발견했다. → 18p

3. 코펜하겐 시립병원Copenhagen Municipal Hospital의 신경과 의사인 베르트 파켄버그Berte Pakkenberg의 연구에 따르면, 여성은 남성보다 지능검사에서 3% 정도 더 높은 점수를 받는 경향이 있다고 한다. → 18p

4. 펜실베이니아대학 University of Pennsylvania의 의학박사 라켈 구르 Raquel Gur와 루벤 구르Ruben Gur의 연구에 따르면, 남성보다 여성에게 더 많은 회백질이 있다고 한다. 또한 우뇌와 좌뇌 사이, 뉴런과 뉴런 사이도 여성이 더 복잡한 연결구조를 보인다고 한다. 즉 언어능력에 있어서 여성이 남성보다 우월하다는 의미이다. → 18p

5. 라켈 구르와 루벤 구르는 10대 후반부터 40대까지의 남성이, 여성보다 거의 세 배나 더 많은 뇌 조직 손상을 입는다는 사실을 발견했다. 여성은 남성보다 표정이 풍부하고, 언어 및 비언어적 기억력이 뛰어나며, 동작이 섬세하고, 발음이 어려운 문장을 유창하고 정확하게 말할 수 있다고 한다. Marianne J. Legato, M. D. *Eve's Rib*(New York: Harmony Books, 2002), 26-27. → 18p

6. 남성은 여성보다 열 배나 더 많은 테스토스테론을 분비한다. 반면에 여성은 남성보다 열 배나 더 많은 에스트로겐을 분비한다. Michael Smolensky, Ph. D., Lynne Lamberg, *The Body Clock Guide to Better Health*(New York: Henry Holt and company, 2000), 124. → 19p

7. 남성이 분비하는 테스토스테론은 하

루에도 다섯 번에서 일곱 번 정도 증가와 감소를 반복한다. 아침에 가장 많이 분비되고, 밤에는 가장 적게 분비된다. Sichel and Driscoll, 51, 82. → 25p

4. 생리주기 내내 당신의 몸이 매일 '분비하는' 테스토스테론의 양은 일정하지만, 뇌가 '사용하는' 테스토스테론의 양은 에스트로겐의 분비량에 비례한다. 뇌가 테스토스테론을 받아들이기 위해서는 테스토스테론 수용체가 필요한데, 그것을 만드는 것이 바로 에스트로겐이기 때문이다. 따라서 에스트로겐이 많이 존재할수록 테스토스테론이 몸에 미치는 영향력도 커진다. Vliet, 82. → 25p

5. 생리 직전 그리고 생리중에는 많은 여성들이 개그 프로그램들을 즐겨 본다. 그 이유는 여성들이 신체적 불편함을 잊고 기분을 전환하기 위한 것이라고 추측된다. Jeanne Meadowcroft and Dolf Zillmann, "Women's Comedy preferences during the menstrual cycle," *Communication Research* 14(1987): 204-218. → 26p

6. 에스트로겐이 뇌의 기능에 미치는 영향을 분석한 많은 연구가 이루어졌다. 한 연구에 따르면, 쥐의 뇌에 있는 신경세포가 에스트로겐에 노출되었을 때 '복잡하게 발달했다'고 한다. 이는 새로운 기억을 저장하고, 옛 기억을 되살리며, 사물의 위치나 사건을 떠올리기 위해 뇌의 특정 부위에 있는 신경세포들이 더욱 긴밀하게 연결되기 때문이다. 과학자들은 사람의 신경세포도 마찬가지일 것이라고 추측한다. Vladimir Znamensky et. al., "Estrogen Levels Regulate the Subcellular Distribu-

tion of Phosphorylated Akt in Hippocampal CA1 Dendrites," *The Journal of Neuroscience* 23(March 15, 2003): 6, 2340. 테스토스테론이 뇌의 기능에 미치는 영향 또한 많은 연구가 이루어졌다. 한 연구에 따르면 여성에게 소량의 테스토스테론만 주입해도 사물의 위치를 기억하는 능력이 높아진다고 한다. Albert Postma et al., "Effects of testosterone administration on selective aspects of object-location memory in healthy young women," *Psychoneuroendocrinology* 25(2000): 6, 563-575(13). → 27p

7. 우유부단한 것은 테스토스테론이 줄어들기 때문에 나타나는 증상이다. Uzzi Reiss, M.D./O.B. G.Y.N., *Natural Hormone Balance*(New York: Pocket Books, 2001), 166. 여러 연구를 통해서 에스트로겐 치료제를 사용하면 폐경기의 여성이 보다 정확하고 자신감 있게 결정을 내릴 수 있음이 증명되었다. Edward L. Klaiber, M.D., *Hormones and the Mind*(New York: Quill, 2002), 22. → 27p

8. Pakkenberg. Gur and Gur. Wechsler. → 27p

9. 캐스린 후드 박사의 연구에 따르면, 여성은 생리 직전과 생리중에 말수가 적어진다. Kathryn E. Hood, "Contextual determinants of menstrual cycle effects in observations of social interactions," Menstrual Health in Women's Lives (Urbana-Chicago: University of Illinois Press, 1992), 83-97. 후드 박사는 1992년의 연구에서, 여성은 생리 직전과 생리중에 '생리의 고요'를 경험한다는 사실을 발견했다. 그 기간 동안 여성들은 외출이나 사람들과의 교제에는 관심이 줄어들고, 평화와 고요를 추구하며, 생각이 많아진다. → 28p

10. 크레어몬트Claremont 대학원의 폴 잭Paul Zak 박사의 연구 참고. → 30p

11. 테스토스테론 수치는 성적인 꿈이나 환상에 사로잡히는 정도에 영향을 미친다. Klaiber, 107. → 31p

12. 테스토스테론은 유두와 클리토리스의 민감도 및 성욕, 오르가슴의 강도에 영향을 미친다. 테스토스테론이 많으면 강렬한 오르가슴을 온몸으로 느끼며, 테스토스테론이 적으면 약한 오르가슴을 어느 특정 부위에서만 느끼게 된다. Klaiber, 107. → 31p

13. 에스트로겐은 애액분비를 증가시키지만 성욕을 높이지는 않는다. Gale Malesky et al., *The Hormone Connection* (New York: Rodale, 2001), 128-129. → 31p

14. 오르가슴은 생리통을 완화하는 데 도움을 준다. 연구에 따르면, 오르가슴을 느끼는 동안에는 대체로 통증에 무디어진다는 사실을 알 수 있다. Michael Seeber, Carin Gorrell, Michael Ross, "His & hers... and how to have them," *Psychology Today*, 34 (November-December, 2001): 6, 48. → 32p

15. 예일대학Yale University이 이천 명 이상의 여성을 대상으로 실시한 설문조

사에 따르면, 탐폰을 사용하거나 가끔 적극적으로 성적인 행동을 하는 여성은 자궁내막증에 걸릴 확률이 낮다고 한다. Erika L. Meaddough, etal., "Sexual Activity, Orgasm and Tampon Use Are Associated with a Decreased Risk for Endometriosis," *Gynecologic and Obstetric Investigation* 53(2002): 3, 163-169. → 32p

16. 럿거스대학Rutgers University의 과학자들은 뇌에서 오르가슴을 느낄 수 있도록 만드는 화학물질(vasoactive intestinal peptide)이 모르핀에 필적할 만큼 강한 진통효과를 가지고 있어서, 언젠가는 천연진통제로 사용될 것이라고 믿고 있다. B. R. Komisaruk at al., "Neural Mechanisms of genital stimulation-produced pain blockage in females," The Conference on Gender and Pain at the National Institutes of Health, Bethesda, Maryland Session, 5, April 8, 1998. → 32p

17. 테스토스테론은 남녀 모두를 충동적으로 만든다고 알려져 있다. 테스토스테론이 많이 분비될 때 사람은 대개 '독립적이고, 공격적이며, 주도권을 잡으려 하고, 위험을 무릅쓴다'고 한다. Brock Smith, R. Ph., "Testosterone and Its Benefit to Women," ProjectAWARE. → 33p

18. 캐나다 과학자들이 1999년부터 18세에서 64세까지 생리를 하는 여성들을 대상으로 조사한 자료에 의하면, 생리량이 많은 여성의 60%, 평균이거나 적은 여성들의 73.5%가 일을 하고 있다. → 33p

19. N. Milman, J. Clausen, and K. E. Byg, "Iron status in 268 Danish women aged 18-30 years: influence of menstruation, contraceptive method, and iron supplementation," *Annals of Hermatology* 77(August 1998): 1-2, 13-19. → 35p

20. L. Rossander, L. Hallberg, and Bjorn-Rasmussen, "E. Absorption of iron from breakfast meals," *American Journal of Clinical Nutrition* 32(December1979): 2484-2489. → 35p

21. 생리와 식욕 사이의 직접적인 상관관계가 많은 연구를 통해 증명되고 있다. 영양학자 마리아 카라리스에 따르면, 스트레스를 받을 때에는 탄수화물이 많이 함유된 음식이 먹고 싶어진다고 한다. 그것은 스트레스가 뇌를 기분 좋게 만드는 세로토닌을 파괴하기 때문이다. 탄수화물을 먹으면 인슐린이 증가하고, 증가된 인슐린은 뇌에서의 세로토닌 분비를 자극하게 된다. Maria Karalis, R. D., "Why We Crave Comfort Foods?," *iKidney*. 에스트로겐 수치가 바닥나면서 생기는 모든 통증을 통해 알 수 있듯이, 생리는 대부분의 여성에게 스트레스를 주는 경험이다. → 35p

22. 터프츠대학Tufts University의 연구에 의하면, 프로게스테론은 식욕을 12% 정도 높일 수 있다고 한다. Vliet, 36. → 35p

23. 생리주기 후반부에는 프로게스테론이 식욕을 자극한다. 한 연구에 따르면,

피실험자의 74.3%가 생리전증후군 동안에는 식욕을 별로 느끼지 않는 데 반해서, 생리중에는 56.3% 그리고 생리 후에는 26.8%가 식욕을 느꼈다고 한다. L. Dye, P. Warner, and J. Bancroft, "Food craving during the menstrual cycle and its relationship to stress, happiness of relationship and depression: A preliminary study," *Journal of Affective Disorders* 34(1995): 157-164. 또 다른 조사에 의하면, 여성은 에스트로겐이 감소했을 때 세로토닌의 분비가 줄어들어 당분과 염분, 탄수화물과 지방이 들어간 특정 음식에 강한 식욕을 느낀다고 한다. Terry Mason, "The PMS and Food Connection," *Health A to Z*. → 35p

24. 브룩헤이븐 국립실험실Brookhaven National Laboratory의 진 잭 웡 박사가 허기진 사람들의 뇌를 스캔하여 분석한 연구에 따르면, 좋아하는 음식을 보고 그 냄새를 맡을 때의 뇌는, 마약중독자가 다음 번 마약흡입을 상상할 때와 거의 유사하게 활발해진다고 한다. Gene-Jack Wang M. D., et al., "Exposure to appetitive food stimuli markedly activates the human brain," *NeuroImage* 21(April 2004): 4, 1790-1797. → 35p

25. 몸이 붓고 가슴이 부풀어 오르는 것은 프로게스테론의 영향이다. 이런 증상은 몸이 태아 발육을 준비하는 데 도움을 준다. 또한 프로게스테론은 음식물이 천천히 소화되도록 하여 더 많은 영양을 흡수할 수 있도록 돕는다. 음식물이 오랫동안 장에 머무르기 때문에 붓기를 느끼게 되는 것이다. → 36p

26. 생리중에는 만성적 질병이 나타날 확률이 높아진다. Smolensky and Lamberg, 11. 과민성대장 증세는 생리중에 더욱 악화될 가능성이 있다. L. A. Houghton, R. Lea, N. Jackson, and P. J. Whorwell,, "The menstrual cycle affects rectal sensitivity in patients with irritable bowel syndrome but not healthy volunteers," *Gut 50*(April, 2002): 471-474. 마지 프로펫Margie Profet 박사의 연구에 따르면 여성은 생리중에 감기와 독감에 걸릴 확률이 낮다고 한다. → 36p

27. K. Perkins, M. Levine and M. Marcus, "Tobacco withdrawal in women and menstrual cycle phase," *Journal of Consulting and Clinical Psychology* 68(2000): 1, 176-80. → 36p

28. Legato, 66. → 36p

29. 생명을 위협하는 천식을 치료하기 위해 병원을 찾은 성인 네 명 중 세 명은 여성이며, 생리 직전이나 직후에 발병률이 네 배나 증가한다고 한다. Smolensky and Lamberg, 11. → 37p

30. Legato, 186. → 37p

31. 편두통을 연구하는 전문가들은 초콜릿이나 감귤류, 치즈, 술, 특히 적포도주 같은 특정 음식이 편두통을 유발할 수 있음을 발견했다. Migraine Action Association, "What Causes Migraine?" → 37p

32. 테스토스테론이 적을 때에는 운동신경과 균형감각이 떨어지는 증상이 나타

난다. Reiss, 166. → 38p

33. 테스토스테론은 아무런 생각을 하지 않고도 '자동적으로' 하는 행동을 하도록 만든다. 예를 들면 걷기, 타자, 책상 모서리 부딪히기, 접시 떨어뜨리기 같은 것들이다. Pierce J. Howard, Ph. D., *The Owner's Manual for the Brain*(Atlanta: Bard Press, 2000), 242. → 38p

34. 독일 보훔Bochum에 있는 루르대학 Ruhr-Universitat의 과학자들은 여성의 공간지각능력(지도를 읽고 거리를 가늠하며 회전해놓은 형태를 인식하는 능력을 포함해)이 강화된다는 사실을 발견했다. 그 이유는 에스트로겐이 부족하면 공간지각능력을 높이는 것으로 알려진 테스토스테론의 활동이 강화되기 때문이다. Markus Hausmann, *Behavioral Neuroscience*(2000): 114, 1245-1250. → 38p

35. 에스트로겐은 고통에 직접적인 영향을 준다. 에스트로겐이 많을수록 고통을 느끼는 정도가 덜하고, 에스트로겐이 적을수록 고통을 더 심하게 느낀다. Jon-Kar Zubieta, et al., "Regional Mu Opioid Receptor Regulation of Sensory and Affective Dimensions of Pain," *Science*(13 July 2001): 293, 311-315. → 38p

36. 비타민 및 미네랄 보조식품을 복용하면 생리전증후군이 완화된다는 것을 증명하는 연구는 무수히 많다. 정도의 차이는 있지만 효과가 있다는 것은 분명하다. 몇 가지 예를 들어보면 다음과 같다. 뉴욕 시 메트로폴리탄 병원에서 실시한 연구에서는, 칼슘 1천 밀리그램을 매일 복용한 실험자 중에서 생리전증후군이 완화된 비율이 73%에 달했다. 이탈리아에서 행해진 한 연구에서는, 마그네슘 360밀리그램을 복용하자 생리통이 줄어들고 붓기가 빠지는 등 생리전증후군이 전반적으로 완화되는 것이 확인되었다. 비타민 E 400아이유IU 복용으로 비슷한 효과를 거둘 수 있다는 연구도 있었다. 가이 에이브러햄Guy Abraham 박사의 또 다른 연구는 매일 비타민B6을 500밀리그램 정도 섭취하면 생리전증후군이 완화된다는 사실을 증명한다. → 39p

37. 수많은 연구에 따르면, 생리통이 시작되기 전에 이부프로펜 같은 비스테로이드성 소염진통제를 복용하면 생리통을 완화하거나 예방할 수 있다고 한다. 그건 비스테로이드성 소염진통제가, 염증을 일으키고 뇌에게 통증을 전달하는 화학물질 프로스타글란딘prostaglandin의 분비를 막기 때문이다. 프로스타글란딘은 편두통과 천식 등 여러 가지 고통과 관련이 있으며, 생리통을 일으키는 원인이기도 하다. 하지만 비스테로이드성 소염진통제는 위장출혈을 일으킬 수도 있기 때문에 의사의 지시에 따라 조심해서 복용해야 한다. Eva Martin, M. D., "Menstrual Cramps," *Discovery Health*. → 39p

Day 2

1. 심리학박사 안드레아스 미테르마이어 Andreas Mittermair는 2003년 연구에

서, 여성은 술을 다 마신 후에도 남성을 더 매력적으로 느끼지 않는다는 사실을 발견했다. 그러기는커녕 오히려 매력도가 떨어졌다! "No beer goggles for women?," *Realbeer*, September 23, 2003. → 46p

2. 노스웨스턴대학Northwestern University의 의과대학 연구가들은 심장병을 예방한다고 알려진 적포도주의 화학물질이 사실은 에스트로겐의 일종이라는 점을 발견했다. 그 물질인 레스베라트롤resveratrol은 포도 껍질에 집중적으로 몰려 있으며 적포도주에 풍부하다. Barry D. Gehm, "Resveratrol, a polyphenolic compound found in grapes and wine, is an antagonist for the estrogen receptor," *Proceedings of the National Academy of Sciences, USA* 94(December 1997): 14138-14143. 18세에서 35세 사이 연령대 여성을 연구한 연구가들은 약간의 술이 여성의 테스토스테론 수치를 빨리 높여 성욕을 증대시킨다는 사실을 발견했다. Maria Burke, "Real Men Don't Drink," *New Scientist.com*, November 27, 1999. → 46p

Day 3

1. 보스턴의 브리검여성병원 Brigham and Women's Hospital에서 실시한 한 조사 결과에 따르면, 난포기follicular phase (1일부터 5일까지)에 카페인을 매일 500밀리그램 이상 섭취한 여성은(커피 네다섯 잔에 해당하는 분량) 매일 100밀리그램 이하, 즉 커피를 한 잔 미만 섭취한 여성보다 에스트로겐이 거의 70% 이상 많이 분비된다. Daniel W. Cramer, *Fertility and Sterility*(October 2001): 76, 723-729. → 54p

Day 4

1. 이는 여성이 생리전증후군과 생리중에는 사회활동에 관심이 줄어들고 혼자서 생각에 잠기기를 좋아한다는 사실을 발견한 후드의 1992년 연구를 참고한 것이다. 이 시기가 지나면 사회활동과 외부 세계에 관심이 많아질 것이다. 설문조사 결과는 이러한 가설을 뒷받침한다. 심리치료사 겸 〈과격한 지니 : 생리의 치유력The Wild Genie: The Healing Power of Menstruation〉의 저자 알렉산드라 포프 Alexandra Pope는 에스트로겐이 상승하는 생리 전반기의 여성은 "외부에 관심이 많아지고, 외향적이며, 좌뇌활동이 활발해지고, 감정이 뚜렷해지며(산만한 기분과 거리가 먼), 생산적인 데다 기운이 솟는다"라고 주장한다. 에스트로겐이 줄어드는 생리주기 후반기의 여성은 "내면에 좀 더 집중하는 경향이 있다." Alexandra Pope, "Menstruation of Power," Museum of Menstruation. → 58p

2. 연구가들은 이 호르몬이 급격히 상승하면서 기꺼이 위험을 감수하겠다는 의지가 늘어나고, 민첩성이나 운동신경이 높아지며, 판단이 빨라지고 있기 때문에 경쟁에서 라이벌을 제치는 데 도움이 된다고 생각한다. Deborah Blum, *Sex*

on the Brain(New York: Penguin Books, 1997), 168, 171. 이 호르몬이 성욕도 높인다는 사실은 기분 좋은 보너스다. H. S. Bateup et al., "Testosterone, Cortisol, and Women's Competition," *Evolution and Human Behavior*, 3(November 2002): 3, 181-192. → 63p

Day 5

1. 에스트로겐이 증가하면서 논리적이고 말을 유창하게 하는 좌뇌활동이 활발해진다. 대신 창조적이고, 3차원 입체를 그리거나 지도를 읽는 등 시공간을 파악하는 능력이 뛰어난 우뇌활동이 감퇴하게 된다. Northrup, 105. → 66p

2. 여성에게는 우뇌와 좌뇌 모두에 언어능력을 담당하는 특정 부위가 있다. 남성은 주로 좌뇌가 언어능력을 담당하지만 특정 부위는 없다. 그래서 자연스럽거나 편하게 말이 나오지 않는다. Pease and Pease, 70. → 69p

3. 테스토스테론은 자신감을 높이는 호르몬이다. 실제로 영국의 산부인과 의사 말콤 화이트헤드Malcome Whitehead가 많은 여성 정치가에게 테스토스테론을 처방해주었다고 주장했다는 기록이 있다. Bernard Mallee, "Who's on the testosterone? Woman trying to survive in the macho world of politics are resorting to hormonal help," *New Statesman* 16(July 7, 2003): 764, 22. → 70p

4. H. S. Bateup, et al., "Testosterone, Cortisol, and Women's Competition," 181-192. → 71p

5. 생리가 시작될 즈음에는 많은 만성질병이 재발한다. Smolensky and Lamberg, 11. 이는 에스트로겐이 낮기 때문이다. 하지만 에스트로겐이 다시 상승하면서 질병도 사라진다. → 75p

6. 생리주기 전반기에는 폐경기 전 여성의 가슴조직이 치밀하지 않기 때문에 유방 X선 사진 판독이 쉽다. 시애틀의 프레드 허친슨 암 연구센터Fred Hutchinson Cancer Research Center가 이천오백 명을 대상으로 실시한 연구에 따르면, 생리 시작일로부터 2주 후에 촬영한 X선에서 보다 정확한 판독 결과를 얻을 수 있다. → 75p

Day 6

1. 에스트로겐이 상승하면 여성은 외부에 더욱 관심이 많아지고 적극적이며 좌뇌가 활발해지는 경향이 있다는 알렉산드라 포프의 주장("Menstruation is Power")뿐만 아니라, 증가한 에스트로겐 수치(Northrup, 105)가 좌뇌활동을 활발하게 한다는 사실도 참고한 것이다. → 76p

2. 6일부터 10일까지는 대담해지며, 중요한 결정을 하기에 최적기이다. Gale Malesky et al., 31. → 80p

3. 연구에 따르면, 결혼한 남자의 테스토스테론 수치는 아내의 테스토스테론과 함께 높아진다. Patricia Allen, *Cycles*(New York: Pinnacle Books, 1983), 2. → 84p

4. 남성의 테스토스테론은 하루에 다섯 번 내지 일곱 번 오르내린다. 아침에 가장 높고 저녁에 가장 낮다. Pease and Pease, 198. → 87p

5. 여성은 에스트로겐 수치가 높을 때 좀 더 큰 소리로 많은 말을 한다. Pease and Pease, 79. → 87p

6. Pease and Pease, 96. → 88p

7. 비즈니스 세계에서는 목소리가 낮은 여성을 더 지적이고 권위적이며 신뢰할 수 있다고 여긴다는 연구결과가 꾸준히 나오고 있다. Pease and Pease, 96. → 88p

8. 또한 크게 말하지 말기를. 많은 여성들은 목소리를 높이면 더 권위적으로 들린다고 착각하지만, 사실은 오히려 공격적이라는 인상을 준다. Pease and Pease, 96. → 88p

Day 7

1. 이는 생리 직전과 생리중의 여성은 코미디를 좋아하며, 좌뇌 시기의 여성은 외부세계에 관심이 많다는 사실을 발견한 미도우크로프트Meadowcroft와 질먼Zillman의 연구를 참고한 것이다. 따라서 이 시기의 여성은 코미디보다는 주변 소식에 더 관심이 많을 것이다. → 92p

2. 남녀 모두 테스토스테론이 증가하면 독립심이 강해진다. 하버드대학의 한 연구는 남편과 아버지의 테스토스테론 수치는 독신 남성보다 낮다는 사실을 증명했다. 연구가들은 이러한 이유로 남자가 밖에 나가고 싶다고 느끼는 충동이 낮아진다고 추측한다. Peter B. Gray et al., "Marriage and fatherhood are associated with lower testosterone in males," *Evolution and Human Behavior* 3(2002): 23, 193-201. 테스토스테론은 안정감도 높인다. Reiss, 166. 아마 이 때문에 혼자 행동할 때 훨씬 편안하다고 느끼는 듯하다. → 93p

3. 〈사랑과 욕망의 연금술*The Alchemy of Love and Lust*〉(New York: Pocket 1997)을 저술한 의학박사 테레사 크렌쇼Theresa Crenshaw의 연구에 따르면, 여성은 테스토스테론 수치가 높을 때 오르가슴 충동을 더 많이 느끼고 구속받기 싫어한다. → 93p

4. 여성이 불쾌한 일을 경험하면, 에스트로겐은 체내 스트레스 반응을 강하게 오래 지속시킨다. 젊은 남자에게 에스트로겐을 주입했을 때에도 스트레스에 대한 반응이 강하고 오래 간다는 연구결과도 있다. Legato, 40. 도널드 W. 파프Donald W. Pfaff 박사의 주도하에 연구를 실시한 록펠러대학의 과학자들은 에스트로겐이 자극에 대한 반응과 자극으로 인한 '흥분'을 고조시킨다는 사실을 발견했다. → 98p

5. The Susan G. Komen Breast Cancer Foundation, Resource Guide. → 99p

Day 8

1. 펜실베니아대학과 필라델피아의 모넬 화학 감각센터Monell Chemical Sens-

es Center는 여성들에게 남성의 땀 냄새를 맡고 나서 여섯 시간 동안 어떤 기분이 드는지 평가하게 하는 실험을 실시하였다. 그리고 그 결과는 남성이 흘리는 땀에 무언가 여성의 기분을 밝고 편하게 하는 요소가 있다는 사실을 암시하였다. George Preti, et al., "Male Axillary Extracts Contain Pheromones that Affect Pulsatile Secretion of Luteinizing Hormone and Mood in Women Recipients" *Biology of Reproduction* 68(June 2003): 2107-2113. → 102p

2. Smolensky and Lamberg, 122. → 105p

3. Pease and Pease, 204. → 105p

4. Pease and Pease, 204. → 105p

Day 9

1. 한 달에 한 번씩 급상승하는 테스토스테론은 권력욕을 부추긴다. Brock Smith, R. Ph., "Testosterone and Its Benefit to Women," Project-Aware.org, March 2002. → 111p

2. 많은 연구를 보면 스트레스는 근육을 긴장시키고, 이는 다시 스트레스를 악화시킨다. 1992년 애리조나주립대학에서 실시한 연구에 따르면, 하루 10분의 목과 어깨 마사지가 휴식보다 스트레스를 줄이는 데 더욱 효과적이다. → 111p

3. 〈욕망의 진화*The Evolution of Desire*〉의 저자 데이비드 M. 버스David M. Buss는 전 세계 서른일곱 개 문화권의 일만 명 이상을 대상으로 한 설문조사에서 여성은 보편적으로 재력과 권력, 높은 사회적 지위를 지닌, 자신감과 야망 있는 성공한 남자를 좋아한다는 사실을 발견했다. 다시 말해 여성은 자신과 자녀에게 투자할 재력이 있는 남자를 선호한다. → 114p

4. Bernard Mallee, "Who's on the testosterone? Women trying to survive in the macho world of politics are resorting to hormonal help," 22. → 116p

Day 10

1. Maria Hernandez-Rief Ph. D., et al., "High blood pressure and associated symptoms were reduced by massage therapy," *Journal of Bodywork and Movement Therapies*, 4(January 2000): 1, 31-38. Birger Kaada and Ove Torsteinb, "Increase of Plasma Beta Endorphins in a Connective Tissue Massage," *General Pharmacology*, 20(1989): 4, 487-489. → 119p

2. 질 B. 베커 박사가 실시한 연구를 보면, 여성이 에스트로겐 수치가 높을 때 니코틴과 코카인 등의 중독물질을 접하게 되었다면, 중독될 확률이 훨씬 높다는 사실을 알 수 있다. 그건 에스트로겐이 중독물질에 대한 반응으로 분비되는 도파민의 양에 영향을 미치기 때문이다. Jill B. Becker et al., "Gender Differences in the Behavioral Responses to Cocaine and Amphetamine: Implication for Mechanisms Mediating Gender Differences in Drug Abuse," *Annals of the New York Academy*

of Sciences 937(June 2001): 172-187. → 119p

3. 여러 연구는 여성이 배란기 즈음에 남성들에게 접근하는 경향이 있음을 증명한다. → 121p

4. '섹스, 젠더, 생식에 대한 킨제이 연구소'의 연구는 섹스중 여성의 매력에 대한 남성의 지각은 그녀에 대한 친밀도와 연관된다는 점을 증명한다. 남성이 여성을 사랑하지 않을 경우, 다른 남성들이 그녀를 아무리 육감적인 여성이라 생각한다 해도 매력적이라 여기지 않는다. Pease and Pease, 231. → 123p

5. Malesky et al., 31. → 125p

Day 11

1. 높은 에스트로겐은 높은 자신감과 연관관계를 맺고 있다. 밤베르크Bamberg대학의 정신생리학자 로스마리 크루그Rosemarie Krug가 실시한 연구에 따르면, 에스트로겐이 최고치에 달한 여성은 자신의 능력에 자신감이 있고, 문제해결 능력 테스트에서 신속히 해결방법을 제시하며, 다른 사람의 도움을 받으려 하지 않는다. Blum, 205. → 128p

2. 특히 잃어버린 물건을 찾을 때 시각의 차이를 인식할 수 있을 것이다. 남성은 몇 시간 동안 둘러보고도 찾지 못하지만, 여성은 몇 초만에 찾아낼 수 있다. 여성은 시계가 넓기 때문에 남성보다 넓게 볼 수 있다. Pease and Pease, 21. → 133p

3. 킨제이 연구소는 76%의 남성이 불을 켠 채 섹스를 하고 싶다고 말하는 반면, 여성은 36%만 그렇다고 응답했음을 발견했다. Pease and Pease, 220. → 134p

4. 남성은 대부분 여성의 나체를 보기만 해도 발기할 수 있는 반면, 여성의 경우 시각뿐 아니라 감각도 필요하다. Pease and Pease, 220. → 134p

5. 남성은 큰 엉덩이, 가는 허리, 긴 다리, 둥근 가슴 등, 곡선미가 있는 여성을 선호한다. Pease and Pease, 232. → 134p

6. 여성은 남성보다 훨씬 세세한 부분을 볼 수 있다. 여성의 눈은 망막에 대단히 다양한 추상체를 가지고 있어서 많은 색조를 볼 수 있는 데다 시계가 넓기 때문이다. 또한 대부분 암컷 포유류가 그렇듯이 여성은 남성보다 감각을 좀 더 섬세하게 조정하기 때문이기도 하다. 이는 남성이 사냥을 떠나 있는 동안 아이를 보호하고 미묘한 위험신호를 감지할 수 있도록 진화했기 때문이다. Pease and Pease, 20. → 134p

Day 12

1. 피임약을 복용하지 않는 여성과 결혼한 남성은 다른 때보다 여성의 배란기 즈음에 30% 이상 섹스를 원한다. 과학자들은 여성이 페로몬으로 남성의 두뇌에 성적인 메시지를 보내므로 남성이 섹스하기에 적당한 때를 눈치챌 수 있다고 추측한다. Smolensky and Lamberg, 122. → 144p

2. 남성은 귀를 기울이고 있다는 사실을

나타내기 위해서 가끔씩 고개를 조금씩 끄덕이면서 짧게 "음"이라는 소리를 낸다. 남성은 또한 단조로운 어조로 말한다. 여성들처럼 높낮이의 기복이 심한 목소리로 말하면 그 뒤에 숨겨진 미묘한 의미를 파악하기가 힘들기 때문이다. Pease and Pease, 95. → 147p

3. Jon-Kar Zubieta et al., "Regional Mu Opioid Receptor Regulation of Sensory and Affective Dimensions of Pain," 311-315. → 147p

Day 13

1. 마크 A. 벨리스와 R. 로빈 베이커의 연구에 따르면, 여성은 배란기에 남편이 아닌 애인과 성관계를 가질 확률이 높다. R. Robin Baker, Mark A. Bellis, *Human Sperm Competition: Copulation, Masturbation and Infidelity.* (London: Chapman & Hall, 1995) → 155p

2. 뚜렷한 턱선은 높은 테스토스테론을 나타내고, 이는 다시 더욱 강한 면역 체계를 나타낸다. Geoffrey Cowley, "The biology of beauty," *Newsweek* 127(June 3, 1996): 23, 60. → 155p

3. 배란중이거나 임신할 준비를 갖춘 여성은 좀 더 남자다운 남자를 좋아한다. 생리중이거나 임신 확률이 낮을 때의 여성은 부드럽고 여성스러운 남자를 좋아할 확률이 높다. David Perrett, et al, "Menstrual Cycle Alters Face Preference," *Nature* 399(June 24, 1999): 741-742. → 155p

4. David Perrett, et al, "Menstrual Cycle Alters Face Preference." → 156p

5. Pease and Pease, 96. → 156p

6. Pease and Pease, 96. → 156p

7. C. Wedekind and S. Füri, "Body odour preferences in men and women: do they aim for specific MHC-combinations or simply heterozygosity?," *Proceedings of the Royal Society-Series B* 264(October 22, 1997) 1387:1471-1479. → 157p

8. Pease and Pease, 160. → 157p

9. C. Wedekind and S. Füri, "Body odour preferences in men and women: do they aim for specific MHC-combinations or simply heterozygosity?" → 157p

10. 독일 밤베르크대학의 정신생리학자 로즈마리 크루그가 실시한 연구에서, 여성들은 에스트로젠이 최고치에 이르렀을 때 남성이 형편없는 아빠가 될 것 같으면 관심을 거둬들였다. → 157p

11. 옥시토신은 상대방과 유대감을 돈독하게 해주는 호르몬이다. 오르가슴을 느낄 때에는 옥시토신 수치가 평소보다 다섯 배까지 급등한다. Michael Seeber, Carin Gorrell, Michael Ross, "His & hers... and how to have them," *Psychology Today* 34(November-December, 2001): 6, 48. → 158p

12. Mark A. Bellis and R. Robin Baker, "Do females promote sperm Competition? Data for humans," *Animal Behaviour* 40(1009): 997-999. → 159p

13. 배란기 즈음에는 오르가슴의 강도뿐만 아니라 성욕과 성적 환상 역시 최고조에 이른다. Smolensky and Lamberg, 122. → 160p

14. Planned Parenthood, "The Facts of Life: A Guide for Teens and Their Families, How Pregnancy Happens," May 2004. → 161p

15. 뉴욕 컬럼비아대학의 내과 및 외과 의사들은 코코넛 냄새를 맡으면 심박수가 안정적으로 떨어지고 스트레스가 줄어든다는 사실을 발견했다. Carol Krucoff, "Is Your House Making You Fat?," Prevention.com, 2002. → 163p

16. 높은 목소리는 높은 에스트로겐 수치와 관계가 있다. Pease and Pease, 96. → 164p

17. Pease and Pease, 96. → 164p

18. Smolensky and Lamberg, 11. → 164p

Day 14

1. Smolensky and Lamberg, 126. Allen, 14. → 167p

2. 매 주기마다 에스트로겐 수치가 한 번이 아니라 두 번 줄어들어 금단증상이 나타난다. 금단증상은 에스트로겐 수치가 떨어지면서 에스트로겐과 두뇌에 있는 에스트로겐 수용체가 분리되어 나타나는 증상이다. Sichell and Driscoll, 82. → 168p

3. 수많은 연구와 전문가에 따르면, 프로게스테론이 줄어들면 금단증상이 나타난다. 앨러게니대학Allegheny University의 쉐릴 S. 스미스Sheryl S. Smith 박사는 산후우울증과 생리전증후군의 원인이 같다는 사실을 증명했다. 즉 그 원인은 진정작용을 하는 프로게스테론이 줄어들기 때문이다. Richard Karel, "PMS, Postpartum Depression, Sedative Withdrawal Believed to Have Common Brain-Receptor Link," Psychiatric News, May 15, 1998. → 168p

4. 많은 연구가, 생리전증후군과 본서에서 소개한 예비 생리전증후군의 원인이 호르몬 금단증상에 있다는 개념을 뒷받침한다. 스미스Smith의 연구는 테스토스테론 금단증상을 뒷받침하는 연구 중 하나이며, 시첼과 드리스콜 등의 학자들은 에스트로겐 수치가 하락하기 때문에 금단증상이 나타난다고 보고했다. Sichel and Driscoll, 82. 또한 여러 연구와 전문가들은 테스토스테론 하락이 야기하는 부작용을 지적하기도 한다. 한 연구는 테스토스테론이 줄었을 때 남성에게 일어나는 징후를 지적하면서 동일한 경우 여성에게도 똑같은 일이 일어날 것이라고 예측했다. G. A. Lincoln, "The irritable male syndrome," *Reproductive Fertility Development* 13(2001): 7-8, 567-76. → 168p

5. 알다시피 예비 생리전증후군과 생리전증후군의 강도는 사람마다 다르다. 학자들은 그 이유를, 일부 여성은 태어날 때부터 호르몬 변화에 생리적으로 취약하기 때문이라고 추측한다. 그렇기 때문

에 뇌에 있는 수용체와 세포가 호르몬 변화의 영향을 감당하지 못한다는 것이다. Sichel and Driscoll, 51. Malesky et al., 28, 29. → 169p

6. 테스토스테론이 부족한 여성은 자신감이 낮아진다. Reiss, 166. → 170p

7. 에스트로겐이 감소하면, 뇌에서 분비되는 기분 좋은 화학물질인 세로토닌도 감소한다. 낮은 세로토닌 수치는 우울증과도 밀접한 연관을 맺고 있다. Sichel and Driscoll. 82. → 170p

8. Blum, 179. → 171p

9. 함부르크 의학 연구 협회Hamburg Medical Research Institute의 사회학자 베르너 하베르멜Werner Habermel이 실시한 2004년 4월 연구 참고. → 172p

10. 생리주기의 후반기에는 자기 반성적이고, 모임이나 외출을 자제하며, 잘 풀리지 않는 인생사에 대해 좀 더 의식하게 된다. Christiane Northrup, M. D., *Women's Bodies, Women's Wisdom*(New York: Bantam, 2002), 110. → 172p

11. 에스트로겐 수치가 낮아지면 세로토닌 수치도 떨어지고, 이로 인해 슬픔과 불안감을 느낀다. Sichel and Driscoll. 82. → 173p

12. 세로토닌 수치가 떨어지면, 위축감을 느끼고 불안해하며 은둔하는 경향이 있다. Legato, 13. → 173p

13. 연구에 따르면, 프로게스테론에는 항抗불안제처럼 두뇌를 차분하게 하는 효과가 있다. Vliet, 37. → 173p

14. 일부 여성은 프로게스테론이 상승하면 차분함을 느낀다. 반면 일부는 프로게스테론이 상승할 때 우울감과 피로감 혹은 무력감을 느낀다. Vliet, 37. → 173p

15. 에스트로겐 수치가 상승하면 좌뇌활동이 활발해지고 우뇌활동이 감소한다. Northrup, 105. → 176p

16. 미시건대학의 바바라 프레드릭슨Barbara Fredrickson 박사가 주도한 1998년 연구를 보면, 몸매에 자신감이 없는 여성은 수학점수가 낮다. B. L. Fredrickson et al., "That swimsuit becomes you: Sex differences in self-objectification, restrained eating, and math performance," Journal of Personality and Social Psychology, 75(July 1998): 269-284. → 176p

17. Howard, 234-235. → 177p

18. Pease and Pease, 157. → 181p

19. *Marketing to Women: How to Understand, Reach and Increase Your Share of the World's Largest Market Segment*(Chicago: Dearborn Trade, 2002)의 저자 마사 발레타Martha Barletta는 프로게스테론의 힘을 이용해 여성 소비자가 더 많은 물건을 사도록 이끈 마케팅 전문가다. → 181p

20. 에스트로겐과 테스토스테론이 줄어들면 기운과 지구력이 떨어지고 종일 피로감을 느낀다. Reiss, 29, 166. → 182p

21. 프로게스테론의 대사산물 중 하나인 3-alphaOH-DHP는 메토헥시탈methohexital이라고 하는 CNS 바르비투르산염보다 여덟 배 이상 효과가 높다는 사실이

밝혀졌다. Vliet, 78 → 183p

22. L. Dye, P. Warner, and J. Bancroft., "Food craving during the menstrual cycle and its relationship to stress, happiness of relationship and depression: A preliminary study," *Journal of Affective Disorder* 34(1995): 157-164. Terry Mason, "The PMS and Food Connection," *Health A to Z*. → 183p

23. 한 연구에 따르면, 다이어트중이거나 먹고 싶은 음식을 자제하는 여성은 그렇지 않은 여성보다 식욕이 낮다고 한다. I. T. Cohen, B. B. Sherwin, and A. S. Fleming, "Food cravings, mood and the menstrual cycle," *Hormones and Behavior* 21(1987): 457-470. → 183p

24. 로버트 타이어Robert Thayer 박사의 1989년 연구에 따르면, 10분 동안 힘차게 걸으면 식욕이 줄어들고 기분이 좋아진다. → 183p

25. Vliet, 36. → 183p

26. 프로게스테론은 혈당치를 빠르게 낮추어서 자주 허기를 느끼게 한다. Vliet, 36. → 184p

27. Allen, 69. → 184p

28. 세 명의 여성 중 한 명은 배란 후에 변비가 잦아진다고 한다. 프로게스테론이 변비를 일으키기 때문이다. Smolensky and Lamberg, 243. → 184p

29. Michael Biamonte, C. C. N., "The True Cause of Candida!," The Biomonte Center for Clinical Nutrition. → 184p

30. 일부 여성에게는, 에스트로겐이 급격히 떨어질 경우 편두통이 일어날 수 있다. Vliet, 35. → 185p

31. 미시건대학Michigan University의 에드워드 M. 보치스 의학박사가 실시한 연구에 따르면, 여성은 다른 때보다 배란기에 무릎 부상을 입을 확률이 세 배 가량 높다. Edward M. Wojtys, M. D., et al., "Association Between the Menstrual Cycle and Anterior Cruciate Ligament Injuries in Female Athletes," The American Journal of Sports Medicine, 26(September-October 1998): 614-619. → 185p

32. Allen, 10. → 185p

Day 15

1. 프로게스테론은 단어를 떠올리고 대답하는 속도를 떨어뜨린다. Vliet, 78. → 188p

2. Vliet, 78. → 189p

3. Stephen Luntz, "Exercise Enhanced During the Menstrual Cycle," *Australasian Science*, January/February 2003. → 194p

Day 16

1. 여성은 생리 직전에 둥지본능을 경험한다. 그래서 애인을 보살펴주고, 집을 깨끗이 청소하고 예쁘게 꾸미고 싶다는 충동을 느낀다. Katherine Elgin, *Twenty-Eight Days*(New York: Random House, 1984), 43. → 198p

2. 많은 연구가 에스트로겐과 테스토스

테론이 증가하면 기억력과 학습능력, 언어능력과 집중력이 높아진다는 사실을 입증한다. 반면 에스트로겐과 테스토스테론이 줄어들면 기억력과 학습능력, 언어능력과 집중력이 낮아진다. → 198p

3. 많은 연구를 보면, 남성은 마른 것보다는 곡선미가 있는 몸매를 선호한다. 하노버대학Hanover University의 존 크란츠 박사가 실시한 설문조사에 따르면, 남녀 모두 패션모델처럼 비쩍 마른 몸매보다는 적당히 곡선미가 있는 몸매를 선호했다. J. H. Krantz, J. Ballard, and J. Scher, "Comparing the results of laboratory and Wold-Wide Web Samples on the determinants of female attractiveness," *Behavior Research Methods, Instrument, & Computers* 29(1997): 264-269. 그 외에도 바바라 피스 Babara Pease와 앨런 피스Allen Pease의 연구에 따르면, 남성은 자신의 딱딱하고 평편한 신체 때문에 부드럽고 굴곡 있는 여성을 선호한다고 한다. 남성은 둥근 가슴, 가는 손목, 긴 다리, 넓은 엉덩이를 지닌 여성을 좋아하는 경향이 있다. 이 모두가 남성은 가질 수 없는 특징이다. Pease and Pease, 232. → 203p

4. 케임브리지대학의 데벤드라 싱Devendra Singh 박사는 여러 나라 남성을 설문조사한 결과, 남성은 과거에 무의식적으로 곡선미가 출산능력과 건강을 나타낸다는 사실을 학습했으며, 그 결과 두뇌에 그러한 생각이 각인되었다는 결론을 내렸다. D. Singh, "Female Mate Value at a Glance: Relationship of Waist-to-Hip Ratio to Health, Fecundity, and Attractiveness," *Neuroendocrinology Letters* Special Issue(2002): 23, 81-91. → 203p

5. D. Singh, "Female Mate Value at a Glance: Relationship of Waist-to-Hip Ratio to Health, Fecundity, and Attractiveness," 81-91. → 203p

6. D. Singh, "Female Mate Value at a Glance: Relationship of Waist-to-Hip Ratio to Health, Fecundity, and Attractiveness," 81-91. → 203p

7. 여러 연구는 여성의 엉덩이와 허벅지에 여분의 지방이 있는 게 정상임을 입증한다. 그 부위의 지방에서 모유를 공급받아야 하기 때문이다. J. Hoffman, Patrick J. Bird, "Ask the Experts: Biology, Why does fat deposit on the hips and thighs of women and around the stomachs of men?" *Scientific American*, September 23, 2002. → 204p

8. 건강전문가들은 대체로 체지방이 많은 여성일수록 지방세포에 축적된 에스트로겐 때문에 좀 더 수월하게 폐경기를 맞는다는 데 동의한다. → 204p

Day 18

1. 앤 루이스 기틀맨 박사에 따르면, 화학 처리된 식탁용 소금은 용해작용이 빨리 이루어지지 않아 체내에 쌓이게 되며 붓기의 원인이 된다. 반면 화학성분을 함유하고 있지 않은 천연소금은 붓기를 일으키지 않는다. Anne Louise Gittleman, Ph.

D., "Nutrition Know-How," First for Women, (January 5, 2004), 40. → 227p

Day 19

1. 22일까지, 당신의 몸은 배란기 때의 수정을 준비하느라 바쁘다. 증가한 프로게스테론은 자궁내막을 두껍게 할 뿐 아니라, 태아를 안전하게 지키기 위해 차분한 기분이 들게 하며, 두 사람 몫의 음식을 충분히 먹도록 식욕까지 높인다. 그리고 23일이 되면 난자가 수정되었는지 아닌지를 파악한다. 에스트로겐과 프로게스테론은 수정이 성공했을 경우 계속 증가하고, 그렇지 않으면 줄어든다. → 229p

2. Alexandra Pope, "Menstruation is Power." → 232p

3. Michael Seeber, Carin Gorrell, Michael Ross, "His & hers... and how to have them," *Psychology Today*, 34(November-December, 2001): 6, 48. → 234p

Day 20

1. 우뇌 시기에는 직관과 직감에 따라 더 많은 판단을 내린다. 여성의 직관이 존재하는지 의심스럽다면, 라켈 구르 박사와 루벤 구르 박사의 연구에서 증거를 찾을 수 있다. 이들은 마음을 비운 상태에서의 남녀 뇌 사진 비교를 통해서, 남성의 뇌는 겨우 30%의 전기적 활성을 나타내는 반면 여성의 뇌는 90%의 전기적 활성을 나타내는 것을 알아냈다. 뇌의 특정 부분이 계속 활동하는 주된 목적은 환경에 대한 감정적 반응을 걸러내기 위함이다. 이것은 여성이 쉬고 있을 때에도 주위에서 신호를 받고 해석한다는, 여성의 '제6감'을 암시해준다. Sichel and Driscoll, 30. → 240p

Day 23

1. 시셸과 드리스콜의 의학연구에 따르면 배란 후 에스트로겐의 첫 번째 하락은 뇌의 세로토닌 수용체를 민감하게 하고, 두 번째 하락은 그 반응을 더욱 심화시킨다. 그래서 예비 생리전증후군보다 생리전증후군 증상이 훨씬 강렬한 것이다. Sichel and Driscoll, 83. → 266p

2. 프로게스테론 금단증상은 벤조디아제핀benzodiazepines(정신안정제용 화합물-옮긴이)과 바르비투르산염처럼 GABA(gamma amino, 감마아미노낙산; 포유류의 중추신경계에 생기는 신경전달물질 중 하나-옮긴이) 수용체에 작용하는 다른 약물과 비슷한 효과를 낳는다. 가령 불안감과 초조함, 불면증, 울고 싶은 기분이 극에 달한다. Vliet, 78. → 268p

3. 카페인이 생리전증후군을 악화시킨다는 사실은 수많은 연구에서 증명되었다. 한 연구에 의하면 여성이 하루에 커피 한 잔을 마실 경우 생리전증후군 발달 위험이 30% 가량 높아진다고 한다. 하루에 커피를 여덟 잔에서 열 잔 마신 여성은 그 위험이 700%까지 높아졌다. A. Rossignol, H. Bonnlander, "Caffeine-containing beverages, total fluid consumption, and

premenstrual syndrome," *American Journal of Public Health* 80(September, 1990): 9, 1106-1110. → 269p

4. 눈물의 스트레스 해소 효과는 인정되고 있지만 그 이유에 대해서는 의견이 분분하다. 일부 학자들은 눈물이 기분 좋은 엔도르핀을 분비한다고 생각한다. 미네소타 성 바울St. Paul의 생화학자이자 눈물 전문가 윌리엄 프레이 2세 William Frey Ⅱ는 눈물이 스트레스 화학물질을 몸 밖으로 배출한다고 생각한다. 이는 그의 또 다른 연구, 즉 감정이 실린 눈물은 양파 때문에 흘리는 눈물과 화학적 구조가 다르다는 사실을 발견한 연구의 결론을 뒷받침하는 듯하다. Judy Foreman, "Sob Story: Why we cry, and how," *Boston Globe*(October 21, 1996): C1. → 270p

5. Malesky et al., 31. → 272p

6. 노르아드레날린과 세로토닌은 주위환경과 사람들에게 민감한 반응을 보인다. 따라서 약간의 친절한 행동만으로도 노르아드레날린으로 인한 스트레스를 상당히 낮출 수 있다. 수많은 연구가 이러한 사실을 입증한다. → 275p

7. "섹스를 하는 동안 여성은 외부소음과 환경변화를 예리하게 의식하지만, 남성은 흐트러짐 없이 집중하고 몰입한다. 이는 여성이 고대부터 이어진 둥지본능을 발휘하기 때문이다. 여성은 무언가가 자녀를 납치하기 위해 몰래 다가오지 않도록 소리를 감시한다." Pease and Pease, 214. → 276p

8. 여성은 생리 직전의 스물네 시간에서 마흔여덟 시간 동안 독하고 나쁜 냄새(커피와 휘발유 등)에 훨씬 민감해진다. Walker, 96. → 276p

9. 여성은 눈의 망막에 매우 다양한 원뿔세포(cone ; 포유류에서 빛을 받아들이고 색을 구분하는 시세포-옮긴이)를 가지고 있기 때문에 남성보다 좀 더 많은 음영을 볼 수 있고, 시계視界도 훨씬 넓다. 또한 대부분의 포유류 암컷이 그러하듯이 여성이 감각 면에서 남성보다 더 섬세하다. 그것은 남성이 사냥을 떠났을 때, 여성이 미묘한 위험신호를 포착하여 자녀를 지킬 수 있도록 진화했기 때문이다. Pease and Pease, 20. → 276p

10. 에스트로겐 하락은 뇌에 있는 '경고' 센터 폭발에 불을 붙인다. 그리고 이 센터는 다시금 아드레날린 폭발을 일으켜 흥분을 자극하고 잠을 깨운다. Vliet, 232. → 280p

11. 1996년 2월 27일부터 3월 17일까지 갤럽이 실시한 국립수면협회의 설문조사에 따르면, 진통제를 복용해본 열 명 중 약 여덟 명(83%)이 큰 효과(26%)나 얼마간의 효과(57%)를 보았다고 말했다.
→ 280p

12. 대부분의 냄새―좋든 나쁘든―는 수면을 방해할 수 있다. Peter Badia Ph. D., Michelle Boecher, Ph. D., and Kenneth P. Wright, Jr., "Olfactory Sensitivity in Sleep and the Effects of Fragrances on the Quality of Sleep," Sense of Smell Institute, 1991.

생리중에는 평소보다 숙면을 취하기가 어렵기 때문에 냄새로 인해 잠을 깰 확률이 높다. → 280p

13. 메이요 클리닉 수면장애 센터Mayo Clinic Sleep Disorders Center 원장이자 의학박사인 존 셰퍼드John Shepard의 연구에 따르면, 선풍기나 에어컨 같은 것에서 발생하는 소음은 수면에 도움을 준다고 한다. 뇌가 지속적인 소리에 둘러싸여 있을 때 숙면의 최적 조건이기 때문이다. 따라서 소리의 크고 작음은 아무런 상관이 없다. 단 코고는 소리처럼 간헐적인 소음은 잠을 깨운다. Douglas Lichterman, "Tired of Feeling Tired? Here's How to Get the Sleep You Need," *Woman's World* XXIV(January 21, 2003): 3, 14-15. → 280p

14. 미국 수면의학 아카데미는 10분간의 낮잠 후 최소 한 시간 동안 작업의 질이 높아진다는 사실을 발견했다. 심지어 더 오랜 시간 낮잠을 잔 경우보다 한층 더 기운이 솟기도 했다. Doug Brunk, "Brief Naps More Recuperative for Sleep Deprived," *Family Practice News* 30(Sept 15, 2000): 9. → 281p

15. Smolensky and Lamberg, 126,128. → 282p

Day 24

1. 마스터스와 존슨은 연구에서, 일부 여성들은 생리 직전 혹은 자위로 오르가슴을 느낄 때 골반울혈pelvic congestion이 사라진다고 주장했다. Allen, 119. → 288p

2. Smolensky and Lamberg, 126. → 288p

3. Vliet, 236. → 291p

4. 카모마일의 진정효과는 플라보노이드 성분인 아피제닌apigenin과 관련된다. 아피제닌은 벤조디아제핀 같은 동일한 수용체와 반응한다. Michael M. Larzelere, Ph.D., and Pamela Wiseman, M.D., "Anxiety, depression, and insomnia," *Primary Care; Clinics in Office Practice* 29(June 2002): 2. 많은 과학자들은 우유를 마셨을 때 숙면할 수 있는 이유가 트립토판 성분 때문이라고 믿어왔지만, 우유 속 트립토판 함유량이 미미해서 숙면의 효과를 얻으려면 최소 3-4리터를 마셔야 한다는 것이 입증되었다. 지금은 우유의 포만감으로 인해 쉽게 잠들 수 있다고 생각한다. → 292p

Day 25

1. 샌프란시스코 캘리포니아대학의 한 연구에 따르면, 기분전환용 음식들은 스트레스를 낮추고 즐거운 마음을 가질 수 있도록 해준다. 그 이유는 당분과 탄수화물이 포함된 식품들이 스트레스 반응을 일으키는 부신 호르몬의 분비를 막아 행복감을 주기 때문임이 밝혀졌다. M. F. Dallman et al., "Chronic stress and obesity: A New view of 'comfort food'," *Preceedings of the National Academy of Sciences* 100(September 15, 2003) 20, 11696-11701. → 304p

2. Smolensky and Lamberg, 11. → 304p

Day 27

1. 생리 오두막은 생리중인 여성들이 다른 사람들과 격리되어 지냈던 집이다. 전 세계 여러 고대문화권에 존재했던 현상이었다. → 316p

2. 주기 후반기가 시작되면서부터 생각이 많아지고 행동이 느려졌다. 그렇지 않아도 줄어들었던 사교활동과 일상에 대한 관심이 점점 더 사라질 것이다. → 317p

3. 생리통을 겪는 여성의 75%는 비스테로이드성 소염진통제 복용 후 통증이 경감되었다고 한다. 생리가 시작되기 며칠 전부터 복용하여 통증을 유발하는 프로스타글라딘 분비를 막는 것이 요령이다. 하지만 비스테로이드성 소염진통제는 위장출혈의 위험이 있다. A.D.A.M. Inc., Well-Connected series. → 322p

4. 텔레비전이 두뇌를 자극하여 숙면을 방해한다는 사실은 널리 인정되고 있다. 또한 일부 과학자들은 텔레비전에서 나오는 불빛이 체내의 멜라토닌, 즉 규칙적인 수면 사이클을 유지하는 데 도움이 되는 '수면 호르몬'의 분비를 방해한다고 믿는다. → 323p

Day 28

1. 생리주기 마지막 날은 호르몬 수치가 가장 낮다. 그래서 생리가 시작되는 것이다. → 324p

2. 스코트 홀츠만Scott Haltzman 박사의 의학 연구에 따르면, 남성은 애인을 기쁘게 해주었을 때 자신감을 얻는다고 한다. → 328p

3. 스코트 홀츠만의 연구에 의하면 여성은 자신이 원하는 것을 '넌지시 말하는' 경향이 있다. 하지만 남성의 뇌는 여성과 달리 그 힌트를 파악하지 못한다. 남성은 구체적이고 자세한 지시를 요구한다. → 328p

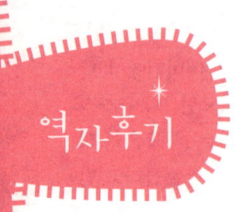
역자후기

생리의 비밀을 알려준다!

오래 전, 직장 휴게실에서 사람들이 노조 요구사항에 대해 얘기를 주고받고 있었다. 그때 뜬금없이 남자 후배가 내게 물었다. "근데요, 생리 휴가라는 게 정말 필요한 거예요? 좀 이해가 안 가요." 여자들이 생리 휴가를 요구하는 게 이해가 안 된다는 말투였다. 아마도 여자라는 이유만으로 남자보다 휴가를 하루 더 쓴다는 사실이 억울했던가 보다.

여자들끼리도 "나 오늘 생리해서 몸이 안 좋아"라는 말을 부끄러워했던 시절이었으니, 그 남자 직원이 오죽 궁금했으면 날 붙잡고 그런 걸 물어볼까 싶었다. 그래서 "네가 언젠가 여자친구를 사귀게 된다면 잘 배려해줘야 해. 사람에 따라 다르지만, 생리통이 심하면 병원에 실려 가기도 하거든……"이라면서 한참 '성교육'을 시켜준 적이 있다. 그는 눈을 똥그랗게 뜨면서 도저히 믿을 수 없단 표정이었고.

몽정을 하거나 포르노에 열광하는 남자들의 기분을 여자들이 알 수 없듯(비유가 정확한지는 모르겠다), 남자가 여성의 생리에 대해 무엇을 알 수 있겠는가. 직접적인 경험만큼 확실한 지식은 없을 테니까. 그럼에도 월경을 치르는 여성이었던 나 역시 생리에 대해 정확한 지식을 가지고 있지 못했던 듯하다.

본서 《28days》는 주기적으로 월경을 치르는 여성 자신도 모르고 있는 생리의 비밀을 알려준다. 초경 후 몇 년쯤 지나게 되면, 여자는 막연하게나마 생리가 시작되기 전에는 괜히 짜증이 나고, 가슴이나 배 혹은 허리가 아프기도 하다는 사실을 안다. 하지만 정확히 왜 그러는지, 왜 어떤 날에는 그리도 먹을 것이 당기는지, 무얼 먹어야 하고, 무엇을 조심해야 하는지는 알지 못한다.

우연치 않게 《28days》라는 책을 만나 우리말로 옮기는 동안, 틈틈이 내 몸의 변화를 관찰하며 '내 날짜가 지금 며칠인가' 뒤적거리는 재미가 쏠쏠했다. 물론 띠나 별자리가 같은 사람이라고 해서 신문이나 인터넷상의 '오늘의 운세'가 다 들어맞지는 않듯, 건강상태나 주위 사람들과의 관계에 따라 약간의 차이는 있을 수 있다. 하지만 나는 이 책을 통해 대략적인 큰 그림을 바라볼 수 있었다. 지금 내 호르몬의 변화가 나를 이렇게 만드는구나, 하고……

그 과정에서 오랫동안 갑작스러운 내 기분 변화에 당혹스러워했을 남자친구가 가장 많이 떠올랐고, 또 그에게 가장 많이 미안

했다. 어느 날엔 한없이 다정했던 여자가 또 어느 날엔 느닷없이 짜증을 부리니 얼마나 황당했을까.

    이제는 말할 수 있다. 내 호르몬들이 지금은 내 본심과 상관없이 아주 별것 아닌 것에도 짜증을 불러일으키는 때이니, 나도 가능하면 그러지 않으려 노력하겠지만 부디 이해해달라고. 물론 그가 정확하게 이해하기는 어렵겠지만, 평소 너그러운 만큼 어느 정도는 이해하려고 노력해주리라.

    느닷없이 화장실의 물때가 눈에 거슬려 한밤중에 욕실 타일을 박박 밀고 싶거나 평소엔 관심도 없던 음식이 자꾸만 당길 때, 이 책을 다시 들춰보자. 락커를 꿈꾸는 아래층 젊은이의 소음이 유난히 짜증나는 오늘, 《28days》를 읽으면서 그 청년에게 언제쯤 어떻게 얘기해야 좋을지 살펴보는 지금 나처럼.

2006년 3월 옮긴이

옮긴이 이수연

상명대학교에서 교육학과 영어교육학을 전공하고, 홍익대 대학원에서 미학으로 석사학위를 받았다. 〈일요신문〉 기자를 거쳐 현재 전문번역가로 활동하고 있다. 옮긴 책으로는 《벌거벗고 수영하기 & 중력에 저항하기》《끝났으니까 끝났다고 하지》《쾌락의 권리》《일터에서의 남과 여, 대화의 법칙》《삶은 유한하다》《반 고흐 & 폴 고갱》《고야, 영혼의 거울》《왓슨, 내가 이겼네!》 등 다수가 있다.

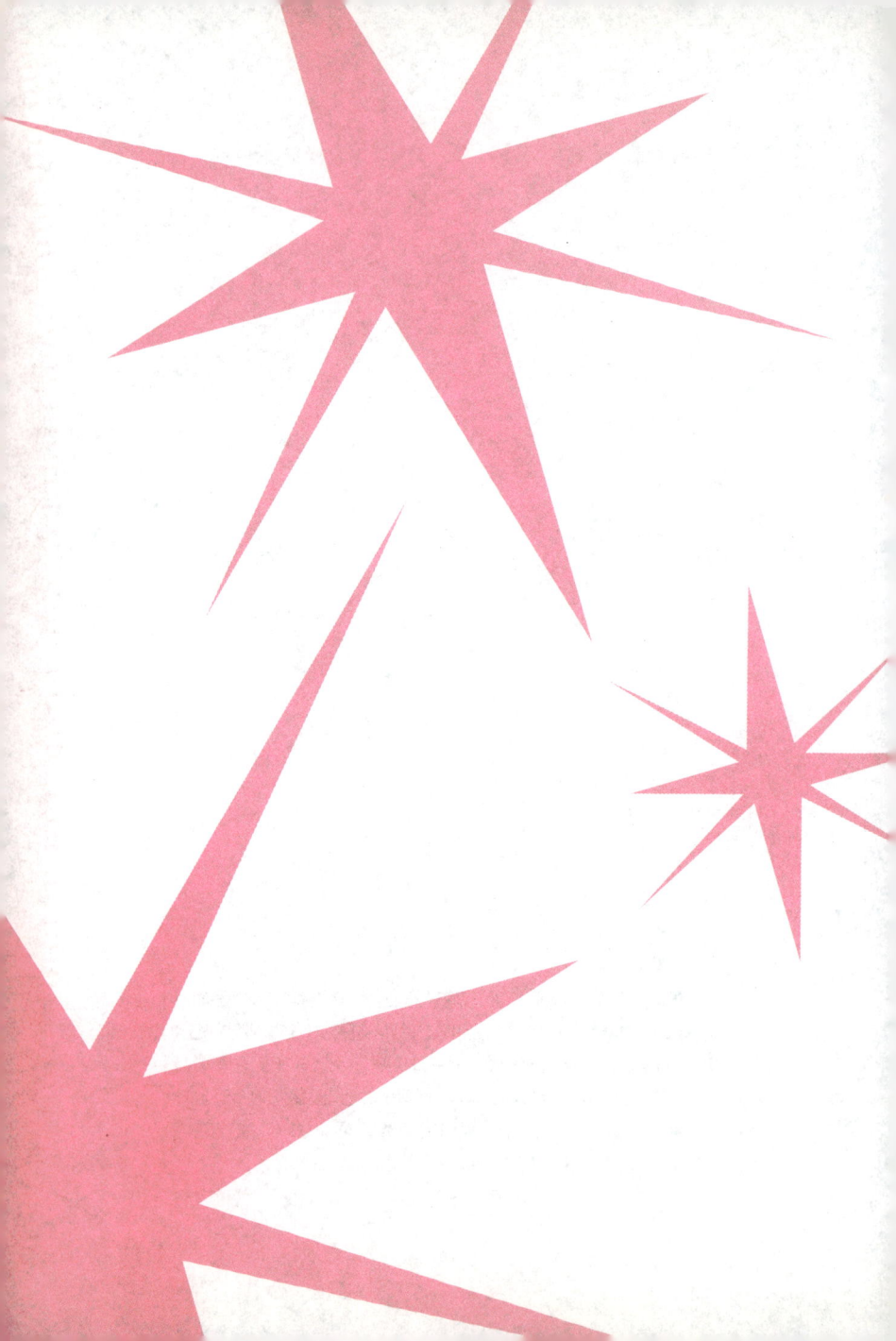

28days
여자의 모든 일상은 생리주기가 예언한다

✦ 초판 1쇄	2006년 5월 20일 발행
✦ 지 은 이	가브리엘리 리히터만
✦ 옮 긴 이	이수연
✦ 기 획	탁연상
✦ 윤 문	이혜윤, 이정윤
✦ 디 자 인	문보경
✦ 마 케 팅	우혜린
✦ 일 러 스 트	이영
✦ 출 력	스크린출력센터, 좋은그림
✦ 인 쇄	민언인쇄사, 인성인쇄
✦ 후 가 공	금성산업
✦ 제 본	경문제책사
✦ 펴 낸 이	탁연상
✦ 펴 낸 곳	도서출판 두드림 dodream.net
	28days.co.kr, blog.naver.com/my28days
✦ 출판등록	2003년 12월 20일
✦ 주 소	서울시 마포구 서교동 395-13 서원빌딩 202호
✦ 전 화	0505-707-0050
✦ 팩 스	0505-707-0051

ISBN 89-955980-3-4 13510

✦ 책값은 뒤표지에 있습니다.
✦ 잘못 제본된 책은 바꾸어 드립니다.

두드림이 펴낸 책

키네마 준보가 선정한 2004년 일본영화 BEST 3위!
시모츠마 이야기
《불량공주 모모코》로 국내개봉

21세기, 발칙한 그녀들의 우정에 대한 재해석

논과 밭으로 둘러쌓인 변방의 시골 시모츠마,
'짝퉁 베르사체'라는 기묘한 연결고리로 이어진
두 사람의 인연이 예측불가능한 감동으로 발전하는
시종일관 따뜻한 웃음의 드라마.

로코코 미학과 로리타 패션으로 몸과 마음을 무장하고
당당한 나홀로족으로 지내오던 모모코.
어느날 스쿠터를 타고 나타난, 지칠줄 모르는 방해꾼
이치고가 모모코를 귀찮은 모험으로 끌어들이는데……

"모모코는 언제나 혼자 힘으로 서 있어. 누구에게도
휩쓸리지 않고 자신만의 룰을 지키며 살아. 자신에
게 항상 충실하게 살고 있단 말이야. 그룹이 아니면
아무것도 아닌 너희들과는 격이 다르다구."
- 〈시모츠마 이야기〉 중 이치고

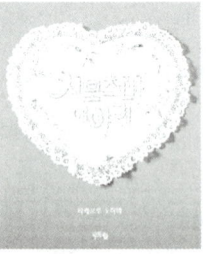

시모츠마 이야기
타케모토 노바라 지음 | 기린 옮김
양장본/336쪽/값 9,800원

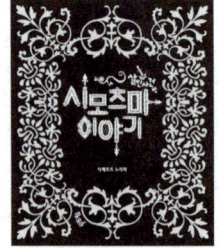

시모츠마 이야기 - 살인사건편
타케모토 노바라 지음 | 김소영 옮김
양장본/336쪽/값 9,800원

시모츠마 이야기 공식 책블로그 blog.naver.com/shimotsuma